近代中医药大师名著精选

中国针灸治疗学

承淡安 ◎ 著

赵洛匀　连智华　点校

海峡出版发行集团 | 福建科学技术出版社
THE STRAITS PUBLISHING & DISTRIBUTING GROUP | FUJIAN SCIENCE & TECHNOLOGY PUBLISHING HOUSE

顾　问：（按姓氏笔画排序）

王永炎　任继学　佘瀛鳌

余瀛鳌　陈可冀　路志正

主　编：农汉才　王致谱

副主编：俞鼎芬　孙灵芝

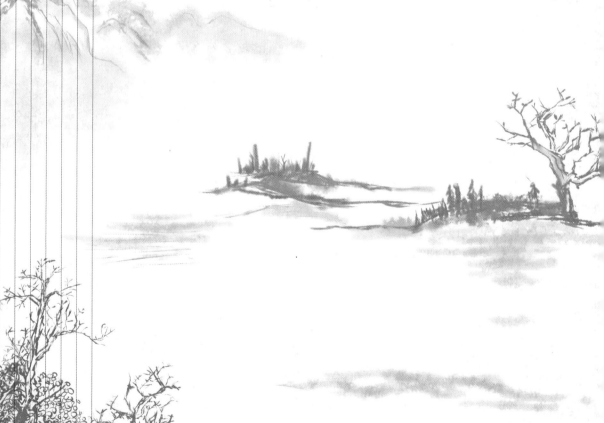

前　言

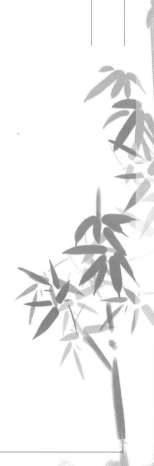

在中医学发展的历史进程中，近代是一个颇具特色的时期。此期中西文化开始广泛汇聚，多元思想相互撞击，或融汇贯通，或在相互比较中更彰显中医的独特之处。在新的文化环境下，中医界在坚持与疾病作的斗争的过程中，汲取新的文化养分，大胆探索，使传统学术得以继承和发扬，涌现出一批著名的医家和颇具特色的医著。谢观称"民国以还，又有异军突起，高揭新中医之旗帜者，揆其初衷，欲以科学方法整理医籍……"（《中国医学源流论》）。这批医家大多历经了晚清和民国两个不同时代，他们不但有着扎实的经学与传统中医的功底，还对近代的西方科学有着开放的态度；他们不但重视对古典医著的考证校勘和诠释，更注重临床实证；他们不但将中医的每一处学术研究至精致，更迈出了向近代学科构建的探索之路。例如，近代的中医学术都切合于临床实用，如张锡纯的《医学衷中参西录》、曹颖甫的《经方实验录》、何廉臣的《增订通俗伤寒论》、承淡安的《中国针灸治疗学》等。他们不但系统整理了中医学术，还将新时代鲜活的临床经验与思想火花融入了这些著作中，成为中医药宝库的重要组成部分，他们不但影响了整整一个世纪的几代中医学人，至今仍对中医临床、教学、科研具有较高的参考价值和指导意义。

本丛书遴选了 20 世纪上半叶 7 位中医药大师的 8 部代表名著，有何廉臣《增订通俗伤寒论》《全国名医验案类编》、张

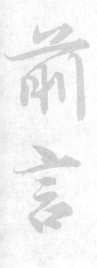

山雷《脉学正义》、曹炳章《辨舌指南》、曹颖甫《经方实验录》、承淡安《中国针灸治疗学》、赵燏黄《中国新本草图志》、张锡纯《医学衷中参西录处方学》，这些著作具有较高的学术价值，在当时流传较广，社会影响较大。

本丛书的整理和点校乃严格按照通行的古籍整理原则进行，亦即尊重历史，忠实原著，不随意更改。鉴于民国期间全国各地的印书局（行）较多，故对入选的每部医书，尽量选用最早或最佳版本作为蓝本，并与其他不同版本的同类医书对校，同时又与相关的医书文献进行旁校，力求校勘准确无误，以保证质量。每部医著的篇首，均附一篇点校者的研究论述，主要介绍作者的学术思想、生平事迹，以及每部医著的写作背景、学术价值、学术特点等，使读者从中了解该名医的专长及其代表作在近代医学发展中的作用。本丛书的著作，原多为繁体字竖排本，现统一改为简化字横排本。一些书原版中的外国人名、地名、西药名称等的译法，与现在通行的有所区别，为保持原貌，不作更动，标题层次多与原版本近似，原版的个别印刷错误，本次点校时径予更改，但均出注说明。

由于时间仓促，本丛书整理点校的缺点错误在所难免，敬请读者批评指正。

编　者

点校说明

一、本书以初始本，即民国二十年（1931）无锡中国针灸学研究社铅印本《中国针灸治疗学》为主校本，兼参其他版本，并补入《增订中国针灸治疗学》中的承淡安按语及承淡安医案等内容，使之约而不略、丰而不繁。

二、书中篇章均按原书排列，校注部分按序号注于相应正文的页脚，便于读者查找。有关文献提及该书时谓其分为四篇，实乃因此书自1931年出版后至1937年5月，六年间不断修订，连出八版，四篇之说是据后面几版的编排而言，初始本及增订本均只有三篇，特此说明。

三、本书以校勘为主。通假字和明显的错字（包括药名）径改不注；古今字如"藏府"、"四支"、"附著"、"豫后"等径改为今字，即"脏腑"、"四肢"、"附着"、"预后"；个别难懂或有歧义的字句，酌加注释。书中所引歌赋多处前后不一致，或与现今通行本有出入，可能是承氏的个人发挥（承氏善用前人针灸治疗歌赋的经验进行验证，并注意在其基础上结合自己的心得加以发挥），也可能是刻板错误或原稿笔误，今已不可考，故现以通行本为参照，并参承氏相关针灸著作，兼顾上下文语义，凡合理的均以原书为准，明显有误的径改，不出注。

四、原书为繁体字竖排本，今一律改为规范的简化字直版横排式。由于历史原因，书中所引用的西医学名词术语，特别是解剖学名词，与现代的略有出入，为了保持该书原貌，避免

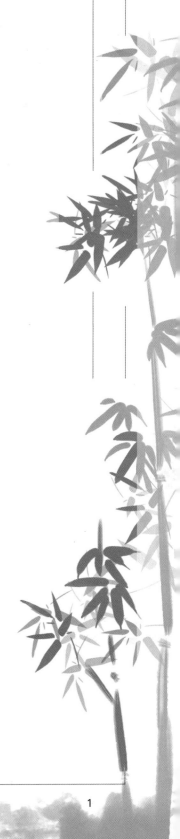

重复注解，书中不一一出注，但为了便于读者阅读、理解，特于书后附上新旧医学名词对照表，并酌加注释。

五、书中的文字可分为正文、正文注解、正文附录、承淡安按语或医案四种，分别采用新四号宋体、新五号楷体、五号宋体、五号仿宋体，以示区别。

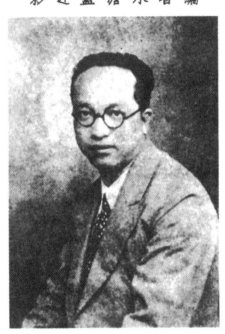

敬題

澹盦先生　大著

中國鍼灸治療學再版

一、錫山隱跡自年年。救世異於
丹鼎緣。別有名山事業在。
鍼經一卷渡無邊。

二、茫茫醫海苦無邊。名世誰能
紹古賢。爲羨君家方術異。
金鍼度處亦延年。

上海醫界春秋社張贊臣

承淡安生平与学术思想

承淡安（1899—1957），原名启桐，行医时名澹盦。出生于江苏省江阴县东乡华墅镇。其祖父名凤岗，精于中医儿科而名驰遐迩；其父名乃盈，擅长针灸、儿科及外科。承淡安初行医时随二兄外出种痘（旧式痘苗），又向邻居陈居才学针灸，毕生以外科、幼科、种痘、针灸行其业。

1918 年，承淡安开始学医，先是跟随镇上的内外科医生瞿简庄先生学习，3 年内读完《灵素类纂》，陈修园阐讲的《伤寒》《金匮》，王孟英的《温热经纬》，汪昂的《汤头歌诀》《本草从新》，从理论到实践打下了坚实的基础。21 岁时，镇上来了一位西医，轰动一时。承氏深感如能中药、西药都会用多好，于是在 22 岁时参加了上海汪泽主办的中西医学函授。翌年，上海西医周星一招收实习生，承氏得到父亲的同意，完成了用西药注射的实习。1921 年冬，从上海回到老家，带了些普通注射针剂，随父行医，并向父亲学习外科和幼科。他跟着父亲一面在冬末春初的季节到农村帮助种痘，一面行医，开廉价的药，连续几年，养成了不用贵重药、不用多味药的习惯。

1923 年，目睹父亲以针灸治病，针到病除，灸至病消，每奏奇功，令其叹为观止，深感针灸治病简、便、验、廉，事半功倍，奏效神速，便转信服针灸，开始学习针灸，从《针灸大成》读起，尽得薪传。

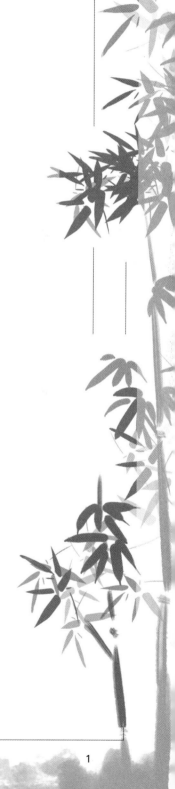

1925 年春季，在距家 80 华里的市集上设立诊所。1926 年冬，同张浚源到了苏州，在城北小学当校医，兼做写刻钢版并油印等事。在城北小学工作了 3 个月，又迁至苏州皮市街设诊所开业，认识了邻近伤科医生季爱人，由季爱人介绍，参加了吴县中医公会，常常向会中的月刊投稿。1928 年夏，与季爱人、祝曜卿、朱藕令、杨汉章共办苏州中医学校，不满一年，因经费困难而停办。学校停办后，设诊所于住在北寺塔附近横街的同乡人张广荣家中，时有傅某、陈大元一起学医。1929 年，与杨汉章合设诊所，初冬迁至望亭，在望亭首创中国教育史上最早的针灸函授机构——中国针灸学研究社。1931 年秋，完成《中国针灸治疗学》一书，并申明为读者解答书中问题，保证学会，引来各地很多读者至望亭当面学习。1932 年，到望亭学习针灸的人逐渐多了起来，其时赵尔康亦来半工半读，因为房屋不够，于春节迁社至无锡，上午针灸门诊，下午讲课。当时南通孙晏如先生多次与其通信，相谈甚欢，故将初版的《中国针灸治疗学》请其增订。1933 年，邱茂良来实习。办社两年中，函授及实习的学员均逐渐增加，除赵安生长期为助手外，又录用张茂甫为书记员。

1932 年至 1933 年，推行针灸学术，学员日多，承淡安自感学识不够，于是前往日本学习，入新宿区的东京高等针灸学校（校长名坂本贡）。校方得知承淡安为针灸行家，赠以两年毕业之博士文凭。1935 年自日本返国，创办中国针灸讲习所，所有课程除参照日本办法外，增设"内经""医论"二科，请张锡群、罗兆琚、谢建明、邱茂良、沈额庭、赵尔康等为办社人，经半年经营，进展迅速，外埠函授学员激增。此后即行扩充，添办二年毕业之本科，改为针灸专门学校，添设图书馆、针灸疗养病房等。1937 年暑期之后，因抗战爆发，未能开学。

抗战之后，上海失守。1937 年初冬，承淡安由家乡出发往后方暂避日寇，一路乘小舟西行，抵常州，到镇江、南京、芜湖，随身携带了一些针具和一本《中国针灸治疗学》。翌年春，应桃源医家之请，开了 3 个月针灸讲习班。讲习班结束后即由沙市赴渝，设立诊所于西玉街，旋即设针灸义务指导班。1939年秋，因成都频受轰炸，即迁往学生薛鉴铭位于离蓉二十里之大面铺的家中居住，继续举办讲习班兼行医。1941年春，编成《伤寒针方浅解》一书，即现在印行的《伤寒新注》原稿。1942年夏，除行医以外，在四川国医学院任针灸科教授。1947年冬返家，途经重庆，回到无锡，又迁至苏州，1948年在苏州设怀安诊疗院，经常在报刊杂志上刊发广告。1951年在苏州司前街恢复了中国针灸学研究社，规复社务，《针灸杂志》如期复刊，每双月出刊一期，仍采取以社养校之办法，为举办针灸学校、针灸实验院奠定基础。

承淡安一生勤奋好学，刻苦钻研学术，师古创新，颇具特色。主要在于他能古为今用、洋为中用，推陈出新。生平撰写论文数十篇，医著15种，译著5种，编修针灸经络图册多种，计达200余万言，均先后印行，为弘扬中国针灸学术提供了大量有价值的文献资料。其主要著作有《中国针灸治疗学》《人体经穴挂图》《针灸歌赋浅注》《增订中国针灸治疗学》《针灸学教材》《针灸薪传集》《十四经发挥浅注》《铜人经穴图解》《经穴图解》《针灸医事常识问题》《中国针灸学》《伤寒论新注》《针灸真髓》《加热感度测定皮内针法》《针灸经络治疗讲话》《经络之研究》。其中《中国针灸治疗学》于1931年初版，承氏以对学术极其负责的精神不断修订，至1937年5月，短短6年间，该书连出8版，内容不断丰富，更名为《增订中国针灸治疗学》，成为近百年来影响最大的针灸学专著。为精确指示穴位，书中不仅用西医解剖部位予以解释，还用点穴后的人体照片予以影印，较之绘图本更富有真实感，并对每个穴位都进行编码，使之一目了然，有利于初学者。

承淡安撰写的医著，颇有独到的经验和见解。所著《伤寒论新注》一书，别具匠心，独辟蹊径，颇有真知灼见处。承氏结合临床研究的心得体会，在仲景六经为纲罗列病证、结合八纲辨证施治的基础上，拓宽了辨证施治、运用针灸的适应范围，将所用方药治疗之病证，采用相应的配穴和针灸疗法，这样既简便又有效，补仲景之所未备。

1954年夏，针灸社停办，承淡安正式到江苏省中医院工作；11月，被委任为江苏中医学校校长。1954年，当选为江苏省人民代表、全国政协委员，参加了中央第二届政治协商会议，荣幸地和毛泽东同志握手谈话。1955年，被选为中国科学院生物学学部委员、中华医学会副会长。

主张衷中参西　强调临床实践

早在20世纪30年代，承淡安就主张衷中参西，提高理论和医疗水平。他研究针灸，除对《内经》《难经》《伤寒论》等经典著作悉心钻研、广泛继承古代文献理论外，还吸收现代医学理论和日本针灸医学的新旧见解与成就。所著《中国针灸学》和《伤寒论新注》，就充分体现出中西医结合的特色，包含着新的学术观点，被针灸界称为澄江学派。

承淡安一生勤奋好学，涉猎古今中外，理论造诣精深，临床经验丰富。他的学术思想，是以中医基本理论作指导、理法方穴为治疗手段。他师古而不泥古，能古为今用、洋为中用、推陈出新、多具特色，强调理论与实践相结合而学以致用。他治学严谨，在针灸临床工作中，常说"取穴要在辨证的基础上选用最佳穴位，采用少而精的原则；而施治则又要有的放矢，才能恰到好处。"

承淡安平生治病，主张先针后药。针能治者，不用药物；针所不及者，则配合中药。使用针术，立法处方，悉本内科法则化裁，立法严谨，取穴精简，每次用穴少则一二穴，多则不过三五穴。他强调集中精力，细心操作，反复运针，严格控制针刺感应。由于他手法娴熟，可以根据病情需要，使针感按一定方向传导而奏奇效。例如治疗上肢痛，只取肩髃或曲池一穴，针感传达到上下臂；治下肢痛，只取环跳或阳陵泉一穴，针感向上下腿传导；治腹泻，只取天枢、足三里两穴，全腹部及下肢均有针感，常一二次即见好转。他告诫学生，要掌握病证的要害，有的放矢，切忌多针幸中，徒增病人痛苦。他还善于用针灸治疗伤寒病，在其所著《伤寒论新注》一书中，每一病证均介绍了针灸的治法，并作了方义解释，为针灸治疗热性病开拓了新的途径。他善用经方，药少力专，奏效迅速。如以麻黄汤治感冒、麻杏石甘汤治肺热咳嗽、建中汤治胃病等，悉按仲景原方，不作增减而获得良好效果。

承淡安对针刺手法独具见解。对于针刺操作，他强调练习手法要狠下功夫，认为指下功夫深厚者，下针不痛，得气、行气操作自如，奏效迅速。因此，在教学中他把练习指力、手法规定为学生的必修课。对于针刺作用，认为下针得气后，即能产生效应，可使虚者转实、实者转虚，是因人体有自我调节功能之故。而重病或体虚的患者，身体调节功能减弱时，则有赖补泻手法以加强其调节作用。因此，他提出了多种不同的操作方法，区分各种不同的刺激量，以适应各种不同的病证。其具体操作手法如下：

1. 进针后之手法：承淡安认为，进针后即行主要之捻运手法。手法古今不同，就古法言，目的在于补泻；以新理论言，则为抑制与兴奋。如何谓之补，如何谓之泻，古今各家所述不一。至元明时，手法名目更多，但皆属粗针浅刺，今之细针，不能效其方法。承淡安还强调，进针后应作兴奋或抑制之手法及反射或诱导之针法。

2. 一般应用之新针法：包括单刺术、旋捻术、雀啄术、屋漏术、置针术、间歇术、震颤术、乱针术。承淡安应用最多者为雀啄术、旋捻术与置针术。

3. 出针之手法：承淡安认为，不论何种手法，出针时必须将针作轻缓捻转，徐徐退出，针孔处用消毒棉花盖上，略揉数转。绝对不许将针一抽而出，否则会留有后遗感或导致出血。

4. 得气与补泻：承淡安认为，进针后必须得气，发生感应和传达。感应快的治愈速，传达远的取效宏。如遇体弱久病，针刺不易发生感应和传达的，则须用催气法，但不及用古人的"爪刮针柄"之法，只须凝神静气，轻轻捻动针柄，缓缓提出针身少许。如是经约20秒钟，仍无酸麻胀感，即以针再深入少许。如仍无感效，则再提出少许。如是反复试探仍不能得气时，必须休息1～2天再针。得气后，视病证及体质而分别用补泻手法。

分析其所论针刺手法，都是在《内经》《难经》的基础上，结合现代医学理论发展而成的。

承氏还善用前人针灸治疗歌赋的经验进行验证，并在歌赋的基础上结合自己的临床心得加以发挥。如《四总穴歌》的"三里配内关、公孙治肚腹疾患；委中配水沟、白环俞治腰背疾患；列缺配承浆、后溪治头项疾患；合谷配曲池、至阴治面口疾患"等，补充了前人治验的不足，而发前人所未发。

承淡安对于针灸器械亦力求革新。在20世纪30年代即应用电灸，并试制皮内针、揿针、梅花针、艾条灸等，经临床试用疗效肯定后，才推广应用。目前国内外已广泛应用于临床。

投身医学教育　创办针灸学校

自清道光帝下令太医院废止针灸一科以后，针灸医学迭遭摧残，日趋衰落。针灸医生寥若晨星，大好医术濒临绝境。有鉴于此，承淡安乃慨然以振兴针灸医学为己任，积极策划培养针灸人才。1929年于苏州望亭创办"中国针灸学研究社",设立针灸函授班,广传薪火。这是中国教育史上最早的针灸函授机构。他亲自编写的教材《中国针灸治疗学》,深入浅出,通俗易懂;自行绘制的《人体经穴图》,经络腧穴清晰可辨,便于学员自学。教学中他自己负责指导、解释疑难问题,深受欢迎。1932年,社址迁往无锡。为使各地学员相互交流、互通信息,承淡安组织学员撰写学习心得,并在社内刊行《承门针灸实验录》,免费发给社员;继而于1933年创办《针灸杂志》,这是中医历史上最早的针灸专业杂志。杂志辟有"论文""专载""杂著""问答""社员成绩""医讯"等专栏,从双月刊逐步改为月刊,至抗日战争爆发前共出版36期。抗战胜利后复刊,改名为《针灸医学》,又出版了15期。

为了改善函授条件,提高教学质量,该社在进行理论教育的同时,开辟了教学实习基地。从1933年冬起,举办实习科,学员可参加针灸临床实习,使理论与实践紧密结合,深受学员欢迎。至1934年,研究社分设了总务、研究、治疗、编辑、发行等部门,创办了图书馆,初具专业学校规模,并先后在浙江、陕西、福建、湖北、广东、安徽等地设立了分社。在承门弟子的努力下,香港与东南亚地区亦相继开设分社,从而扩大了针灸医学在国内外的影响和推广应用。

1933年,承淡安东渡扶桑,考察日本针灸现状和办学情况。1935年夏,他与日本东京针灸高等学校校长坂本贡教授探讨针灸辨证施治理论和操作方法,并从事医疗活动。许多久治不应的病人经承淡安治疗,很快好转,在日本医界引起轰动。在日期间,他曾多方设法搜集有关针灸教学科研资料以及针灸器械,尤其访得元代滑伯仁《十四经发挥》孤本,如获至宝,回国后加注作序,出版发行,使之广为流传。

回国后,承淡安决心举办针灸专门学校,遂约同有志之士共同商讨办校方针,决定以中国针灸学研究社为基础附设学校,汲取日本办校中有益的经验，结合该社的具体条件，创办了"中国针灸讲习所"，学制有 3 个月的速成班、6 个月的普通班和两年制的本科班，招收已具有一定医学基础和文化水平的学员，经考试合格后录取。课程设内经、诊断、经络施穴、针科学、灸科学、治疗学等中医传统学科，并设解剖、生理、病理、诊断等西医学科。两年制本科增设伤寒、金匮、中医基础、国文、日文、体育等课程，实行严格的考试制度。同时成立了"针灸疗养院"，设病房和门诊治疗室，为学员提供见习和实习基地。翌年，讲习所更名为"中国针灸医学专门学校"。

抗日战争爆发后，针灸学校被夷为平地，承淡安避难西迁，途经江西、湖南，迁道入川，辗转于重庆、成都、德阳、简阳、什邡一带，先后在湖南桃园举办针灸训练班；在成都开办"中国针灸讲习所"，并兼成都国医学校教授；在德阳创立"德阳国医讲习所"，讲授针灸与伤寒课。入川十年余，培养学生数百名。

中华人民共和国成立后，承淡安积极筹备复社工作。1951 年终于在苏州恢复"中国针灸研究社"。1954 年，江苏省人民政府聘任他为江苏省中医学校校长，中央卫生部还委托该校开办了一个中医教学研究班，有前苏联、蒙古、朝鲜等国的留学生来这里学习。

目　录

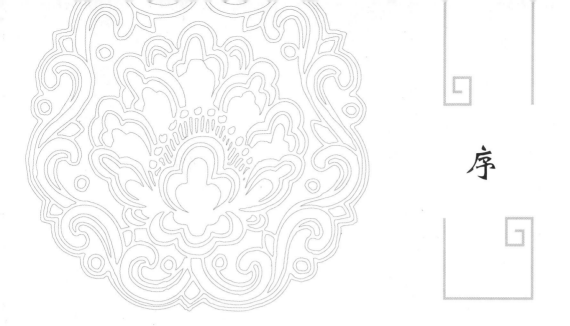

序

观夫《内经》治病，汤液与针灸并重。降及后世，方剂盛行而针灸失传矣。虽偶有成书遗留今世，然多庞杂无纲，难探其奥，使昧昧者如入五里雾中，势不能起黄帝、仲圣于九原而问其津梁何在也。顷者东西各国医学昌明，一日千里，而吾国医学日就沦亡，其固有之针灸神术，更无人过问矣。晏幼承庭训，研究岐黄，涉猎四家，偶窥史籍，每叹针灸绝学，遽尔失传，有怀提倡无时。或已今春旅苏，便谒承子淡安，得瞻此篇，循览再四，惊为奇著。以哲学之脑力、科学之眼光，将四千余年之国粹条分缕析、纲举目张。至于经穴之准确、补泻之精详，非于此三折肱者不足道及也。从此后学可得南针，医界又添辅助行书。看此书一出，不胫而走，洛阳纸贵，可预卜焉。先得我心钦羡，何似因书，此以为之序。

中华民国二十年孟春月南通孙晏如序

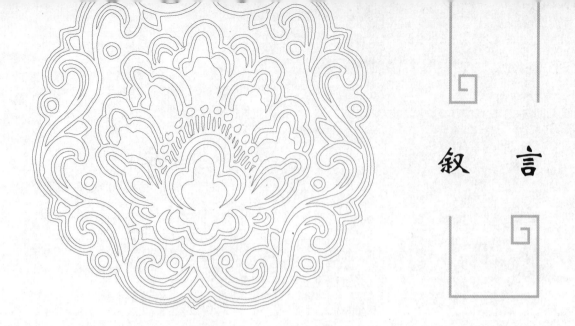

叙 言

　　尝读《名医列传》，至秦越人刺维会，起虢太子之尸厥；汉华佗针脑空，疗魏武帝脑痛于片时，心焉奇之。以是关于针灸诸书，无不搜求探讨，请益名师，寝馈数载，于以知针灸之学，实能起沉疴、疗痼疾，药力之所不逮者，无不奏效神奇。惜乎经络穴邃，文多不详；图案注释，更为错谬；且也治疗方案，若者宜针，若者宜灸，绝不分晰。针书虽多，不啻千篇一律，故无名师指授，决难得其真传。后之学者，每以其经穴难明、治疗不详，而惮于穷究，数千年古圣相传之心法，行将湮没不彰，可慨也夫！鄙人不敏，爰将搜集各书，参以心得，益以最新生理，互为考正，删繁节要，辑成《中国针灸治疗学》一书，藉便学者之探讨，或拯斯道于不替，幸积学之士，予以匡正，俾我国数千年独读之医术，得标扬于世界，岂个人之私幸也哉！

编者识

中华民国二十年一月二十日

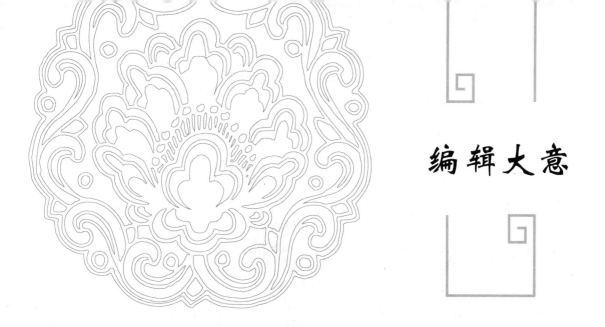

编辑大意

针灸乃我国绝学，古昔医家，莫不熟谙之。以其沉疴宿痼，汤药所不能愈者，每能起之；卒暴厥逆，汤药所不能及者，每能生之。神效奇验，远胜药石。嗣以书籍记载，经邃未能详明；刊刻图案，穴法尤多误谬。学者苦于穷究，因是习者渐少，行将失传。愚虽不敏，心焉忧之，爰搜集有关针灸诸书，去芜存菁，删繁节要，再本平素经验，用最新式之编法制纂成是书，名曰《中国针灸治疗学》。前人针灸之精义，得保存而阐扬之。

前人所注穴道，大都不详；穴道内容，更无记载。本书用科学方法整理之，每穴必注明解剖，可知穴道之内容，藉知经穴之构成。

人对于图画都属平面，绝不准确，针术之不进步，良由于此。因是力矫其弊，穴必求其准确，因是点穴人身而摄影之，学者可以一索即得矣。

前人针灸，每有"尻神禁忌""阴日阳日""午前午后""男左女右"之义，此皆毫无意识，徒惑人心而已，本书极端废除之。

前人于用针补泻手法，著书立说，各述其详，颇不一致，且理论超过实施，每使学者目眩心惑，无所适从。愚本临证经验所得，于补泻手法，简捷说明之，不涉浮泛之理论，便于学者之实施。

本书为提倡针灸术普遍起见，文字求其浅显，不尚空言理论，切实指示经穴治疗。于每穴之下，摘录前人之治效；于每病之下，穴之应针应灸者，特为注明。知医者，临证上多一助治；不知医者，可检症之同者而依法自治之。手续简便，稳妥无弊，诚治疗界之简易无险疗法也。

骨骼筋肉血络铜人图

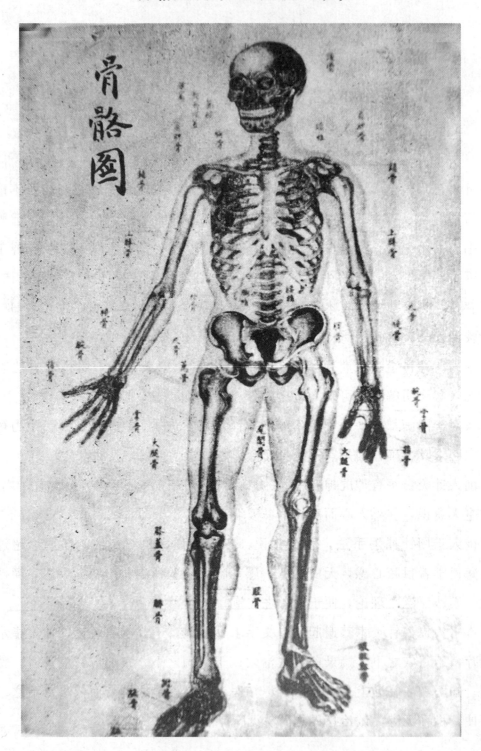

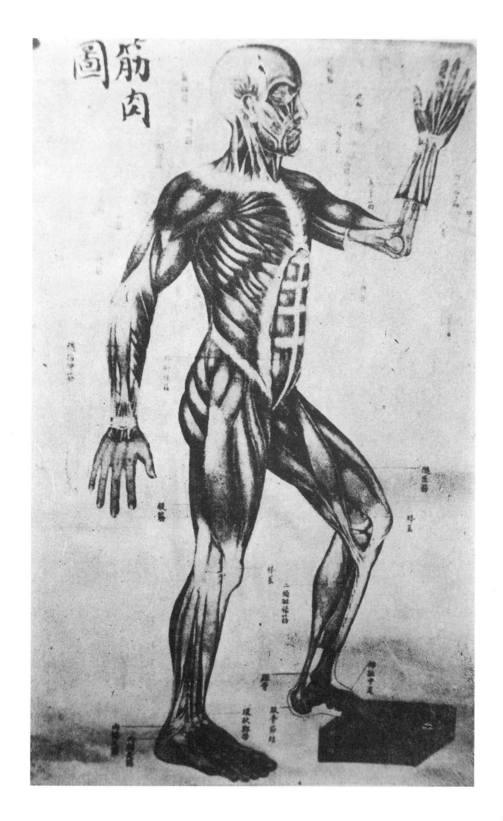

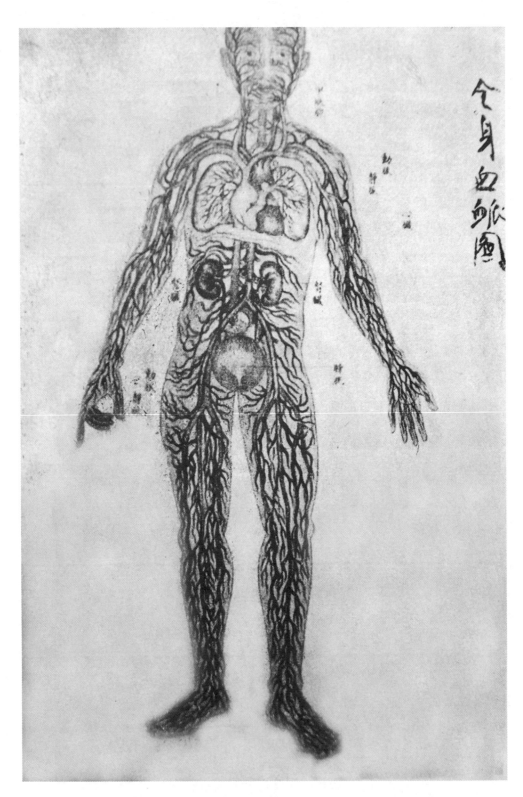

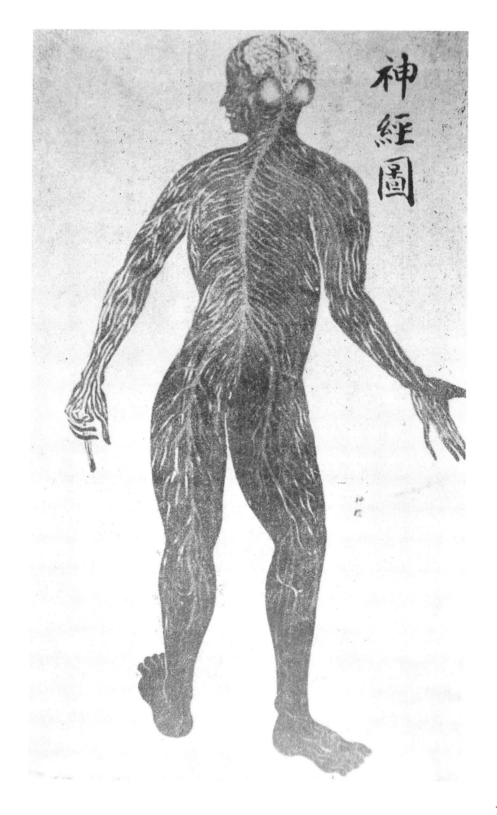

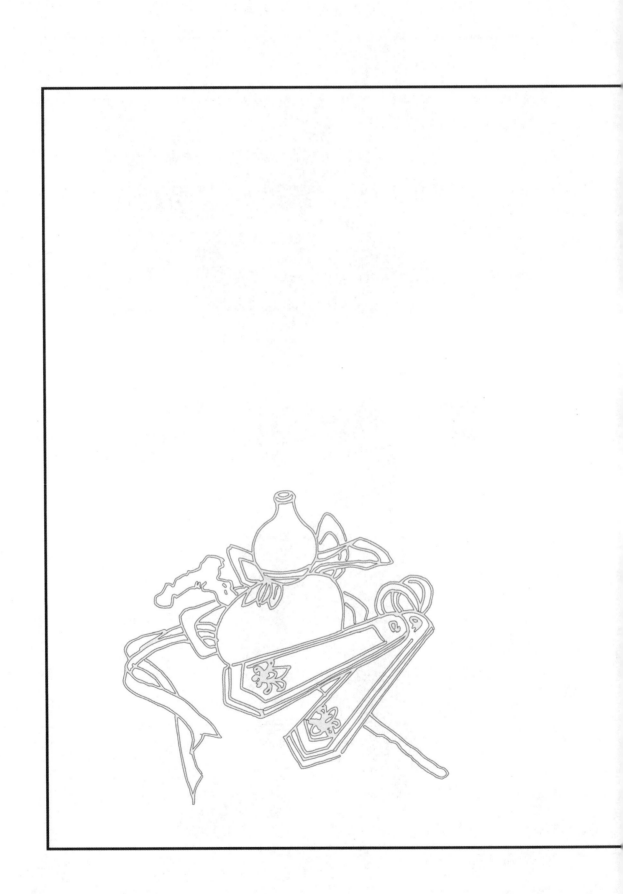

第一篇 经穴

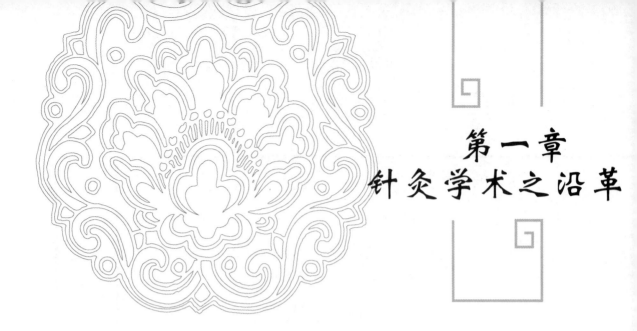

第一章
针灸学术之沿革

古代治病，始为祝由，继乃砭石导引，而汤药在于砭石之后。砭石迄已失传，今之针灸术，殆即砭石之遗意。《内经》《素问》《灵枢》，中医界奉为医科圣经、必读之书，而《灵枢》九卷，特详脏腑经俞，针家尊为"针经"，故亦有《针经九卷》之名，而《素问》"刺热""刺疟"诸篇，实开针灸治疗之源。越人扁鹊，刺维会[1]起虢太子之尸厥，可谓针家之鼻祖。自后载诸史乘，代有传人。汉之华佗、郭玉，其最著者也。他如魏之崔氏彧、李氏潭元，皆以针名。至晋有皇甫谧著《甲乙针经》，齐有徐文伯、马嗣香，为针灸之著者；隋之北山黄公，唐之名臣狄公仁杰，皆精于针灸。而孙氏思邈、王超、王焘、甄权诸贤，更复著作等身。及至宋代，仁宗诏王惟德考次针灸，铸为铜人，于是经穴始有标准可循，针灸一科，研者遂多，丘经历、王纂、许希、王尧明等，皆名闻朝野，而王氏执中，复著有《针灸资生经》七卷；刘氏元宾，著有《洞天针灸经》行世，至金元而仍不稍衰：太师窦汉卿，官而精针术，著有《标幽赋》；张氏洁古，医学著作尤多，亦精针灸；滑寿伯仁，得东平高洞阳之传，名噪遐迩，著作尤多；元臣忽必烈，著作《金兰循经》；王镜泽得窦氏之传，重注《标幽赋》，传其子国瑞，国瑞传廷玉，廷玉传宗泽，世克其业。降之明季，有过龙之《针灸要览》，吴嘉言之《针灸原枢》，汪机之《针灸问对》，姚亮之《针灸图经》，陈会之《神应针经》，高武之《针灸节要与聚英》，杨继洲之《大成》，

---

[1] 维会：百会穴之别名。

长篇巨著，各有发明，而黄良佑、陈光远、李成章等，专以针鸣世。元明两季，为中国针灸学最盛时代。清季之世，欧风东渐，此学遂衰，叶、徐、王、陈诸大医家，虽都熟谙经穴，特偏重汤药治疗，针灸一科，遂不为世所重，甚有一般医家，以经穴难明、手术不谙，谰言针能泄气或宜于藜藿壮体，遂使人皆畏避，且也穷乡僻壤、挑夫走卒，每得前贤一得之传，针刺痧疫，屡收捷效。士君子但以其学都贱役，遂不屑研究之。我中国特独之绝学、起痼治疴之神术，坐是而不彰。而东西各国，近年来视针灸为特独之器械疗法、惟一之物理疗法，竟有设专科研究之。嗟乎，发明针灸术之我国，竟敝屣视之，乌乎可！方今提倡保存国粹之时，能不起而研究振兴之哉！

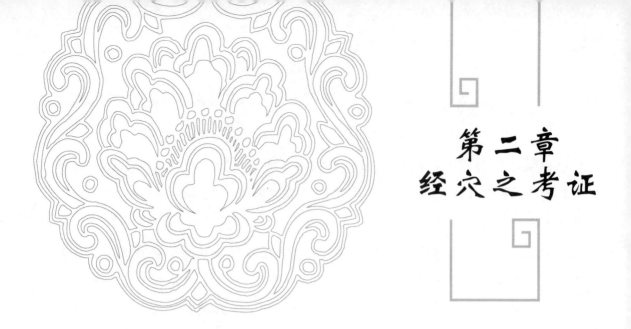

第二章
经穴之考证

第一节　人身度量标准

经穴度量尺寸，与各种制尺裁尺不同，普通以患者中指弯曲，取其第一节与其第二节之横纹尖，与第二节、第三节之横纹尖，两尖相去为一寸计算之，作量四肢之标准。头部以前发际至后发际作为一尺二寸计算之；前发际不明者，以眉心上行至后发际作为一尺五寸；后发际不明者，取大椎骨上行至前发际作为一尺五寸；前后不明者，以大椎直上行至眉心作为一尺八寸计算。此量头部直行尺寸之标准。头部横寸，以眼之内眦角至外眦角作一寸为标准。胸腹部之量法，以两乳相去作八寸计算，为胸腹横寸之标准；鸠尾尖（胸剑骨）至脐心作八寸计算之，如无鸠尾尖，以胸歧骨量至脐心作九寸计算之，为胸腹直行寸之标准。背部以大椎至尾骶骨作三尺计算之，为背部分寸之标准。

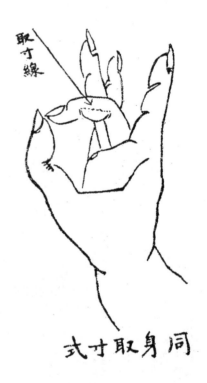

取寸線

式寸取身同

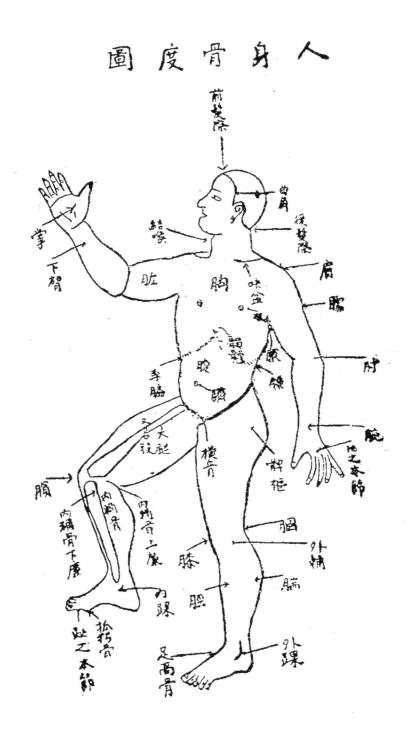

人身骨度圖

第二节　手太阴肺经凡十一穴，共二十二穴

中府

【解剖】在第一肋骨之下，外层为大胸筋，内层为小胸筋，有前胸神经、中膊皮下神经，有腋窝动脉与静脉。

【部位】在云门下一寸六分，与任脉华盖穴平，相去六寸。又按：乳头往上数至第三肋间，有动脉应手者是。普通取法，由乳头直上三寸，外开一寸，肋骨罅间[1]。

【主治】伤寒，肺急胸满，喘逆，善噎，食不下，肺胆寒热，咳嗽上气不得卧，肺风面肿，肩背痛，流稀涕，喉痹，少气，肩息，汗出，瘿瘤，尸注。

【摘要】此穴为肺之募（注十二）[2]，手足太阴之会也，主泻胸中之热及身体之烦热。**《百症赋》**：胸满更加噎塞，中府意舍所行。**《千金》**：上气欬逆短气，气满食不下，灸五十壮。

【手术】仰卧取之。针三分至五分深，不可太深，留五呼（注一）。灸五壮至五十壮（注二）。

云门

【解剖】在锁骨下窝部之后上端，内有三角筋及锁骨下神经、前胸神经、胸肩峰动脉与静脉。

【部位】在巨骨（锁骨）之下，离任脉璇玑旁六寸，中府微斜上一寸六分余，气户旁二寸。

【主治】伤寒，喉痹，欬逆，喘不得息，四肢热不已，胸胁烦满，肩痛不举，胸胁彻背痛。

【摘要】此穴主泻四肢之热。**《千金》**：治病瘿上气胸满，灸百壮。

---

[1] 罅间：缝隙。

[2] 注十二：校《大成》。

【手术】本穴以手举平，坐而取之。针三分至四分深，太深令人气短促。灸五壮。

天府

【解剖】在腋下上膊部，有二头膊筋，腋窝动脉、静脉及正中神经，其深处即上膊骨之上部。

【部位】在腋下三寸，动脉中，直对尺泽穴，相距七寸。

【主治】暴痹，中风中恶，口鼻衄血，寒热痎疟[1]，目眩，善忘，喘息不得卧，瘿气。

【摘要】《**百症赋**》：天府、合谷，鼻中衄血宜追。《**千金**》：治身重嗜卧不自觉，灸百十壮，针三分补之。《**素问·至真要大论**》：天府绝，死不治。绝者，腋窝动脉不搏动也。

【手术】以手举平，用鼻尖涂墨，俯首点到处取之。针三分。禁灸。

侠白

【解剖】此处有三头膊筋、上膊动脉、头静脉、内膊皮下神经、桡骨神经支。

【部位】在天府下二寸，动脉中，尺泽上五寸。

【主治】心痛，短气，呕逆，烦满。

【摘要】与内关合针，能开胸满。

【手术】针三分至五分深，举臂行之。留三呼。灸五壮。

尺泽

【解剖】为前膊与上膊之关节部，适当二头膊筋腱（韧带）部之外面。

【部位】在肘中约纹之中心，筋骨罅中。

【主治】汗出中风，寒热痎疟，喉痹鼓颔，呕吐上气，心烦身痛，口干喘满，欬嗽，唾浊，心痛气短，肺胀，息贲，心疼，腹痛，风痹肘挛，四肢肿痛

---

〔1〕 痎疟：隔日发作的疟疾。

不举，溺数遗屎，面白善嚏，悲愁不乐。

【摘要】此穴为手太阴之脉所入，为合水（注三）。《千金》：治邪病四肢重痛诸杂候，尺泽主之。《席弘赋》：五般肘痛寻尺泽。《杂病穴法歌》：吐血尺泽功无比。《玉龙歌》：筋急不开手难伸，尺泽从来要认真。又：两肘拘挛筋骨连，艰难动作欠安然，只将曲池针泻动，尺泽见行是圣传。

【手术】以手平举取之。针三分。不宜灸。

孔最

【解剖】有长回后筋、膊桡骨筋及桡骨动脉与静脉支，有外膊皮下神经、桡骨神经之皮下支。

【部位】在尺泽下三寸，腕侧横纹上七寸。

【主治】伤寒发热汗不出，欬逆，肘臂痛，屈伸难，吐血失音，头疼咽痛。

【摘要】此穴为手太阴之郄（注四）。热病汗不出，灸三壮即汗出。

【手术】侧取之。针三分。灸五壮。

列缺

【解剖】此处为桡骨近关节处之上侧，有桡骨动脉支、外膊皮下神经、桡骨神经之皮下支。

【部位】去腕侧一寸五分。

【主治】偏风口眼㖞斜，手肘痛无力，半身不遂，口噤不开，痎疟寒热，烦躁，咳嗽，喉痹，呕沫，纵唇，健忘，惊痫善笑，妄言妄见，面目四肢疼肿，小便热痛，实则肩背暴肿汗出，虚则肩背寒栗，少气不足以息。

【摘要】此穴为手太阴之络（注五），别走阳明之络。《千金》：治男子阴中疼痛、尿血精出，灸五十壮。《玉龙歌》：寒痰欬嗽更兼风，列缺二穴最堪攻。先把太渊一穴泻，多加艾火即收功。《席弘赋》：气刺两乳求太渊，未应之时泻列缺。又：列缺头痛及偏正，重泻太渊无不应。《四总穴》：头项寻列缺。《马丹阳十二诀》：善疗偏头患，遍身风痹麻，痰涎频壅上，口噤不开牙。

【手术】以两手之大食二指之虎口交叉，食指尽处筋骨罅中。针二分，留三呼。灸三壮。

经渠

【解剖】有长外转托筋、桡骨神经之皮下支、桡骨动脉。

【部位】在腕后五分，寸口脉上。

【主治】伤寒热病汗不出，心痛呕吐，痎疟寒热，胸背拘急，胸满胀，喉痹，欬逆上气，掌中热。

【摘要】此穴为手太阴脉之所行，为经金（注六）。《**百症赋**》：热病汗不出，大都更接于经渠。

【手术】针二分至三分，留三呼。禁灸，灸则伤神明（注七）。

太渊

【解剖】有外转托筋、桡骨动脉支、桡骨神经之皮下支。

【部位】在寸口前横纹上，紧接经渠。

【主治】乍寒乍热，烦躁狂言，胸痹气逆，肺胀喘息，呕哕噫气，欬嗽欬血，咽干心痛，目痛生翳赤筋，口癖，缺盆痛，肩背痛引臂，溺色变，遗屎，烦闷不得眠。

【摘要】此穴为手太阴脉之所注，为俞土（注八）。《**席弘赋**》：气刺两乳求太渊，未应之时泻列缺。又：列缺头痛及偏正，重泻太渊无不应。又：五般肘痛寻尺泽，太渊针后却收功。《**玉龙歌**》：寒痰欬嗽更兼风，列缺二穴最堪攻，此时太渊一穴泻，多加艾火即收功。《**神农经**》：治牙疼及手腕无力疼痛，可灸七壮。

【手术】在腕骨上陷中，摇之甚酸楚。针二分，留二呼。灸三壮。

鱼际

【解剖】有拇指对向筋、短屈拇筋，有桡骨动脉之背支动脉及桡骨神经支。

【部位】在大指本节后内侧白肉际散纹中。

【主治】酒病身恶风，寒热，舌上黄，头痛欬哕，伤寒汗不出，痹走胸背痛，不得息，目眩烦心，少气寒栗，喉燥咽干，欬引尻痛，吐血，心痹悲恐，腹痛食不下，乳痈。

【摘要】此穴为手太阴脉之所流,为荥火(注九)。《席弘赋》:转筋目眩针鱼际[1],承山昆仑立便消。《百症赋》:喉痛兮,液门鱼际去疗。一传:汗不出者,针太渊、经渠、通里,便得淋漓,更兼二间、三里,便得汗至遍身。《千金》:齿痛不能饮食,左患灸右,右患灸左。

【手术】针二分至四分深,留三呼。灸五壮。

少商

【解剖】此处为长屈拇筋与拇指内转筋,分布桡骨神经支。

【部位】在拇指内侧之第一节,去爪甲角如韭叶(约二三分)。

【主治】颔痹,喉痹,乳蛾,咽肿,喉闭,欬逆,痎疟,烦心,呕吐,腹胀,肠鸣,寒栗,鼓颔,手挛指痛,掌中热,口干引饮,食不下。

【摘要】此穴为手太阴脉之所出,为井木(注十)。微刺出血,能泄诸脏之热。《乾坤生意》:此为十井穴之一,凡初中风卒暴昏沉,痰涎壅盛,不省人事,牙关紧闭,药水不下,急以三棱针刺此穴与诸井穴,使气血流行,乃起死回生急救之妙穴。《百症赋》:少商、曲泽,血虚口渴同施。《太乙歌》:男子痃癖取少商。《天星秘诀》:指痛挛急少商好。《资生》:咽中肿塞,水粒不下,针之立愈。《肘后歌》:刚柔二痓最乖张,口噤眼合面红妆,热血流入心肺腑,须要金针刺少商。《胜玉歌》:颔肿喉闭少商前。《杂病穴法歌》:小儿惊风刺少商,人中涌泉泻莫深。

【手术】针入一分,留三呼,泻热宜以三棱针刺出血。不可灸,然治鬼魅邪祟,有灸之者。

附　手太阴肺经穴歌

手太阴肺十一穴,中府云门天府诀,侠白尺泽孔最存,列缺经渠太渊涉,鱼际少商如韭叶。

---

[1] 转筋目眩针鱼际:原书如此。查《席弘赋》,当为"转筋目眩针鱼腹",与此段文字无关,当删去。今为保留原貌,未予改动。

附　手太阴肺经经穴分寸歌

太阴中府三肋间，上行云门寸六许，云在璇玑旁六寸，大肠巨骨下三骨，天府腋三动脉求，侠白肘上五寸主，尺泽肘中约纹是，孔最腕侧七寸拟，列缺腕上一寸半，经渠寸口陷中取，太渊掌后横纹头，鱼际节后散脉里，少商大指内侧端，鼻衄喉痹刺可已。

手太阴肺经穴图

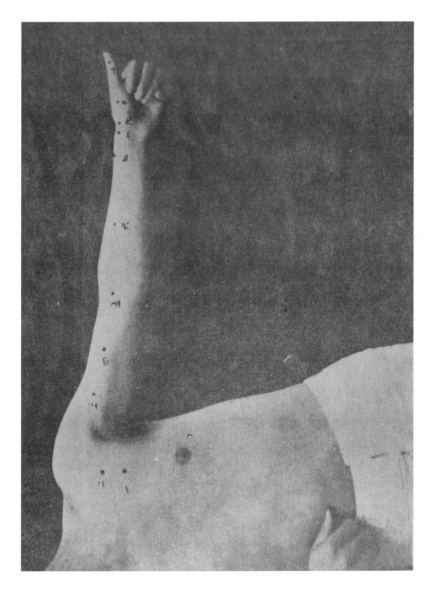

手太阴肺经 左右凡二十二穴

（一）中府（二）云门（三）天府（四）侠白

（五）尺泽（六）孔最（七）列缺（八）经渠

（九）太渊（十）鱼际（十一）少商

第三节　手阳明大肠经凡二十穴，共四十穴

商阳

【解剖】有头静脉、指背动脉、桡骨神经之皮下支。

【部位】食指端内侧，去爪甲角如韭叶（约二三分许）。

【主治】伤寒热病汗不出，耳鸣耳聋，疟疾，胸中气满，喘欬，口干，颐肿齿痛，目盲，恶寒，肩背肢臂肿痛，急引缺盆中痛。

【摘要】此穴为手阳明之脉所出，为井金。《乾坤生意》：此为十井穴之一，治中风猝倒，卒暴昏沉，痰盛不省人事，牙关紧闭，药水不下，急以三棱针出血之。《百症赋》：寒疟兮，商阳太溪验。

【手术】针一分，留一呼。灸三壮。

二间

【解剖】同上，有头静脉、指背动脉、桡骨神经之皮下支。

【部位】在食指第三节之关节前内侧，当食指之旁面近关节处。

【主治】颔肿，喉痹，肩背膊痛，鼽衄，齿痛，舌黄，口干，口眼歪斜，饮食不思，振寒，伤寒水结。

【摘要】此穴为手阳明之所流，为荥水。《席弘赋》：牙疼腰痛并咽痹，二间阳溪疾怎逃。《百症赋》：寒栗、恶寒，二间疏通阴郄谙。《天星秘诀》：牙疼头痛兼喉痹，先刺二间后三里。《玉龙歌》：牙疼阵阵苦相煎，穴在二间要得传。

【手术】针二分至三分深，留六呼。灸三壮。

三间

【解剖】有指掌动脉、头静脉、桡骨神经。

【部位】在第二掌骨端之凹陷处，即食指本节后陷中，去二间约一寸。

【主治】鼽衄，热病，喉痹咽塞，气喘多吐，唇焦口干，下齿龋痛，目眦急痛，吐舌挼颈，嗜卧，腹满肠鸣洞泄，寒热疟急食不通，伤寒气热，身寒善惊。

【摘要】此穴为手阳明脉之所注，为腧木。《席弘赋》：更有三间肾俞妙，善治肩背浮风劳。《百症赋》：目中漠漠，即寻攒竹三间。《捷径》：治身热气喘、口干目急。

【手术】针三分深，留三呼。灸二壮。

合谷

【解剖】此处为第一手背侧骨间筋，有桡骨动脉、桡骨神经。

【部位】在食指、拇指凹骨间陷中，即第一掌骨与第二掌骨中间之陷凹处。

【主治】伤寒大渴，脉浮在表，发热恶寒，头痛脊强、风疹寒热，疯疟，热病汗不出，偏正头痛，面肿，目翳，唇吻不收，瘖不能言，口噤不开，腰脊引痛，痿躄，小儿乳蛾，一切齿痛。

【摘要】此穴为手阳明脉之所过，为原穴（注十三）。《千金》：产后脉绝不还，针合谷入三分，急补之。《神农经》：鼻衄、目痛不明、牙疼喉痹、疥疮，可灸三壮至七壮。《兰江赋》：伤寒无汗，泻合谷补复溜，若汗多不止，补合谷泻复溜。《席弘赋》：手连肩脊痛难忍，合谷太冲随手取。又：曲池两手不如意，合谷下针宜仔细。又：睛明治眼未效时，合谷光明安可缺。又：冷嗽先宜补合谷，又须针泻三阴交。《百症赋》：天府、合谷，鼻中衄血宜追。《天星秘诀》：寒疟面肿及肠鸣，先取合谷后内庭。《四总穴》：面口合谷收。《马丹阳十二诀》：头疼并面肿，疟病热还寒，齿龋及衄血，口噤不开言。《千金》：曲池兼合谷，可彻头疼。《肘后歌》：口噤眼合药不下，合谷一针效甚奇。又：当汗不汗合谷泻。《胜玉歌》：两手酸疼难执物，曲池合谷共肩髃。《杂病穴法歌》：头面耳目口鼻病，曲池合谷为之主。又：赤眼迎香出血奇，临泣太冲合谷侣。又：耳聋临泣与金门，合谷针后听人语。又：鼻塞鼻痔及鼻渊，合谷太冲随手取。又：舌上生苔合谷当。又：牙风面肿颊车神，合谷临泣泻不数。又：手指连肩相引疼，合谷太冲能救苦。又：痢疾合谷三里宜。又：妇人通经泻合谷。

【手术】针三分至五分，留六呼。灸三壮。孕妇禁针。

阳溪

【解剖】穴在舟状骨与桡骨两关节之中，有头静脉、桡骨动脉支，有外膊皮下神经、桡骨神经。

【部位】在手腕横纹之上侧，两筋[1]间陷中，与合谷直。

【主治】热病狂言，喜笑，见鬼，烦心，掌中热，目赤翳烂，厥逆头痛，胸满不得息，寒热痎疟，呕沫喉痹，耳鸣齿痛，惊掣，肘臂不举，痂疥。

【摘要】此穴为手阳明脉之所行，为经火。《**席弘赋**》：牙疼腰痛兼喉痹，二间阳溪疾怎逃。《**百症赋**》：肩髃、阳溪，清阴中之热极。

【手术】针二分，留七呼。灸三壮。

偏历

【解剖】此处为短伸拇筋、头静脉、桡骨动脉支、后下膊皮下神经、桡骨神经。

【部位】在腕后三寸。

【主治】痎疟寒热，癫疾，多言，目视䀮䀮，耳鸣喉痹，口渴咽干，鼻衄齿痛，汗不出。

【摘要】此穴为手阳明之络，别走太阴。《**标幽赋**》：刺偏历利小便，治大人水蛊。

【手术】针三分，留七呼。灸三壮。

温溜

【解剖】有长外转拇筋、头静脉、桡骨动脉三分支与后膊之皮下神经[2]。

【部位】去偏历二寸余，去腕五寸余。

【主治】伤寒寒热头痛，喜笑狂言见鬼，哕逆吐沫，噎膈气闭，口舌肿痛

---

〔1〕 两筋：指拇短伸肌腱与拇长伸肌腱。

〔2〕 后膊之皮下神经：原书作"后下膊之皮下神经"，有误，今改之。

喉痹，四肢肿，肠鸣腹痛，肩不得举，肘腕酸痛。

【摘要】此穴为手阳明郄。《**百症赋**》：审他项强伤寒，温溜、期门而主之。

【手术】针三分，留三呼。灸三壮。

下廉

【解剖】有长屈拇筋、头动脉、桡骨动脉支、后膊皮下神经、桡骨神经。

【部位】腕后六寸余，微向外斜，去曲池四寸余。

【主治】劳瘵狂言，头风痹痛，飧泄，小腹满，小便血，小肠气，面无颜色，疬癖，腹痛不可忍，食不化，气喘涎出，乳痈。

【摘要】此穴与巨虚、三里、气冲、上廉，主泻胃中之热。

【手术】针三分至五分。灸五壮。

上廉

【解剖】有长屈拇筋、中头静脉、桡骨动脉、外膊皮下神经、桡骨神经。

【部位】下廉上一寸微向外，斜曲池下三寸余。

【主治】脑风头痛，咽痛，喘息，半身不遂，肠鸣，小便涩，大肠气滞，手足不仁。

【摘要】此穴主泻胃中之热，与气冲、三里、巨虚、下廉同。

【手术】针五分至七分深。灸五壮。

三里

【解剖】有长屈拇筋、桡骨动脉、中头静脉、外膊皮下神经、桡骨神经。

【部位】曲池下二寸，按之肉起，锐肉之端。

【主治】中风口癖，手足不遂，五劳虚乏，羸瘦，霍乱，遗屎，失音，齿痛颊肿，瘰疬，手痹不仁，肘挛不伸。

【摘要】《**席弘赋**》：肩上痛连脐不休，手中三里便须求，下针麻重即须泻。又：手足上下针三里，食癖气块凭此取。《**百症赋**》：两臂顽麻，少海就傍于三里。《**通玄赋**》：肩背患，责肘前三里。《**胜玉歌**》：臂痛背疼针三里。《**杂病穴法歌**》：头风目眩项捩强，申脉金门手三里。又：手三里治肩连脐。又：手三里治舌风舞。

【手术】针三分深。灸五壮。

曲池

【解剖】在肘弯合尖处，为长回后筋、内膊筋之间，有桡返动脉分支[1]、桡骨神经。

【部位】在肘外辅骨之陷中，屈肘横纹头。

【主治】伤寒振寒，余热不尽，胸中烦满，热渴，目眩耳痛，瘰疬，喉痹不能言，瘈疭癫疾，绕踝风，手臂红肿。

【摘要】肘中痛，偏风，半身不遂，风邪泣出，臂膊痛，筋缓无力，屈伸不便，皮肤干燥，痂疥，妇人经水不行。此穴为手阳明之所入，为合土。《**神农经**》：治手肘臂膊疼细无力、半身不遂、发热、胸前烦满，灸十四壮。《**玉龙歌**》：伛补曲池泻人中。《**百症赋**》：半身不遂，阳陵远达于曲池。又：发热仗少冲、曲池之津。《**标幽赋**》：曲池、肩井，甄权针臂痛而复射。《**席弘赋**》：曲池两手不如意，合谷下针宜仔细。《**秦承祖**》：主大人小儿遍身风疹痂疥，灸之。《**马丹阳十二诀**》：善治肘中痛，偏风手不收，挽弓开不得，筋缓莫梳头，喉闭促欲死，发热更无休，遍身风癣癫，针着即时瘳。《**千金**》：为十三鬼穴之一，名曰鬼臣，治百邪癫狂、鬼魅。《**肘后歌**》：鹤膝肿劳难移步，尺泽能舒筋骨疼，更有一穴曲池妙。又：腰背若患挛急风，曲池一寸五分攻。《**胜玉歌**》：两手酸疼难执物，曲池合谷共肩髃。《**杂病穴法歌**》：头面耳目口鼻病，曲池合谷为之主。

【手术】取此穴，以手拱至胸前取之。针五分至一寸深。灸三壮至数十壮。

肘髎

【解剖】在三头膊筋部，有回反桡骨动脉、头静脉、桡骨神经。

【部位】在曲池上稍外斜一寸，大骨外廉陷中。

【主治】肘节风痹，臂痛不举，麻木不仁，嗜卧。

【摘要】手臂痛麻木。

---

[1] 桡返动脉分支：原书作"桡骨动脉"，有误，改之。

【手术】针三分至五分深。灸三壮。

五里

【解剖】在二头膊筋之旁，桡骨副动脉、头静脉及内膊皮下神经。

【部位】在肘上三寸，行向里，大脉中央。

【主治】风劳惊恐，吐血咳嗽，嗜卧，肘臂疼痛难动，胀满气逆，寒热，瘰疬，目视䀮䀮，疟疾。

【摘要】《百症赋》：五里、臂臑，生疬疮而能治。

【手术】此穴禁针。灸三壮至十壮。

臂臑

【解剖】此处为三角筋部，头静脉后，有回旋上转动脉、腋窝神经。

【部位】在臂外侧，去肘七寸，肩髃下三寸。

【主治】臂痛无力，寒热，瘰疬，颈项拘急。

【摘要】《百症赋》：五里、臂臑，生疬疮而能治。《千金》：治瘿气灸随年壮。

【手术】此穴宜以手举平取之。禁不可针，但灸自七壮至百壮。

肩髃

【解剖】有三角筋、回转上膊动脉、头静脉支、锁骨神经支。

【部位】在肩尖下寸许，𦙡陷中，举臂有空陷。

【主治】中风，偏风，半身不遂，肩臂筋骨酸痛，不能仰头，伤寒作热不已，劳气泄精，憔悴，四肢热，诸瘿气，瘰疬。

【摘要】此穴主泻四肢之热。《千金》：诸瘿，灸肩髃左右相对宛宛处，男左十八壮，右十七壮，女左十七壮，右十八壮[1]。《玉龙歌》：肩端红肿痛难当，寒湿相争气血狂。若向肩髃明补泻，管君多灸自安康。《天星秘诀》：手臂挛痹取肩髃。《百症赋》：肩髃、阳溪，清阴中之热极。**甄权**：唐臣狄钦患风痹，

---

〔1〕　诸瘿……右十八壮：原书作"灸瘿气须十七八壮"，有误，今改之。

手不得伸，甄权针此穴立愈。《胜玉歌》：两手酸重难执物，曲池合谷共肩髃。

【手术】灸偏风不遂，自七壮至七七壮，不可过多，多则使臂细。针六分，留六呼。

巨骨

【解剖】有三角筋、肩峰动脉支、腋下静脉支、前胸廓神经。

【部位】在肩髃上，肩胛关节前下陷中。

【主治】惊痫，吐血，胸中有瘀血，臂痛不得屈伸。

【摘要】此穴不宜针。

【手术】灸三壮至七壮。

天鼎

【解剖】有前项之不正筋，分布横肩胛动脉、锁骨上神经。

【部位】离甲状软骨（即喉结）三寸五分再下一寸，即颈筋下肩井内。

【主治】喉痹咽肿，不得食，暴瘖气哽。

【摘要】《百症赋》：天鼎、间使，失音嗫嚅而休迟。

【手术】针三分。灸三壮。

扶突

【解剖】为胸锁乳头筋部，有横颈动脉及第三颈椎神经。

【部位】去喉结（甲状软骨）三寸，天鼎上前一寸，人迎后一寸五分。

【主治】欬嗽多唾，上气喘息，喉中如水鸡声，暴瘖气哽。

【手术】仰而取之。针三分。灸三壮。

禾髎

【解剖】为上颚骨犬齿窝部，有下眼窝动脉、深部颜面静脉、下眼窝神经支之分布。

【部位】在人中旁五分，直对鼻孔下。

【主治】尸厥，口不可开，鼻疮息肉，鼻塞鼽衄。

【摘要】《灵光赋》：两鼻齆衄针禾髎。《杂病穴法歌》：衄血上星与禾髎。

【手术】针二分至三分。禁灸。

迎香

【解剖】为颜面方筋，有下眼窝动脉、深部颜面静脉及下眼窝神经。

【部位】在眼下一寸五分，禾髎斜上一寸，鼻窍外五分。

【主治】鼻塞不闻香臭，息肉，多涕有疮，鼽衄喘息不利，偏风喎斜，浮肿，风动面痒，状如虫行。

【摘要】《**玉龙歌**》：不闻香臭从何治，迎香二穴可堪攻。《**席弘赋**》：耳聋气闭听会针，迎香穴泻功如神。

【手术】针二分至三分。此穴禁灸。

手阳明大肠经图

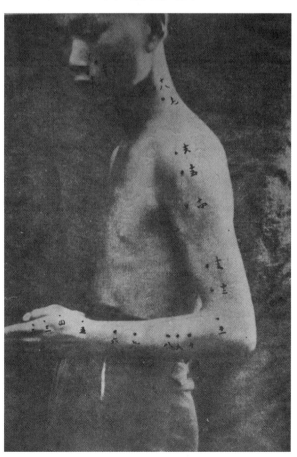

手阳明大肠经 左右各二十穴

（一）商阳 （二）二间 （三）三间 （四）合谷

（五）阳溪 （六）偏历 （七）温溜 （八）下廉

（九）上廉 （十）手三里 （十一）曲池 （十二）肘髎

（十三）五里 （十四）臂臑 （十五）肩髃 （十六）巨骨

（十七）天鼎 （十八）扶突 （十九）禾髎 （二十）迎香

附 手阳明大肠经穴歌

手阳明穴起商阳，二间三间合谷藏，阳溪偏历温溜长，下廉上廉手三里，曲池肘髎五里近，臂臑肩髃巨骨当，天鼎扶突禾髎接，鼻旁五分号迎香。

附 手阳明大肠经经穴分寸歌

商阳食指内侧边，二间寻来本节前，三间节后陷中取，合谷虎口歧骨间，阳溪腕上筋间是，偏历交叉中指端（原作"腕后三寸安"），温溜腕后去五寸，池前四寸下廉看，池前三寸上廉中，池前二寸三里逢，曲池屈肘纹头尽，肘髎大骨外廉近，大筋中央寻五里，肘上三寸行向里，臂臑肘上七寸量，肩髃肩端举臂取，巨骨肩尖端上行，天鼎扶下一寸真（原作"喉旁四寸"），扶突人迎后五寸（原作"天突旁五寸"），禾髎水沟旁五分，迎香禾髎上一寸，大肠经穴是分明。

注十三：原，脉之所过为原，原者，如水之源也。《经》曰：泻必针其原。言泻该经之气则针其原穴。考六腑之经有原，五脏之经无原穴，以俞穴作原穴。

第四节 足阳明胃经 凡四十五穴，共九十穴

头维

【解剖】为前头盖骨部，有前头筋、颞颥动脉前支、颜面神经、前额颞颥支。

【部位】在额角入发际，去神庭旁四寸五分，本神旁一寸五分，直率谷微

高些。

【主治】头风疼痛如破，目痛如脱，泪出不明。

【摘要】《玉龙歌》：眉间疼痛苦难当，攒竹沿皮刺不妨。若是眼昏皆可治，更针头维即安康。《百症赋》：泪出刺临泣、头维之处。

【手术】针三分，沿皮下针。此穴禁灸。

下关

【解剖】为下颚骨之髁[1]状突起部，有咀嚼筋、颜面神经、外颚动脉。

【部位】在客主人之下，耳前动脉之下，合口有空，张口则闭。

【主治】偏风口眼㖞斜，耳鸣耳聋，痛痒出脓，失欠牙关脱臼。

【手术】针三分，不可久留针，亦不可灸。

颊车

【解剖】为下颚骨部，有咬嚼筋、颜面神经、外颚动脉。

【部位】在耳下一寸左右，曲颊上端近前陷中。

【主治】中风牙关不开，失音不语，口眼歪斜，颊肿牙痛，不可嚼物，颈强不得回顾。

【摘要】凡口眼㖞斜者，㖞则左泻右补，斜则左补右泻。《百症赋》：颊车、地仓穴，正口㖞于片时。《玉龙歌》：口眼㖞斜最可嗟，地仓妙穴连颊车。《胜玉歌》：泻却人中及颊车，治疗中风口吐沫。《杂病穴法歌》：口禁㖞斜流涎多，地仓颊车仍可举。又：牙风面肿颊车神。

【手术】针三分。灸三壮至七七壮，炷如小麦大。

承泣

【解剖】为上颚骨部，有上唇固有举筋，下侧有半月状骨（颧骨），有下眼窠动脉、下眼窠神经。

【部位】在目下七分，与瞳子相直。

---

〔1〕 髁：原书作"颗"，有误，今改之。

【主治】冷泪出，瞳子痒，远视䀮䀮，昏夜无见，口眼㖞斜。

【摘要】此穴针灸两忌。

【手术】欲针此穴，可以针四白穴代之。

四白

【解剖】亦为上颚骨部，有下眼窠动脉、下眼窠神经。

【部位】在承泣下三分，去目一寸，直对瞳子。

【主治】头痛目眩，目赤生翳，瞤动流泪，眼眩痒，口眼㖞噼不能言。

【手术】针二分深。若深，即令人目乌色。禁灸。

巨髎

【解剖】亦为上颚骨部，有下眼窠动脉与下眼窠神经。

【部位】在四白之下，距鼻孔旁七八分之间，适在颧骨之下。

【主治】瘛疭，唇颊肿痛，口㖞，目障青盲无见，远视䀮䀮，面风鼻肿，脚气，膝胫肿痛。

【摘要】《百症赋》：胸膈停留瘀血，肾俞、巨髎宜征。

【手术】针三分。禁灸。

地仓

【解剖】此处为口轮匝部之筋，有颜面神经、三叉神经、上下口唇冠状动脉。

【部位】在口吻旁四分。

【主治】偏风口眼歪斜，牙关不开，齿痛颊肿，目不得闭，失音不语，饮食不收，水浆漏落，眼瞤动，远视䀮䀮，昏夜无见。

【摘要】《百症赋》：颊车、地仓穴，正口㖞于片时。《灵光赋》：地仓能止两流涎。《肘后歌》：虫在脏腑食肌肉，须要神针刺地仓。《杂病穴法歌》：口噤㖞斜流涎多，地仓颊车仍可举。

【手术】针三分。灸七壮至七七壮。病左治右，病右治左，艾炷宜小，过大则口反㖞，却灸承浆即愈。

大迎

【解剖】为下颚骨部，有咬嚼筋、外颚动脉、颜面神经。

【部位】在曲颔前一寸三分，居颏下。

【主治】风痉口瘖，口噤不开，唇吻瞤动，颊肿牙痛，舌强不能言，目痛不能闭，口㖞数欠，风壅面肿，寒热瘰疬。

【摘要】《百症赋》：目眩兮，颧髎、大迎。《胜玉歌》：牙腮疼紧大迎全。

【手术】针三分。灸三壮。

人迎

【解剖】当胸锁乳咀筋之内缘，有外颈动脉、上颈皮下神经、舌下神经之下行支。

【部位】在颈部大动脉应手之处，去结喉旁一寸五分。

【主治】吐逆，霍乱，胸中满，喘呼不得息，咽喉痈肿。

【手术】此穴仰而取之。针二三分，过深则杀人。禁灸。

水突

【解剖】此处亦属胸锁乳咀筋，有上颈皮神经、舌下神经之下行支、外颈动脉。

【部位】在人迎下，气舍上。

【主治】欬逆上气，咽喉痈肿，短气喘息不得卧。

【手术】仰而取之。针三分。灸三壮。

气舍

【解剖】在胸骨把柄（亦称剑柄）端之上，锁骨上窝之内面，有内乳动脉、锁骨上神经。

【部位】在人迎之直下近陷凹中，旁为天突穴。

【主治】欬逆上气，喉痹哽咽，食不下，手肿项强，不能回顾。

【手术】针三分。灸三壮。

缺盆

【解剖】是处为锁骨上窝，有阔颈筋，适当肺尖之部，有锁骨下动脉、锁骨神经。

【部位】在结喉旁横骨（锁骨）上部之陷凹中。

【主治】伤寒胸中热不已，喘急息奔，欬嗽胸满，水肿，瘰疬，缺盆中肿外溃，喉痹汗出。

【摘要】主泻胸中之热，与大杼、中府同。

【手术】针三分，过深则令人逆息。孕妇禁针。灸三壮。

气户

【解剖】是处为乳腺部，即第一肋间，有大胸筋、小胸筋、内外肋间筋、上胸动脉、胸廓神经，中包肺脏。

【部位】在锁骨下一寸，去中行璇玑旁四寸，去俞府二寸。

【主治】欬逆上气，胸背痛，支满喘急不得息，不知味。

【摘要】《席弘赋》：气上攻噎只管住，噎不住时气海灸。《百症赋》：胁肋疼痛，气户、华盖有灵。

【手术】针三分。灸三壮。仰而取之。

库房

【解剖】在第二肋间，亦有大胸筋、小胸筋、内外肋间筋、上胸动脉、胸廓神经。

【部位】在气户下一寸六分陷中。

【主治】胸胁满，欬逆上气，呼吸不利，唾脓血浊沫。

【手术】针三分。灸三壮。仰而取之。

屋翳

【解剖】在第三肋间部，有大小胸筋、内外肋间筋、上胸动脉、胸廓神经。

【部位】在库房下一寸六分陷中。

【主治】欬逆上气，唾脓血浊痰，身肿，皮肤痛，不可近衣。

【摘要】《百症赋》：至阴、屋翳，疗痒疾之疼多。

【手术】仰而取之。针三分。灸五壮。

膺窗

【解剖】此处为第四肋间，内为心脏部。

【部位】在屋翳下一寸六分，去中行四寸。

【主治】胸满短气不得卧，肠鸣注泄，乳痈寒热。

【手术】仰而取之。针三分。灸五壮。

乳中

【解剖】在第四五肋间，内为心脏部，外为前横胸筋。

【部位】适当乳之正中。此穴不可针，亦不可灸，故不注主治与手术。

乳根

【解剖】在第六肋间。

【部位】去乳中一寸六分陷中。

【主治】欬逆，膈气不下食，噎病，四厥胸痛，胸下满闷，臂痛肿，乳痛，乳痈凄惨寒痛，霍乱转筋。

【摘要】主噎食膈气，食不下。

【手术】仰而取之。针三分。灸五壮。

不容

【解剖】当肋骨下，通副胸骨线，有直腹筋、上腹动脉、肋间神经，中为胃腑。

【部位】去中行二寸，旁幽门一寸五分，旁巨阙二寸。

【主治】腹满痃癖，胸背肩胁引痛，心痛唾血，喘嗽呕吐，痰癖，腹虚鸣，不嗜食，疝瘕。

【手术】针五分。灸五壮。

承满

【解剖】通副胸骨线，有直腹筋、肋间神经、上腹动脉。

【部位】在不容下一寸，去中行二寸，对上脘。

【主治】腹胀肠鸣，胁下坚痛，上气喘急，食饮不下，肩息，膈气，唾血。

【摘要】《千金》：肠中雷鸣相逐，痢下，灸五十壮。

【手术】针三分至八分。灸五壮。

梁门

【解剖】有直腹筋、肋间神经、上腹动脉。

【部位】在承满下一寸，去中行二寸，对中脘。

【主治】胸胁积气，饮食不思，气块疼痛，大肠滑泄。

【手术】针三分至八分。灸七壮至二十一壮。孕妇禁灸。

关门

【解剖】此处为横行结肠部，有直腹筋、上腹动脉、肋间神经。

【部位】在梁门下一寸，去中行二寸，对建里。

【主治】积气胀满，肠鸣切痛，泄痢不食，挟脐急痛，痎疟振寒遗溺。

【手术】针五分至八分。灸五壮。

太乙

【解剖】此处为小肠部，有直腹筋〔1〕及下腹动脉〔2〕。

【部位】在关门下一寸，去中行二寸，对下脘。

【主治】心烦，癫狂吐舌。

【手术】针五分至八分。灸五壮。

滑肉门

【解剖】此处为小肠部，有直腹筋、下腹动脉〔2〕。

【部位】在太乙下一寸，去中行二寸，对水分。

【主治】癫疾狂走，呕逆吐血，重舌舌强。

【手术】针五分至八分。灸三壮。

---

〔1〕 直腹筋：原作"直腹"，漏字，今补上。

天枢

【解剖】此处为小肠部，有直腹筋、下腹动脉[1]。

【部位】在脐旁二寸，去膏俞一寸五分。

【主治】奔豚，泄泻，赤白痢，下痢不止，食不化，水肿腹胀，肠鸣，上气冲胸，不能久立，久积冷气，绕脐切痛，时上冲心，烦满呕吐，霍乱，寒疟不嗜食，身黄瘦；女人癥瘕，血结成块，漏下，月水不调，淋浊带下。

【摘要】此穴为手阳明大肠之募，主治肠鸣泻痢、腹痛气块、虚损劳弱，可灸之，自二七壮至百壮。**《百症赋》**：月潮违限，天枢、水泉须详。**《胜玉歌》**：肠鸣大便时泄泻，脐旁两寸灸天枢。

【手术】针五分。灸五壮至百壮。孕妇不可针。

外陵

【解剖】亦属小肠部，有直腹筋、下腹动脉。

【部位】在天枢下一寸，去中行二寸，对阴交。

【主治】腹痛，心下如悬，下引腹痛。

【手术】针三分至八分。灸五壮。

大巨

【解剖】有直腹筋、下腹动脉。

【部位】在外陵下一寸，去中行二寸，对石门。

【主治】小腹胀满，烦渴，小便难，癞疝，四肢不收，惊悸不眠。

【手术】针五分至八分。灸五壮。

水道

【解剖】有直腹筋、下腹动脉。

【部位】在大巨下一寸，去中行二寸。

---

〔1〕 下腹动脉：即"腹壁下动脉"，原书作"上腹动脉"，即"腹壁上动脉"，有误，今改之。

【主治】肩背强急酸痛，三焦膀胱肾气热结，大小便不利，疝气偏坠；妇人小腹胀，痛引阴中，月经至则腰腹胀痛，胞中瘕，子门寒。

【摘要】主三焦、膀胱、肾中热气。《百症赋》：脊强兮，水道、筋缩。

【手术】针三分半至八分半深。灸五壮。

归来

【解剖】是处为直腹筋之下部，有下腹动脉。

【部位】在水道下一寸，去中行二寸。

【主治】奔豚七疝，阴丸上缩入腹，痛引茎中；妇人血脏积冷。

【摘要】《胜玉歌》：小肠气痛归来治。

【手术】针五分至八分。灸五壮。

气冲

【解剖】为直腹筋之下部，有肠骨下腹神经、下腹动脉。

【部位】在归来下，鼠蹊上一寸。

【主治】逆气上攻，心腹胀满，不得正卧，奔豚癫疝，大肠中热，身热腹痛，阴肿茎痛，妇人月水不利，小腹痛无子，妊娠子上冲心，产难，胞衣不下。

【摘要】此穴主泻胃中之热。《千金》：治石水，灸然谷、气冲、四满、章门。《百症赋》：带下产崩，冲门、气冲宜审。注：主血多诸证，以三棱针刺此穴出血立愈。

【手术】针三分。灸七壮。

髀关

【解剖】此处为外大股筋部，内有大腿骨、股动脉、股神经。

【部位】在伏兔之上斜行向里些，去膝一尺二寸。

【主治】腰痛膝寒，足麻木不仁，黄疸痿痹，股内筋络急，小腹引喉痛。

【手术】针六分。灸三壮。

伏兔

【解剖】为外大股筋部，有股动脉关节筋支、股神经。

【部位】在膝上六寸。

【主治】脚气膝冷不得温，风痹。

【手术】此穴正跪坐而取之。针五分。禁灸。

阴市

【解剖】为外大股筋部，有股动脉关节筋支、股神经。

【部位】在膝上三寸。

【主治】腰膝寒如注水，痿痹不仁，不得屈伸，寒疝小腹痛满，少气。

【摘要】《玉龙歌》：腿足无力身立难，原因风湿致伤残，倘知二市穴能灸，步履悠然渐自安。《千金》：水肿大腹，灸随年壮。《席弘赋》：心疼手颤少海间，若要除根觅阴市。《通玄赋》：膝胻痛，阴市能治。《灵光赋》：两足拘挛觅阴市。《胜玉歌》：腿股转酸难移步，环跳风市及阴市。

【手术】此穴屈膝取之。针三分。一说不可灸。

梁丘

【解剖】有外大股筋、股动脉关节筋支、股神经。

【部位】在膝上二寸，阴市下一寸，两筋间。

【主治】脚膝痛，冷痹不仁，不可屈伸，足寒，大惊，乳肿痛。

【摘要】此穴为足阳明之郄。《神农经》：治膝痛不得屈伸。

【手术】针三分。灸三壮。

犊鼻

【解剖】为膝盖骨之外侧，有膝盖固有韧带，中通关节动脉，分布上腿皮神经、腓骨神经。

【部位】在膝眼外侧之陷凹处。

【主治】膝痛不仁，难跪起，脚气。若膝髌痈肿溃者不可治，不溃者可治。

【摘要】善治风湿邪郁之膝痛及脚气。

【手术】针三分至六分。禁灸。

三里〔1〕

【解剖】为前胫骨筋部，分布回反胫骨动脉及深腓骨神经。

【部位】在膝眼下三寸，胻骨外廉。

【主治】胃中寒，心腹胀痛，逆气上攻，脏气虚惫，胃气不足，恶闻食臭，腹痛肠鸣食不化，大便不通，腰痛膝弱，不得俯仰，小肠气。

【摘要】此穴为足阳明之所入，为合穴，主泻胃中之热，与气冲、巨虚、上下廉同。**秦承祖**：治食气水气，蛊毒痃癖，四肢肿满，膝胻酸痛，目不明。**华佗**：疗五劳七伤，羸瘦虚乏，瘀血乳痛。《**百症赋**》：中邪霍乱，寻阴谷、三里之程。《**席弘赋**》：手足上下针三里，食癖气块凭此取。又：虚喘须寻三里中。又：胃中有积刺璇玑，三里功多人不知。又：气海专能治五淋，更针三里随呼吸。又：耳内蝉鸣腰欲折，膝下明存三里穴。又：若针肩井须三里，不刺之时气未调。又：腰留胯痛急必大，便于三里攻其隘。又：脚痛膝肿针三里，悬钟二陵三阴交。又：髋骨腿疼三里泻。又：倘若膀胱气未散，更宜三里穴中寻。《**天星秘诀**》：耳鸣腰痛先五会，次针耳门三里内。又：若是胃中停宿食，后寻三里起璇玑。又：牙疼头痛兼咽痹，先刺二间后三里。又：伤寒过经不出汗，期门三里先后看。《**玉龙歌**》：寒湿脚气不可熬，先针三里及阴交，再将绝骨穴兼刺，肿痛顿时立见消。又：肝家血少目昏花，宜补肝俞力便加，更把三里频泻动，还光益血自无差。又：水病之疾最难熬，腹满虚胀不肯消，先灸水分并水道，后针三里及阴交。又：伤寒过经犹未解，须向期门穴上针，忽然气喘攻胸膈，三里泻多须用心。《**马丹阳十二诀**》：能通心腹胀，善治胃中寒，肠鸣兼泄泻，腿肿膝胻酸，伤寒羸瘦损，气蛊及诸般。《**胜玉歌**》：两膝无端肿如斗，膝眼三里艾当施。《**灵光赋**》：治气上壅足三里。《**杂病穴法歌**》：霍乱中脘可入深，三里内庭泻几许。又：泄泻肚腹诸般疾，三里内庭功无比。又：胀满中脘三里揣。又：腰连腿疼腕骨升，三里降下随拜跪。又：脚膝诸痛羡行间，三里

〔1〕三里：此处指"足三里"。

申脉金门侈。又：冷风湿痹针环跳，阳陵三里烧针尾。又：大便虚闭补支沟，泻足三里效可拟。又：小便不通阴陵泉，三里泻下溺如注。又：内伤食积针三里。又：喘急列缺足三里。

【手术】坐而垂膝取之。针五分，留七呼。灸三壮至百数十壮。

上巨虚

【解剖】为前胫骨筋部，循行前胫骨动脉。

【部位】在三里下三寸。

【主治】脏气不足，偏风脚气，腰腿手足不仁，足胫酸，骨髓冷疼，不能久立，挟脐腹痛，肠中切痛，飧泄食不化，喘息不能行，腹胁支满。

【摘要】此穴主泻胃中之热。

【手术】针三分至五分。灸三壮。举足取之（以足跟着地，足尖、足背耸起）。

条口

【解剖】有前胫骨筋、胫骨动脉、深腓骨神经。

【部位】在三里下四寸，上巨虚下一寸。

【主治】足膝麻木，寒酸肿痛，转筋湿痹，足下热，足缓不收，不能久立。

【摘要】《天星秘诀》：足缓难行先绝骨，次寻条口及冲阳。

【手术】针三分至五六分。灸三壮。举足取之。

下巨虚

【解剖】有前胫骨筋、胫骨动脉。

【部位】在三里下五寸。

【主治】胃中热，毛焦肉脱，汗不出，少气不嗜食，暴惊狂言，喉痹，面无颜色，胸胁痛，飧泄，脓血，小肠气，偏风腿酸，足不履地，热风风湿，冷痹胻肿，足跗不收，女子乳痈。

【摘要】此穴主泻胃中之热。

【手术】此穴蹲地而举足取之。针三分。灸三壮。

丰隆

【解剖】此处亦为前胫骨筋，有胫骨动脉与神经[1]。

【部位】在外踝上八寸，去本经约五分，与下廉相并，微上些。

【主治】头痛面肿，喉痹不能言，风逆，癫狂见鬼好笑，厥逆，胸痛如刺，大小便难，怠惰，腿膝酸痛，屈伸不便，腹痛肢肿，足冷寒湿。

【摘要】此穴为足阳明络，别走太阴者。《玉龙歌》：痰多须向丰隆泻。《百症赋》：强间、丰隆之际，头痛难禁。《席弘赋》：丰隆专治妇人心中痛。《肘后歌》：哮喘发来寝不得，丰隆刺入三分深。

【手术】针三分。灸三壮。

解溪

【解剖】此处为足跗关节之环状韧带部[2]，有前内髁动脉、大蔷薇神经。

【部位】在足腕上系鞋带处，去冲阳一寸半，去内庭六寸半。

【主治】风气面浮，头痛目眩，生翳，气上冲，喘欬，腹胀，癫疾，烦心，悲泣，惊瘈转筋霍乱，大便下重，股膝胻肿，又泻胃热，善饥不食，食即支满腹胀，及疗痎疟寒热。

【摘要】此穴为足阳明脉之所行，为经火。《神农经》：治腹胀脚腕痛，目眩头疼，可灸七壮。《玉龙歌》：脚背疼起丘墟穴，斜针出血即时轻，解溪再与商丘识，补泻行针要辨明。《百症赋》：惊悸怔忡，取阳交、解溪勿误。（一传气发噎将死，灸之效。）又：腹虚肿，足胫虚肿，灸之效。《肘后歌》：脉若浮洪当泻解，沉细之时补便瘳。

【手术】针三分至五分。灸五壮。

冲阳

【解剖】是处为大趾长伸筋部，有前内髁动脉与大蔷薇神经。

【部位】在足跗上五寸、足背最高之部动脉中。

---

〔1〕 神经：指腓浅神经。

〔2〕 环状韧带部：在拇长伸肌腱与趾长伸肌腱之间。

【主治】偏风面肿，口眼㖞斜，齿龋，伤寒发狂，振寒汗不出，腹坚大不嗜食，发寒热足痿跗肿，或胃疟，先寒后热，喜见日月光，得火乃快然者，于方热时针之，出血立寒。

【摘要】此穴为足阳明脉之所过，为原。此穴针之出血不止者死。《天星秘诀》：足缓难行先绝骨，次寻条口及冲阳。

【手术】针三分，留十呼。灸三壮。

陷谷

【解剖】此处为短总趾伸筋腱部，有第一骨间背动脉、趾背神经。

【部位】在次趾外本节后，去内庭二寸。

【主治】面目浮肿，及水病善噎，肠鸣腹痛，汗不出，振寒，痎疟，疝气，少腹痛。

【摘要】此穴为足阳明脉之所注，为俞木。胃脉弦者，泻此则木平而胃气自盛。《百症赋》：腹内肠鸣，下脘、陷谷能平。

【手术】针三分至五分。灸三壮。

内庭

【解剖】有短总趾伸筋、第一骨间背动脉、趾背神经。

【部位】在次趾、中趾之间，脚叉缝尽处之陷凹中。

【主治】四肢厥逆，腹满不得息，恶闻人声，振寒咽痛，齿龋口㖞，鼻衄瘾疹，赤白痢，疟不嗜食。

【摘要】此穴为足阳明脉之所流，为荥水。主疗久疟不愈，并腹胀。《玉龙歌》：小腹胀满气攻心，内庭二穴要先针。《天星秘诀》：寒疟面肿及肠鸣，先取合谷后内庭。《千金》：三里、内庭，治肚腹之病妙。《捷径》：治石蛊，又大便不通，宜泻此。《马丹阳十二诀》：能治四肢厥，喜静恶闻声，瘾疹咽喉痛，数欠及牙疼，疟疾不能食，针着即惺惺。《杂病穴法歌》：霍乱中脘可入深，三里内庭泻几许。又：泄泻肚腹诸般疾，三里内庭功无比。又：两足酸麻补太溪，仆参内庭盘根楚。

【手术】针二分至四分深，留五呼。灸三壮。

厉兑

【解剖】是处为长总趾伸筋腱附着部之外侧，分布趾背动脉、趾背神经。

【部位】在足次趾外侧爪甲角，去爪甲如韭叶。

【主治】尸厥口噤气绝，状如中恶，心腹满，水肿，热病汗不出，寒热疟，不食面肿，喉痹齿龋恶风，鼻不利，多惊，发狂，好卧足寒，膝膑肿痛。

【摘要】此穴为足阳明脉之所出，为井金穴。《百症赋》：梦魇不宁，厉兑相谐于隐白。

【手术】针一分，留一呼。灸一壮。

附　足阳明胃经穴歌

四十五穴足阳明，头维下关颊车停，承泣四白巨髎经，地仓大迎对人迎，水突气舍连缺盆，气户库房屋翳屯，膺窗乳中延乳根，不容承满梁门起，关门太乙滑肉门，天枢外陵大巨存，水道归来气冲次，髀关伏兔走阴市，梁丘犊鼻足三里，上巨虚连条口位，下巨虚跳上丰隆，解溪冲阳陷谷中，内庭厉兑经穴终。

足阳明胃经　左右各四十五穴

（一）头维	（二）下关	（三）颊车	（四）承泣	（五）四白
（六）巨髎	（七）地仓	（八）大迎	（九）人迎	（十）水突
（十一）气舍	（十二）缺盆	（十三）气户	（十四）库房	（十五）屋翳
（十六）膺窗	（十七）乳中	（十八）乳根	（十九）不容	（二十）承满
（二十一）梁门	（二十二）关门	（二十三）太乙	（二十四）滑肉门	（二十五）天枢
（二十六）外陵	（二十七）大巨	（二十八）水道	（二十九）归来	（三十）气冲
（三十一）髀关	（三十二）伏兔	（三十三）阴市	（三十四）梁丘	（三十五）犊鼻
（三十六）三里	（三十七）上巨虚	（三十八）条口	（三十九）下巨虚	（四十）丰隆
（四十一）解溪	（四十二）冲阳	（四十三）陷谷	（四十四）内庭	（四十五）厉兑

足阳明胃经图

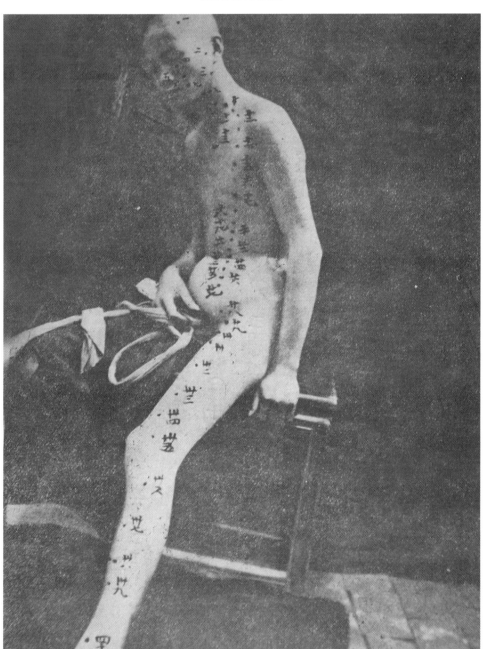

附　足阳明胃经经穴分寸歌

胃之经兮起头维，神庭旁间四五寻，下关耳前动脉经，颊车耳下曲颊陷，承泣目下七分中，四白目下一寸从，巨髎鼻孔旁八分，地仓侠吻四分近，大迎颔前寸三分，人迎喉旁寸五真，水突筋前迎下在，气舍突下穴相乘，缺盆舍外横骨内（原作"舍下"），相去中行四寸明，气户璇玑旁四寸，至乳六寸又四分，库房屋翳膺窗近，乳中正在乳头心，次有乳根出乳下，各一寸六不相侵，却去中行须四寸，以前穴道与君陈，不容巨阙旁二寸，却近幽门寸五新，其下承满与梁门，关门太乙滑肉门，上下一寸无多少，共去中行二寸寻，天枢脐旁二寸间，枢下一寸外陵安，枢下二寸大巨穴，枢下三寸水道全，水下一寸归来好，气冲归来下一寸，共去中行二寸边，髀关膝上有尺二，伏兔膝上六寸是，阴市膝上方三寸，梁丘膝上二寸记，膝髌陷中犊鼻存，膝下三寸三里至，膝下六寸上廉穴，膝下七寸条口位，膝下八寸下廉看，下廉之旁丰隆系（原作"膝下九寸"），却足踝上八寸量，解溪跗上系鞋处，冲阳跗上五寸唤，陷谷庭后二寸间，内庭次趾外间陷，厉兑大次趾外端。

第五节　足太阴脾经 凡二十一穴，共四十二穴

隐白
【解剖】有足背动脉、浅腓骨神经。
【部位】在大趾内侧端，去爪甲角如韭叶。
【主治】腹胀喘满不得卧，呕吐食不下，胸中痛，烦热，暴泄，衄血，尸厥不识人，足寒不得温；妇人月事过时不止；小儿客忤惊风。
【摘要】此穴为足太阴脉之所出，为井木。妇人月事过时不止，针之立愈。《百症赋》：梦魇不宁，厉兑相谐于隐白。《杂病穴法歌》：尸厥百会一穴美，更针隐白效昭昭。
【手术】针一分，留三呼。禁灸。

大都
【解剖】有足背动脉、深在腓骨神经。

【部位】在大趾内侧本节前、第二节后，骨缝白肉际陷中。

【主治】热病汗不出，不得卧，身重骨痛，伤寒手足逆冷，腹满呕吐，闷乱，腰痛不可俯仰，四肢肿痛。

【摘要】此穴为足太阴脉之所流，为荥火，凡妇人孕后或新产未及三月不宜灸。《千金》：治大便难，灸如年壮（每一岁一壮）。霍乱下泻不止，灸七壮。《席弘赋》：气滞腰疼不能立，横骨大都宜救急。《百症赋》：热病汗不出，大都更接于经渠。《肘后歌》：腰腿疼痛十年春，应针不了便惺惺，大都引气探根本，服药寻方枉费金。

【手术】针三分，留七呼。灸三壮。

太白

【解剖】在第一趾骨之第二节后部，与第一蹠骨之间，有当长伸拇筋、足背动脉、腓骨神经。

【部位】在大趾本节后，其内侧有如梅核之骨（孤拐），骨下之陷凹处赤白肉际即是。

【主治】身热烦满，腹胀食不化，呕吐泻痢脓血，腰痛，大便难，气逆，霍乱腹中切痛，肠鸣，膝股胻酸，转筋身重骨痛。

【摘要】此穴为足太阴之所注，为俞土。《玉龙歌》：痔漏之疾亦可憎，表里急重最难禁，或痛或痒或下血，二白穴在掌中寻。《通玄赋》：太白一穴能宣通于气冲。

【手术】针二分至四分深，留七呼。灸三壮。

公孙

【解剖】有长伸拇筋、足背动脉、腓骨神经。

【部位】在大趾本节后一寸，即孤拐后赤白肉际。

【主治】寒疟不食，痫气好太息，多寒热，汗出喜呕，卒面肿，心烦多饮，胆虚腹虚，水肿腹胀如鼓，脾冷胃痛。

【摘要】此穴为足太阴[1]之络，别走阳明者，又为八法穴之一。《神农

〔1〕足太阴：原书作"足太阳"，有误，今改之。

经》：治腹胀心疼，灸七壮。《**席弘赋**》：肚疼须是公孙妙。《**标幽赋**》：脾冷胃疼，泻公孙而立愈。《**杂病穴法歌**》：腹痛公孙内关尔。又：心胸痞满阴陵泉。

【手术】针四分。灸三壮。

商丘

【解剖】为前胫骨之筋腱部，有后内踝动脉及神经。

【部位】在内踝骨下微前陷凹中。

【主治】胃脘痛，腹胀肠鸣，不便，脾虚，令人不乐，身寒善太息，心悲气逆，喘呕，舌强，脾积痞气，黄疸寒疟，体重肢节痛，怠惰嗜卧，黄疸，痔疾，阴股内痛，狐疝走引，小腹疼痛，不可俯仰。

【摘要】此穴为足太阴脉之所行，为经金。《**神农经**》：治脾虚腹胀，胃脘痛，灸七壮。《**玉龙歌**》：脚背疼起丘墟穴，斜针出血即时轻，解溪再与商丘识，补泻行针要辨明。《**百症赋**》：商丘痔瘤而最良。《**胜玉歌**》：脚背痛时商丘刺。

【手术】针三分，留七呼。灸三壮。

三阴交

【解剖】为长总趾屈筋之下部，有后胫骨动脉之分支及神经〔1〕。

【部位】在内踝上〔2〕三寸。

【主治】脾胃虚弱心腹胀满，不思饮食，脾病身重，四肢不举，飧泄血痢，疝癖，脐下痛不可忍，中风卒厥、不省人事，膝内廉痛，足痿不行。

【摘要】此穴为足太阴、厥阴、少阴之会。凡女人难产，月水不禁，赤白带下，先泻后补；小肠疝气，偏坠，木肾肿痛，小便不通，浑身浮肿，先补后泻。《**玉龙歌**》：寒湿脚气不可熬，先针三里及阴交。《**百症赋**》：针三阴于气海，专司白浊久遗精。《**席弘赋**》：冷嗽先宜补合谷，却须针泻三阴交。又：脚痛膝肿针三里，悬钟二陵三阴交。又：小肠气撮痛连脐，速泻阴交莫再迟。《**天星秘诀**》：脾病血气先合谷，后针三阴交莫迟。又：胸膈痞满先阴交，针到承山

---

〔1〕 神经：指小腿内侧皮神经。

〔2〕 内踝上：原书作"内踝上除踝"，有误，今改之。

饮食喜。《**乾坤生意**》：三阴交兼大敦，治小肠疝气。《**杂病穴法歌**》：舌裂出血寻内关，太冲阴交走上部。又：冷嗽只宜补合谷，三阴交泻即时住。又：呕噎阴交不可饶。又：死胎阴交不可缓。

【手术】针三分，留七呼。灸三壮。妊娠不可针。昔有宋太子善医术，逢一妊妇，诊曰：是一女。徐文伯诊曰：此一男一女也。太子性急，欲剖视之。文伯曰：臣请针之。泻足三阴交，补手合谷，应针而落，果如文伯之言。

漏谷

【解剖】为比目鱼筋部，即腓肠筋之内端，有胫骨动脉支、胫骨神经。

【部位】在三阴交上三寸、内踝上六寸，骨下陷中。

【主治】膝痹，脚冷不仁，肠鸣腹胀，疝癖冷气，小腹痛，饮食不为肌肤，小便不利，失精。

【手术】针三分。禁灸。

地机

【解剖】为腓肠筋内端，有胫骨动脉支、胫骨神经。

【部位】在膝下五寸内侧。

【主治】腰痛不可俯仰，溏泄腹胀水肿，不嗜食，精不足，小便不利，足痹痛，女子癥瘕。

【摘要】此穴为足太阴之郄。《**百症赋**》：妇人经事改常，自有地机血海。

【手术】针三分。灸三壮。伸足取之。

阴陵泉

【解剖】居腓骨头之下，即二头股筋之连附处，有反回胫骨动脉及外腓肠皮下神经、浅在腓骨神经。

【部位】在膝下内辅骨下陷中，与阳陵泉相对，去膝横开一寸余。

【主治】霍乱寒热，胸中热，不嗜食，喘逆不得卧，疝瘕腹中寒，胁下满，水胀腹坚，腰痛不可俯仰，阴痛气淋遗精，小便不利，遗尿泄泻，足膝红肿。

【摘要】此穴为足太阴之所入，为合穴。《**神农经**》：治小便不通、疝瘕，

47

可灸七壮。《**千金**》：小便不禁，针五分，灸随年壮。又：水肿不得卧，灸百壮。《**玉龙歌**》：膝盖红肿鹤膝风，阳陵二穴亦可攻，阴陵针透尤收效。《**太乙歌**》：肠中切痛阴陵调。《**席弘赋**》：阴陵泉治心胸满。又：脚痛膝肿针三里，悬钟二陵三阴交。《**百症赋**》：阴陵、水分，治水肿之脐盈。《**天星秘诀**》：如是小肠连脐痛，先刺阴陵后涌泉。《**通玄赋**》：阴陵能开通水道。《**杂病穴法歌**》：小便不通阴陵泉，三里泻下溺如注。

【手术】此穴针五分，留七呼。灸三壮。伸足取之。

血海

【解剖】为内大股筋下部，有上膝关节动脉及股神经。

【部位】在膝髌上二寸，膝之内侧，白肉际。

【主治】女子崩中漏下，月事不调，带下逆气腹胀。又：主肾脏风，两腿疮痒，湿不可当。

【摘要】《**百症赋**》：妇人经事改常，自有地机血海。又：疝癖兮，冲门、血海强。《**灵光赋**》：气海血海疗五淋。《**胜玉歌**》：热疮臁内年年发，血海寻来可治之。《**杂病穴法歌**》：五淋血海通男妇。

【手术】针五分。灸五壮。

箕门

【解剖】此处为内大股筋部分，股上膝关节动脉及股神经。

【部位】在内股，去血海六寸，动脉应手。

【主治】五淋，小便不通，遗溺，鼠鼷肿痛。

【手术】针三分。灸三壮。一说此穴禁针。

冲门

【解剖】占耻骨地平支之直上，中斜内为直肠，有下腹动脉之耻骨支、下腹神经。

【部位】在曲骨（耻骨缝际）旁三半寸，去中行三寸半。

【主治】中寒积聚，淫泺阴疝，妊娠冲心难乳。

【摘要】带下产崩，冲门气冲宜审。又：疝癖兮，冲门血海强。

【手术】针七分。灸五壮。

府舍

【解剖】为内斜腹筋之下部，分布下腹动脉之耻骨支与肠骨下腹神经。

【部位】在腹结下三寸，去中行三寸半。

【主治】疝癖腹胁满痛，上下抢心，积聚痹痛，厥气霍乱。

【手术】针七分。灸五壮。

腹结

【解剖】有内逆腹筋、下腹动脉、肠骨下腹神经。

【部位】在大横下一寸三分。

【主治】欬逆，绕脐腹痛，中寒，泻痢心痛。

【手术】针五分。灸五壮。

大横

【解剖】为内外斜腹筋部，中藏小肠，有下腹动脉、肋间神经支、肠骨下腹神经。

【部位】去中行四寸，与脐相平。

【主治】大风逆气，四肢不举，多寒，善悲。

【摘要】《百症赋》：反张悲哭，仗天冲、大横须精。

【手术】针三分至七分。灸三壮。

腹哀

【解剖】有内外斜腹筋、上腹动脉、肋间神经支、肠骨下腹神经。

【部位】在中脘旁四寸微下些，大横上三寸半。

【主治】寒中食不化，大便脓血，腹痛。

【手术】针三分至七分。灸五壮。

食窦

【解剖】在第五肋间部，当胃之上，有大胸筋、内外肋间筋、长门动脉、肋间动脉、前胸神经。

【部位】去中庭五寸，在第五肋间部。

【主治】胸胁支满，欬吐逆气，饮不下，膈有水声。

【手术】针四分。灸五壮。举臂取之。

天溪

【解剖】在第四肋间部，有大胸筋、胸动脉、前胸神经。

【部位】在第四肋间部，去中行六寸，乳头旁二寸。

【主治】胸满喘逆，上气喉中作声，妇人乳肿贲痛。

【手术】针四分。灸五壮。仰而取之。

胸乡

【解剖】在第三肋间部，有大胸筋、长胸动脉、长胸神经。

【部位】在第三肋间，天溪上一寸六分。

【主治】胸胁支满，引背痛，不得卧，转侧。

【手术】针四分。灸五壮。仰而取之。

周荣

【解剖】在第二肋间部，有大胸筋、长胸动脉、前胸廓神经。

【部位】在胸乡上一寸六分，中府下一寸六分。

【主治】胸满不得俯仰，欬逆食不下。

【手术】针四分。灸五壮，仰而取之。

大包

【解剖】在第九肋间部，有外斜腹筋、上腹动脉、长胸神经。

【部位】腋窝下六寸、渊腋下三寸，出九肋间。

【主治】胸中喘痛，腹有大气不得息，实则身尽痛，虚则背节尽皆纵。

【摘要】此穴为脾之大络，四肢百节皆纵者补之。

【手术】针三分。灸三壮。

足太阴脾经图

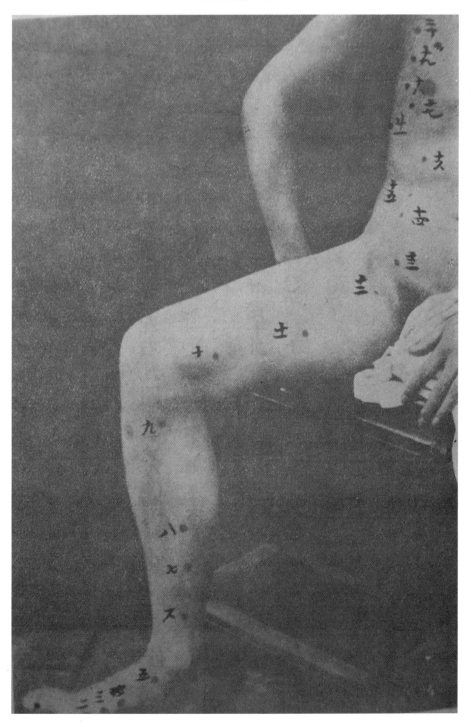

足太阴脾经　左右各二十一穴

（一）隐白　　（二）大都　　（三）太白　　（四）公孙　　（五）商丘

（六）三阴交　（七）漏谷　　（八）地机　　（九）阴陵泉　（十）血海

（十一）箕门　（十二）冲门　（十三）府舍　（十四）腹结　（十五）大横

（十六）腹哀　（十七）食窦　（十八）天溪　（十九）胸乡　（二十）周荣

（二十一）大包

附　足太阴脾经穴歌

　　二十一穴脾中州，隐白在足大趾头，大都太白公孙盛，商丘三阴交可求，漏谷地机阴陵穴，血海箕门冲门开，府舍腹结大横排，腹哀食窦连天溪，胸乡周荣大包随。

附　足太阴脾经经穴分寸歌

　　大趾内侧端隐白，节前陷中求大都（原作"节后"），太白白核白肉际，节后一寸公孙呼，商丘踝前陷中逢（原作"内踝微前陷"），踝上三寸三阴交，踝上六寸漏谷是，膝下五寸地机朝，膝下内侧阴陵泉，血海膝髌上内廉（上二寸），箕门穴在鱼腹取，动脉应手越筋间，冲门横滑两端同，去腹中行三寸半，冲上七分府舍求，舍上三寸腹结算，结上寸三是大横，却与脐平莫胡乱，中脘之旁四寸取，便是腹哀分一段，中庭旁五食窦穴，膻中去六是天溪，再上寸六胸乡穴，周荣相去亦同然，大包腋下有六寸，渊腋之下三寸悬[1]。

第六节　手少阴心经凡九穴，共十八穴

极泉

【解剖】在大胸筋之上膊下部，与三角筋之境界间，有腋下动脉、静脉，中膊皮下神经，尺骨神经。

---

　　[1] 悬：原书作"绊"，有误，今改之。

【部位】在腋窝内两筋间，横直天府三寸，微高于天府八分。

【主治】心胁满痛，肘臂厥寒，四肢不收，干呕烦渴，目黄。

【手术】针三分。灸七壮。

青灵

【解剖】在肘上三头膊筋近旁，为重要静脉之一部及腋窝动脉支、正中神经。

【部位】在肘上三寸。

【主治】头痛目黄，振寒胁痛，肩臂不举。

【手术】此穴禁针。灸三壮。屈肘举臂取之。

少海

【解剖】在二头膊筋之筋腱旁，有尺骨副动脉与静脉、中膊皮中神经与正中神经。

【部位】在肘内廉，去肘端五分陷下。

【主治】寒热刺痛，目眩发狂，癫痫羊鸣，呕吐涎沫，项不得回，头风疼痛，气逆，瘰疬，肘臂腋胁痛挛不举。

【摘要】此穴为手少阴之所入，为合水。《**席弘赋**》：心疼手颤少海间，若要除根觅阴市。《**百症赋**》：两臂顽麻，少海就傍于三里（手）。《**杂病穴法歌**》：心痛肘颤少海求。《**胜玉歌**》：瘰疬少海天井边。

【手术】针三分。不宜灸。屈肘向头取之。

灵道

【解剖】为内尺骨筋部，有中静脉、尺骨动脉、中膊皮下神经、尺骨神经。

【部位】在掌后一寸五分。

【主治】心痛悲恐，干喘，瘈疭，肘挛，暴瘖不能言。

【摘要】此穴为手少阴脉之所行，为经金，主治心痛。《**肘后歌**》：骨寒髓冷火来烧，灵道妙穴分明记。

【手术】针三分。灸五壮。

通里

【解剖】为内尺骨筋部，有尺骨动脉、中膊皮下神经、尺骨神经。

【部位】在腕侧后一寸，灵道下半寸陷中。

【主治】热病头痛，目眩面热，无汗懊侬，暴瘖心悸，悲恐畏人，喉痹，苦呕，虚损数欠，少气遗溺，肘臂肿痛，妇人经血过多，崩漏。

【摘要】此穴为手少阴络，别走太阳者。《神农经》：治目眩头疼，可灸七壮。《玉龙歌》：连日虚烦面赤妆，心中惊悸亦难当，若须通里穴寻得，一用金针体便康。《百症赋》：倦言嗜卧，往通里、大钟而明。《马丹阳十二诀》：欲言声不出，懊侬及怔忡，实则四肢重，头腮面颊红，虚则不能食，暴瘖面无容。

【手术】针三分。灸三壮。

阴郄

【解剖】有尺骨动脉、中膊皮下神经、尺骨神经。

【部位】在通里下半寸，去腕五分。

【主治】鼻衄吐血，失音不能言，霍乱胸中满，洒淅恶寒，厥逆，惊恐心痛。

【摘要】此穴为手少阴郄。《百症赋》：寒栗恶寒，二间疏通阴郄暗。又：阴郄、后溪，治盗汗之多出。《标幽赋》：泻阴郄止盗汗。

【手术】针三分。灸三壮。

神门

【解剖】在豌豆骨之下，有深掌侧动脉与中静脉、尺骨神经。

【部位】在掌后锐骨（豌豆骨）之端陷中，阴郄下五分。

【主治】疟疾心烦，欲得冷饮，恶寒则欲就温，咽干不嗜食，惊悸心痛，少气身热，面赤发狂，喜笑上气，呕血吐血，遗溺失音，健忘，心积伏梁，大人小儿五痫证，手臂挛掣。

【摘要】此穴为手少阴之脉所注，为俞土。《百症赋》：发狂奔走，上脘同起于神门。《玉龙歌》：痴呆之症不堪亲，不识尊卑枉骂人，神门独治痴呆病。

《杂病穴法歌》：神门专治心痴呆。**《胜玉歌》**：后溪鸠尾及神门，治疗五痫立便瘥。

【手术】针三分。灸三壮。

少府[1]

【解剖】有指掌动脉与尺骨神经指掌支。

【部位】在手小指本节后，骨缝陷中，直劳宫。

【主治】痎疟久不愈，振寒烦满，少气胸中痛，悲恐畏人，臂酸肘腋挛急，阴挺出，阴痒，阴痛遗尿，偏坠，小便不利。

【摘要】此穴为手少阴脉之所流，为荥火。主治心胸痛。**《肘后歌》**：心胸有病少府泻。

【手术】针二分。灸三壮。

少冲

【解剖】有指掌动脉与尺骨神经之指掌支。

【部位】在小指内廉之端，去爪甲角如韭叶许。

【主治】热病烦满，上气，心火炎上，眼赤血少，呕吐血沫及心痛，冷痰，少气悲恐，善惊口热，咽酸，胸胁痛，乍寒乍热，臑臂内后廉痛，手挛不伸。

【摘要】此穴为手少阴脉之所出，为井木。**《百症赋》**：发热仗少冲、曲池之津。**《玉龙歌》**：胆寒心虚病如何，少冲二穴最功多。凡初中风猝倒，暴昏沉，痰涎壅盛，不省人事，牙关紧闭，水药不下，亟以三棱针刺少商、商阳、中冲、关冲、少冲、少泽，以疏通气血，乃起死回生之妙穴。

【手术】针一分。灸二壮。

附　手少阴心经穴歌

九穴午时手少阴，极泉青灵少海深，灵道通里阴郄遂，神门少冲少府寻。

---

〔1〕 少府：原书作"府少"，有误，今改之。

手少阴心经图

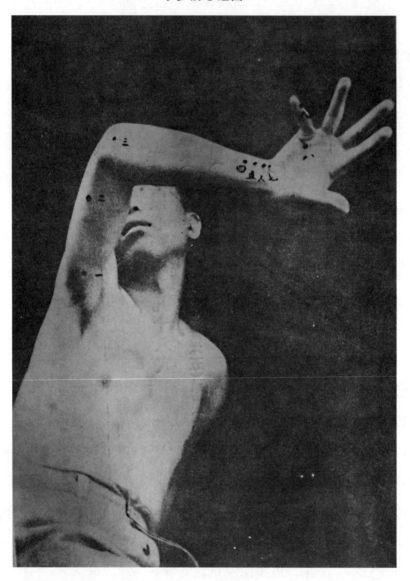

手少阴心经　　左右各九穴

（一）极泉　　　　（二）青灵　　　　（三）少海　　　　（四）灵道　　　　（五）通里

（六）阴郄　　　　（七）神门　　　　（八）少府　　　　（九）少冲

附　手少阴心经经穴分寸歌

少阴心起极泉中，腋下筋间动引胸，青灵肘上三寸觅，少海肘后五分充，灵道掌后一寸半，通里腕后一寸同，阴郄去腕五分的，神门掌后锐骨逢，少府小指本节末，小指内侧是少冲。

第七节　手太阳小肠经凡十九穴，共三十八穴

少泽

【解剖】在手小指尖，有指背动脉、尺骨神经之分支。

【部位】在小指端甲侧，去爪甲角如韭叶。

【主治】痎疟寒热，汗不出，喉痹舌强，心烦咳嗽，瘈疭臂痛，项痛不可回顾，目生翳，及疗妇人无乳。

【摘要】此穴为手太阳脉所出，为井。《千金》：治耳聋不得眠，补之。《玉龙歌》：妇人吹乳痛难消，吐血风痰稠似胶，少泽穴内明补泻。《百症赋》：攀睛攻肝俞、少泽之所。《灵光赋》：少泽应除心下寒。注：凡初中风，暴卒、昏沉、痰涎壅盛、不省人事，急以三棱针刺少商、商阳、中冲、少冲、少泽出血，使气血流通，乃起死回生救急之妙穴。《杂病穴法歌》：心痛翻胃刺劳宫，寒者少泽细手指。

【手术】针一分，留三呼。灸一壮。

前谷

【解剖】有外转小指筋、指背动脉、尺骨神经支。

【部位】在小指外侧本节前之陷凹处。

【主治】热病汗不出，痎疟，癫疾，耳鸣喉痹，颈项颊肿引耳后，咳嗽，目翳，鼻塞，吐乳，臂痛不举，妇人乳痈。

【摘要】此穴为手太阳脉之所流，为荥水。主治热病无汗，补之。

【手术】针一分。灸一壮。

后溪

【解剖】此处为外转小指筋，有重要静脉、指背动脉、尺骨神经支。

【部位】在小指外侧本节后陷中，第五掌骨之前外端。

【主治】痎疟寒热，目翳，鼻衄，耳聋胸满，项强，癫痫，臂挛急，五指尽痛。

【摘要】此穴为手太阳所注，为俞木。《神农经》：治项颈不得回顾，髀寒寸疼，灸七壮。《玉龙歌》：时行疟疾最难禁，穴法由来未审明，若把后溪穴寻得，多加艾火即时轻。《兰江赋》：后溪专治督脉病，癫狂此穴治还轻。《百症赋》：阴郄、后溪，治盗汗之多出。又：后溪、环跳，腿疼刺而即轻。又：治疸消黄，谐后溪、劳宫而看。《通玄赋》：痫发癫狂兮，凭后溪而疗理。《千金》：后溪、列缺，治胸项之痛。《肘后歌》：胁肋腿痛后溪妙。《胜玉歌》：后溪鸠尾及神门，治疗五痫立便瘥。

【手术】针三分，留二呼。灸一壮。握拳取之，适当掌尖。

腕骨

【解剖】此处为小指外转筋，有腕骨背侧动脉与静脉、尺骨神经。

【部位】在豌豆骨侧之旁侧，即手外侧腕前起骨下陷中。

【主治】热病汗不出，胁下痛不得息，颈项肿，寒热耳鸣，目出冷泪生翳，狂惕偏枯，臂肘不得屈伸，疟疾烦闷，头痛，惊风瘈疭，五指掣挛。

【摘要】此穴为手太阳脉之所过，为原。《通玄赋》：固知腕骨祛黄。《玉龙歌》：腕中无力痛艰难，握物难移体不安。腕骨一针虽见效，莫将补泻等闲看。又：脾家之症有多般，致成翻胃吐食难。黄疸亦须寻腕骨，金针必定夺中腕。《杂病穴法歌》：腰连腿疼腕骨升，三里降下随拜跪。

【手术】针二分，留三呼。灸三壮。握掌向内取之。

阳谷

【解剖】有回前方筋、深屈指筋、腕骨背侧动脉、内膊皮下神经、尺骨神经。

【部位】在手腕侧之两髁间，去腕骨穴一寸二分，即手外侧腕中锐骨之下陷中。

【主治】癫疾发狂，妄言左右顾，热病汗不出，胁痛项肿，寒热耳聋耳鸣，齿痛臂不举，小儿瘛疭舌强。

【摘要】此穴为手太阳脉之所行，为经火。《**百症赋**》：阳谷、侠溪，颔肿口噤并治。

【手术】针二分，留三呼。灸三壮。

养老

【解剖】当外尺骨筋腱之侧，有尺骨动脉之背支及尺骨神经。

【部位】去阳谷斜向外，腕后一寸，手踝骨上。

【主治】肩臂酸疼，肩欲折，臂如拔，手不能自上下，目视不明。

【摘要】此穴为手太阳郄。《**百症赋**》：目觉䀮䀮，急取养老、天柱。注：疗腰重痛不可转侧，起坐艰难及筋挛脚痹，不可屈伸。

【手术】此穴宜屈手取之，则骨开而孔露。针二分至三分。灸三壮。

支正

【解剖】此处为总指伸筋，歧出前膊骨间动脉之分支。

【部位】去腕后五寸。

【主治】五劳癫狂，惊风寒热，颔肿项强，头痛目眩，风虚惊恐悲愁，腰背酸，四肢乏力，肘臂不能屈伸，指痛不能握。

【摘要】此穴为手太阳之络脉，别走少阴者。《**百症赋**》：目眩兮，支正、飞扬。

【手术】针三分。灸三壮。

小海

【解剖】在三头膊筋间，有下尺骨副动脉、桡骨神经支。

【部位】在尺骨鹰嘴突起之上端，去肘尖五分陷中，即肘内侧大骨外，去肘端五分。

【主治】肘臂肩臑颈项痛，寒热齿根肿痛，风眩，疡肿，小腹痛，五痫瘛疭。

【摘要】此穴为手太阳脉所入，为合土。主肘臂痛。

【手术】以手屈肘向头取之。针三分。灸三壮。

肩贞

【解剖】有小圆筋、回旋肩胛动脉、腋下神经、肩胛上神经。

【部位】在肩峰突起后侧之下，去脊横开八寸，下直腋缝。

【主治】伤寒寒热，颔肿，耳鸣耳聋，缺盆肩中热痛，风痹手足不举。

【手术】针五分。灸三壮。

臑俞

【解剖】有肩胛骨棘下筋、横肩胛动脉、肩胛上神经。

【部位】肩贞上一寸，横外开八分。

【主治】臂酸无力，肩痛引胛，寒热气肿酸痛。

【摘要】此穴为手太阳、阳维、阳跷三脉之会。

【手术】针五分至八分。灸三壮〔1〕。举臂取之。

天宗

【解剖】有僧帽筋、肩胛骨棘下筋、肩胛动脉与神经。

【部位】在肩贞斜上一寸七分，横内开一寸。

【主治】肩臂酸疼，肩外后廉痛，颊颔肿。

【手术】针五分至八分深。灸三壮。

秉风

【解剖】有僧帽筋、肩胛骨动脉与神经。

【部位】在肩上小髃后，举臂有空。

【主治】肩痛不可举。

【手术】针五分。

曲垣

【解剖】有僧帽筋、肩胛横举筋、颈动脉、肩胛骨神经。

---

〔1〕 灸三壮：原书作"针三壮"，有误，改之。

【部位】在肩之中央，曲胛陷中，按之应手痛。

【主治】肩臂热痛，拘急周痹。

【手术】针五分。灸十壮。

肩外俞

【解剖】有僧帽筋、肩胛横举筋、肩胛神经、颈动脉。

【部位】在肩胛上廉，去脊三寸。

【主治】肩胛痛，发寒热引项挛急，周痹寒至肘。

【手术】针五分。灸三壮。

肩中俞

【解剖】有小方棱筋、肩胛动脉、肩胛神经。

【部位】在肩外俞斜上五分，去脊二寸，大椎旁。

【主治】咳嗽上气，吐血寒热，目视不明。

【手术】针三分。灸十壮。

天窗

【解剖】此处当胸锁乳头筋之前，有内外颈之两动脉、中颈皮下神经。

【部位】在耳下二寸，大筋间，即曲颊下扶突后动脉中。

【主治】颈瘿肿痛，肩胛引项不得回顾，颊肿，齿噤，耳聋，喉痛，暴瘖。

【手术】针三分。灸三壮。

天容

【解剖】有耳下腺、内颚动脉、颈静脉、颜面神经。

【部位】在耳下，颊车后二寸颈筋间。

【主治】瘿气，颈肿不可回顾，不能言，齿噤耳鸣，耳聋喉痹，咽中如梗，寒热胸满，呕逆吐沫。

【手术】针五分至八分。灸三壮。

颧髎

【解剖】此处有下眼窝动脉、三叉神经第二支之下眼窝神经。

【部位】在面鸠骨下廉锐骨端，即颧骨下陷凹处。

【主治】口喎，面赤，目黄，眼睊不止，颊肿齿痛。

【摘要】《**百症赋**》：目眩兮，颧髎、大迎。

【手术】针三分。禁灸。

手太阳小肠经图

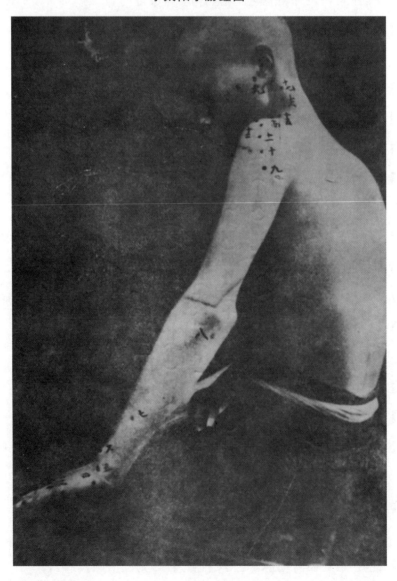

手太阳小肠经 左右各十九穴

（一）少泽	（二）前谷	（三）后溪	（四）腕骨	（五）阳谷
（六）养老	（七）支正	（八）小海	（九）肩贞	（十）臑俞
（十一）天宗	（十二）秉风	（十三）曲垣	（十四）肩外俞	（十五）肩中俞
（十六）天窗	（十七）天容	（十八）颧髎	（十九）听宫	

听宫

【解剖】此处为咀嚼筋，有上颚动脉、颜面神经。

【部位】在耳前珠子旁。

【主治】失音癫疾，心腹痛，耳内蝉鸣耳聋。

【摘要】《百症赋》：听宫、脾俞，祛尽心下之悲凄。

【手术】针三分。灸三壮。

附 手太阳小肠经穴歌

手太阳穴一十九，少泽前谷后溪薮，腕骨阳谷养老绳，支正小海外辅肘，肩贞臑俞接天宗，髎外秉风曲垣首，肩外俞连肩中俞，天窗乃与天容偶，锐骨之端上颧髎，听宫耳前珠上走。

附 手太阳小肠经经穴分寸歌

小指端外为少泽，前谷外侧节前觅，节后捏拳取后溪，腕骨腕前骨陷侧，锐骨下陷阳谷讨，腕后锐上觅养老，支正腕后五寸量，小海肘端五分好，肩贞胛下两筋解，臑俞大骨下陷保，天宗秉风后骨中，秉风髎外举有空，曲垣肩中曲胛陷，外俞去脊三寸从，中俞二寸大椎旁，天窗扶突后陷详，天容耳下曲颊后，颧髎面鸠锐端量，听宫耳中大如菽，此为小肠手太阳。

第八节　足太阳膀胱经凡六十七穴，共百三十四穴

睛明

【解剖】为前头骨鼻上棘部，有鼻翼与上唇举筋、鼻背动脉、滑车神经。

【部位】在目内眦角外一分宛宛中。

【主治】目痛视不明，迎风流泪，胬肉攀睛，白翳，眦痒疳眼，头痛目眩。

【摘要】此穴为手足太阳、足阳明、阴跷、阳跷五脉之会，凡治雀目者，可久留针而速出之。《百症赋》：雀目肝气，睛明、行间而须推。《灵光赋》：睛明治眼胬肉攀。《席弘赋》：睛明治眼未效时，合谷光明安可缺。

【手术】针一分半。不可灸。

攒竹

【解剖】此处为前头骨部，有眉头筋、前额动脉及前额神经。

【部位】在眉头之陷凹中。

【主治】目视𥉂𥉂，泪出目眩，瞳子痒，眼中赤痛，腮脸眴动不得卧，烦热面痛。

【摘要】《玉龙歌》：眉间疼痛苦难当，攒竹沿皮刺不妨。若是眼昏皆可治，更针头维即安康。《通玄赋》：脑昏目赤，泻攒竹以便宜。《胜玉歌》：目内红肿苦皱眉，丝竹攒竹亦堪医。《百症赋》：目中漠漠，即寻攒竹三间。

【手术】针一分至三分。禁灸。

眉冲

【解剖】有前头筋、前额动脉、颜面神经之颞颥支。

【部位】在攒竹直上，入发际五分，去神庭旁五分。

【主治】头痛，目眩，目重，鼻塞不闻香臭。

【手术】针二分。灸三壮。

曲差

【解剖】为前头额骨部，有前头筋、前额动脉、颜面神经之颞颥支。

【部位】在眉头直上入发际约五分，去神庭旁一寸五分。

【主治】目不明，头痛鼻塞，鼽衄臭涕，顶巅痛，心烦身热，汗不出。

【手术】针二分。灸三壮。

五处

【解剖】有前头筋、前额动脉、额神经。

【部位】在曲差后五分，上星旁一寸五分。

【主治】脊强反折，瘈疭癫疾，头痛戴眼，眩晕，目视不明。

【手术】针二三分。禁灸。

承光

【解剖】为帽状腱膜部，有颅顶骨、颞颥动脉、颞颥神经。

【部位】在五处后一寸五分。

【主治】头风，风眩呕吐，心烦，鼻塞不利，目翳口㖞。

【手术】针二三分。禁灸。

通天

【解剖】为后头筋之上部，有颅顶骨、颞颥动脉、大后头神经。

【部位】在承光后一寸五分。

【主治】头旋项痛，不能转侧，鼻塞偏风，口㖞衄血，头重耳鸣，狂走瘈疭，恍惚，目青盲内障。

【摘要】《**百症赋**》：通天去鼻内无闻之苦。《**千金**》：瘿气面肿灸五十壮。

【手术】针三分。灸三壮。

络却

【解剖】此处为后头骨部，有后头筋、后头动脉、大后头神经。

【部位】在通天后一寸五分。

【主治】头旋口㖞，鼻塞，项肿瘿瘤，内障，耳鸣。

近代中医药大师
名著精选

【手术】针三分。灸三壮。

玉枕

【解剖】有后头筋、后头动脉、大后头神经。

【部位】在络却后一寸五分，去脑户旁一寸三分。

【主治】目痛如脱，不能远视，脑风头项痛，鼻塞无闻。

【摘要】《百症赋》：囟会连于玉枕，头风疗以金针。

【手术】针二三分。灸三壮。

天柱

【解剖】为后头骨，项内侧有僧帽筋，有后头动脉与神经。

【部位】在项之后部发际，大筋外廉之陷凹中，去中行风府七分。

【主治】头旋脑痛，鼻塞泪出，项强肩背痛，足不任身，目瞑不欲视。

【摘要】《百症赋》：目觉眈眈，亟取养老、天柱。又：项强多恶风，束骨相连于天柱。

【手术】针二分。灸三壮。

大杼

【解剖】有僧帽筋、大方棱筋、肩胛背侧之动脉、脊髓神经之后支，并第十二对神经。

【部位】在第一胸椎（大椎）之下，横开各一寸五分。

【主治】伤寒汗不出，腰脊项背强痛不得卧，喉痹，烦满，疟疾，头痛，咳嗽身热，目眩癫疾，筋挛瘈疭，膝痛不可屈伸。

【摘要】《席弘赋》：大杼若连长强寻，小肠气痛即行针。《胜玉歌》：五疟寒多热更多，间使大杼真妙穴。《肘后歌》：风痹痿厥如何治，大杼曲泉真是妙。

【手术】针三分，不宜灸。

风门

【解剖】有僧帽筋、背长筋、肩胛背神经。

【部位】在第二胸椎下之旁一寸五分，大杼之下。

【主治】伤寒头痛项强目瞑，衄哕，胸中热，呕逆上气，喘卧不安，身热，黄疸，痈疽发背。

【摘要】此穴能泻一身热气。《**神农经**》：伤风欬嗽头痛，鼻流清涕，可灸十四壮。及治头疼风眩，鼻衄不止。

【手术】针五分。灸五壮。

肺俞

【解剖】有背长筋、上锯筋、肩胛背神经。

【部位】在第三胸椎之下，去脊旁一寸五分，风门之下。

【主治】五劳传尸骨蒸，肺风肺痿，咳嗽呕吐，上气喘满，虚烦口干，目眩支满，汗不出，腰脊强痛，背偻如龟，寒热瘿气黄疸。

【摘要】此穴主泻五脏之热。《**神农经**》：治欬嗽吐血，唾红骨蒸虚劳，可灸十四壮。《**乾坤生意**》：同陶道、身柱、膏肓，治五劳七伤虚损。《**百症赋**》：欬嗽连声，肺俞须临天突穴。《**玉龙歌**》：伤风不解嗽频频，久不医时瘵便成。咳嗽须针肺俞穴，痰多宜向丰隆寻。《**胜玉歌**》：若是痰涎并咳嗽，治却须当灸肺俞。

【手术】针三分。灸三壮至数十壮。

厥阴俞

【解剖】有背长筋、后上锯筋。

【部位】在第四胸椎之下，去脊旁一寸五分。

【主治】欬逆牙痛，心痛结胸，呕吐烦闷。

【摘要】主治胸中膈气，积聚好吐。

【手术】针三分。灸七壮。

心俞

【解剖】有背长筋、后上锯筋。

【部位】在第五胸椎之下，各开一寸五分。

【主治】偏风半身不遂，食噎积结，寒热，心气闷乱，烦满，恍惚心惊，汗不出，中风偃卧不得，发痫悲泣，呕吐欸血，发狂健忘。

【摘要】此穴主泻五脏之热。《神农经》：小儿气不足者，数岁不能语，可灸五壮，艾炷如麦粒。《胜玉歌》：遗精白浊心俞治。《百症赋》：风痫常发，神道须还心俞宁。《捷径》：治忧噎。

【手术】针三分。正坐取之。灸三壮。

督俞

【解剖】有背长筋。

【部位】在第六胸椎之下，去脊一寸五分。

【主治】寒热，心痛，腹痛，雷鸣气逆。

【手术】针三分至五分深。灸三壮。

膈俞

【解剖】有背长筋。

【部位】在第七胸椎之下，去脊一寸五分。

【主治】心痛周痹，膈胃寒痰，暴痛心满气急，吐食翻胃，痃癖五积，气块血块，欸逆，四肢肿痛，怠惰嗜卧，骨蒸喉痹，热病汗不出，食不下，腹胁胀满。

【摘要】此穴血之会也，凡属血证均宜针之灸之。《千金》：治吐逆翻胃，灸百壮。

【手术】针三分至五分。灸三壮。

肝俞

【解剖】有背长筋。

【部位】有第九胸椎之下，去脊一寸五分。

【主治】气短欸血，多怒，胁肋满闷，欸引两胁，脊背急痛不得息，转侧难反折，上视惊狂，衄衊眩晕，痛循眉头，黄疸，鼻酸；热病后，目中出泪，眼目诸疾，热痛生翳；或热瘥后因食五辛，患目，呕血；或疝气筋挛相引，转筋入腹。

【摘要】此穴主泻五脏之热。《千金》：胸满心腹积聚疼痛，灸百壮。又：气短不语，灸百壮。《玉龙歌》：肝家血少目昏花，宜补肝俞力便加。更把三里频泻动，还光益血自无差。《胜玉歌》：肝血盛兮肝俞泻。《标幽赋》：取肝俞于俞门，使瞽士视秋毫之末。《百症赋》：攀睛攻少泽、肝俞之所。

【手术】针三分。灸三壮。

胆俞

【解剖】为阔背筋部，有胸背动脉。

【部位】在第十胸椎之下，去脊一寸五分。

【主治】头痛振寒，汗不出，腋下肿，心腹胀满，口干苦，咽痛呕吐，翻胃食不下，骨蒸劳热，目黄，胸胁不能转侧。

【摘要】《百症赋》：目黄兮，阳纲、胆俞。《捷径》：胆俞、膈俞，可治劳噎。

【手术】针三分。灸三壮。

脾俞

【解剖】有阔背筋、胸背动脉。

【部位】在第十一胸椎之下，去脊一寸五分。

【主治】痎癖积聚，胁下满，痎疟寒热，黄疸，腹胀痛，吐食，不食，饮食不化，或食饮倍多，烦热嗜卧，身体羸瘦，泄痢善欠，体重四肢不收。

【摘要】此穴主泻五脏之热。《百症赋》：听宫、脾俞，祛残心下之悲凄。又：脾虚谷以不消，脾俞、膀胱俞觅。《捷径》：治思噎食噎。《千金》：治食不消化，泄痢不作，肌肤胀满水肿，灸随年壮。

【手术】针三分。灸三壮。

胃俞

【解剖】有阔背筋。

【部位】在第十二胸椎之下，去脊一寸五分。

【主治】胃寒吐逆，翻胃霍乱，腹胀支满，肌肤疲瘦，肠鸣腹痛，不嗜食，脊痛筋挛，小儿羸瘦，食少不生肌肉，小儿痢下赤白，秋末脱肛，肚疼不可忍。艾炷如大麦。

【摘要】《百症赋》：胃冷食不化，魂门、胃俞堪责。

【手术】针三分。灸三壮。

三焦俞

【解剖】有阔背筋、腰背筋膜、肋间动脉、脊椎神经之后支。

【部位】在第一腰椎下（即第十三椎下），去脊一寸五分。

【主治】伤寒身热头痛，吐逆，肩背急，腰脊强，不得俯仰，脏腑积聚，胀满膈塞不通，饮食不化，羸瘦水谷不分，腹痛下痢，肠鸣目眩。

【摘要】《千金》：少腹坚，大如盘盂，胸腹胀满，饮食不消，妇人癥聚，同气海各灸百壮。

【手术】针五分。灸三壮。

肾俞

【解剖】有阔背筋、腰背筋膜、长背筋、后下锯筋、肋间动脉、脊椎神经。

【部位】在第二腰椎下（即第十四椎下），与脐眼并行。

【主治】虚劳羸瘦，面目黄黑，耳聋肾虚，水脏久冷，腰痛梦遗，精滑精冷，膝脚拘急，身热头痛，振寒，心腹膜胀，两胁满，痛引少腹，少气溺血，便浊淫泺，赤白带下，月经不调，阴中痛，五劳七伤，虚惫无力，足寒如冰，洞泄食不化，身肿如水，男女久积气痛，变成癆疾。

【摘要】此穴主泻五脏之热。《千金》：梦遗失精，五脏虚劳，少腹强急，各灸百壮。《玉龙歌》：肾败腰虚小便频，夜间起止苦劳神。命门若得金针助，肾俞艾灸起遭迍。《胜玉歌》：肾败腰疼小便频，督脉两旁肾俞除。

【手术】针三分。灸三壮。

气海俞

【解剖】有长背筋、腰背筋膜、荐骨脊柱筋。

【部位】在第三腰椎之下（第十五椎下），去脊一寸五分。

【主治】腰痛痔漏。

【手术】针三分。灸三壮。

大肠俞

【解剖】有长背筋、腰背筋、荐骨脊柱筋。

【部位】在第四腰椎之下（第十六椎下），去脊一寸五分。

【主治】脊强不得俯仰，腰痛腹胀，绕脐切痛，肠鸣泻痢，食不化，大小便不利。

【摘要】《千金》：胀满雷鸣灸百壮。《灵光赋》：大小肠俞大小便。

【手术】针三分。灸三壮。伏而取之。

关元俞

【解剖】有长背筋、腰背筋膜、肋间动脉、荐骨神经之后支。

【部位】在第五腰椎之下（第十七椎之下），去脊一寸五分。

【主治】风劳腰痛，泄痢虚胀，小便难，妇人癥瘕。

【手术】针三分。灸三壮。伏而取之。

小肠俞

【解剖】有腰背筋膜、肋间动脉、荐骨神经支。

【部位】在荐骨上部（即十八椎之下），去脊一寸五分。

【主治】膀胱三焦津液少，小便赤不利，淋沥遗尿，小腹胀满，腹痛泻痢脓血，脚肿，心烦，短气，五痔疼痛，妇人带下。

【摘要】《千金》：泄注五痢，便脓血，腹痛，灸百壮。《灵光赋》：大小肠俞大小便。

【手术】针三分。灸三壮。

膀胱俞

【解剖】有大臀筋、中臀筋、上臀动脉、上臀神经。

【部位】在第十九椎下，去中行一寸五分。

【主治】小便赤涩，遗尿泄痢，腰脊腹痛，阴疮，脚膝寒冷无力，女子癥瘕。

【摘要】《百症赋》：脾虚谷食不消，脾俞、膀胱俞觅。

【手术】针三分。灸三壮。

中膂俞

【解剖】有大臀筋、上臀动脉、上臀神经。

【部位】在第二十椎之下，去中行一寸五分。

【主治】肾虚消渴，腰脊强痛，不得俯仰，肠泄赤白痢，疝痛，汗不出，胁腹胀肿。

【摘要】《杂病穴法歌》：痢疾合谷三里宜，甚者必须兼中膂。

【手术】针三分。灸三壮。伏而取之。

白环俞

【解剖】为尾闾骨部，有大臀筋、下臀动脉、阴部神经、下臀神经。

【部位】在第二十一椎之下，相去一寸五分。

【主治】腰脊痛不得坐卧，疝痛手足不仁，二便不利，温疟筋挛痹缩，虚热闭塞。

【摘要】《百症赋》：背连腰痛，白环、委中曾经。

【手术】针三分至五分。灸三壮。

上髎

【解剖】是处有肠腰筋、肋间动脉、荐骨神经后支。

【部位】在第十八椎下，直小肠俞，去中行一寸。

【主治】大小便不利，呕逆，腰膝冷痛，寒热疟，鼻衄，妇人绝嗣，阴中痒痛，阴挺出，赤白带下。

【手术】针三分至八分。灸三壮。注：此穴为足太阳少阳之络。

次髎

【解剖】有臀筋与中臀筋、上臀动脉、上臀神经。

【部位】在第十九椎下，直膀胱俞，去中行一寸少。

【主治】大小便淋赤不利，心下坚胀，腰痛足肿，疝气下坠，引阴痛不可忍，肠鸣泄泻，赤白带下。

【手术】针三分。灸三壮。

中髎

【解剖】有大臀筋、上臀动脉、上臀神经。

【部位】在第二十椎之下，直中膂俞，去中行一寸少。

【主治】五劳七伤，二便不利，腹胀飧泄；妇人少子，带下月经不调。

【手术】针三分。灸三壮。注：此穴为足厥阴、少阳之会。

下髎

【解剖】有大臀筋、下臀动脉、阴部神经、下臀神经。

【部位】在第二十一椎之下，侠脊陷中。

【主治】肠鸣泄泻，二便不利，下血，腰痛引小腹急痛，女子淋浊不禁。

【摘要】《百症赋》：湿寒湿热下髎定。

【手术】针三分。灸三壮。

会阳

【解剖】有大臀筋、下臀动脉、阴部神经、下臀神经。

【部位】在尾闾骨下部之旁侧陷中（《医学入门》谓外开一寸五分）。

【主治】腹中寒气泄泻，肠澼便血，久痔，阳气虚乏，阴汗湿痒。

【手术】针三分。灸三壮。

附分

【解剖】有僧帽筋、后上锯筋、小方棱筋、横颈动脉、副神经、脊椎神经后支、肩胛背神经。

【部位】在第二椎之下，去脊三寸。

【主治】肘肩不仁，肩背拘急，风客腠理，颈痛不得回顾。

【手术】针三分。灸三壮。

魄户

【解剖】有僧帽筋、大方棱筋、肩胛背神经。

【部位】在第三椎下，去脊三寸。

【主治】虚劳肺痿，肩膊胸背痛，三尸走注，项强喘逆，烦满呕吐。

【摘要】此穴主泻五脏之热。《神农经》：治虚劳发热，灸十四壮。《百症赋》：痨瘵传尸，趋魄户、膏肓之路。《标幽赋》：体热劳嗽而泻魄户。

【手术】针三分至五分。灸五壮。

膏肓俞

【解剖】有僧帽筋、大方棱筋、脊椎神经后支、肩胛背神经。

【部位】在四椎下五椎上，去脊中三寸。

【主治】百病皆疗，虚羸瘦损，五劳七伤，梦遗失精，上气欬逆，痰火发狂，健忘。

【摘要】《百症赋》：痨瘵传尸，趋魄户、膏肓之路。《灵光赋》：膏肓穴灸治百病。《乾坤生意》：膏肓、陶道、身柱、肺俞，为治虚损、五劳、七伤紧要之穴。

【手术】取此穴令病人正坐，曲脊，伸两手之臂着膝前，令正直，手大指与膝头齐，从肩胛骨上角摸索至肩胛骨下角，其间有四肋三间，依胛骨之际按其中空处，自觉牵引肩中者是。针三分。灸三壮至百数十。注：灸此穴可治痨瘵，惟须补灸三里。

神堂

【解剖】有僧帽筋、脊椎神经后支、肩胛背神经。

【部位】在第五椎下去脊三寸。

【主治】腰脊强痛，不可俯仰，洒洒恶寒，胸腹满逆，时噎。

【手术】针三分。灸五壮。

譩譆

【解剖】有僧帽筋、脊椎神经后支、肩胛背神经。

【部位】在第六椎之下，去脊三寸。

【主治】大风热病汗不出，劳损不得卧，温疟久不愈，胸腹胀闷气噎，肩背胁肋痛急，目痛，欬逆鼻衄。

【摘要】《千金》：多汗疟病，灸五十壮。

【手术】针六分。灸五壮。

膈关

【解剖】有僧帽筋、脊椎神经支。

【部位】在第七椎下，去脊三寸。

【主治】背痛，恶寒脊强，呕吐饮食不下，胸中噎闷，大小便不利。

【摘要】此穴亦血会，治诸血病。

【手术】针五分。灸五壮。

魂门

【解剖】有阔背筋、胸背动脉、肩胛下神经。

【部位】在第九椎下，去脊三寸。

【主治】尸厥，胸背连心痛，食不下，腹中雷鸣，大便不节，小便黄赤。

【摘要】此穴主泻五脏之热。《百症赋》：胃冷食而难化，魂门、胃俞堪责。《标幽赋》：筋挛骨痛而补魂门。

【手术】针五分。灸三壮。

阳纲

【解剖】有阔背筋、胸背动脉、脊椎神经。

【部位】在第十椎下，去脊三寸。

【主治】肠鸣腹痛，食不下，小便涩，身热消渴，目黄，腹胀泄泻。

【摘要】《百症赋》：目黄兮，阳纲、胆俞。

【手术】针五分。灸五壮。

意舍

【解剖】有阔背筋、胸背动脉、脊椎神经。

【部位】在十一椎下，去脊三寸。

【主治】背痛腹胀，大便泄，小便黄，呕吐，恶风寒，饮食不下，消渴目黄。

【摘要】此穴主泻五脏之热。《**百症赋**》：胸满更加噎塞，中府、意舍所行。

【手术】针五分。灸七壮。

胃仓

【解剖】有胸背动脉、脊椎神经。

【部位】在第十二椎下，去脊三寸。

【主治】腹满，水肿，食不下，恶寒，背脊痛，不可俯仰。

【手术】针五分。灸五壮。

肓门

【解剖】有阔背筋、方形腰筋、肋间动脉、肩胛下神经、脊髓神经。

【部位】在第十三椎下，去脊三寸。

【主治】心下痛，大便坚，妇人乳疾。

【手术】针五分。灸五壮。

志室

【解剖】有阔背筋、方形腰筋、肋间动脉、肩胛下神经、脊髓神经。

【部位】在第十四椎下，去脊三寸。

【主治】阴肿阴痛，失精，小便淋沥，脊背强，腰胁痛，腹中坚满，霍乱吐逆，不食，大便难。

【摘要】此穴主泻五脏之热。

【手术】针五分。灸三壮。

胞肓

【解剖】即髋骨部，有大臀筋、中臀筋、上臀动脉、下臀神经。

【部位】在第十九椎下，去脊三寸。

【主治】腰脊痛，恶寒，小腹坚，肠鸣，大小便不利。

【手术】针五分。灸七壮。

秩边

【解剖】有大臀筋、中臀筋、上臀动脉、下臀神经。

【部位】在二十椎下，去脊三寸。

【主治】腰痛，五痔，小便赤涩。

【手术】针五分。灸三壮。伏而取之。

承扶

【解剖】在大臀筋之下部，大肉转股筋之间，有坐骨动脉、下臀神经。

【部位】直立之时，在臀部高肉下垂之横纹中，委中之直上。

【主治】腰痔相引如解，久痔臀肿，大便难，胞寒，小便不利。

【手术】针五分。不宜灸。

殷门

【解剖】为二头股筋部，有股动脉、坐骨神经。

【部位】在承扶下六寸。

【主治】腰脊不可俯仰，恶血流注，外股肿。

【手术】针五分，不宜灸。

浮郄

【解剖】为二头股筋腱部，有膝腘动脉、坐骨神经。

【部位】在殷门下斜向外，委阳上一寸。

【主治】霍乱转筋，小腹膀胱热，大肠结，股外筋急，髀枢不仁。

【手术】针五分。灸三壮。

委阳

【解剖】在膝腘窝之外侧，二头股筋腱之间，有膝腘动脉、腓骨神经。

【部位】由委中向外之两筋间，去承扶一尺二寸。

【主治】膝脊腋下肿痛，不可俯仰，引阴中不得小便，胸满身热，痿疭癫疾，小腹满，飞尸遁注，痿厥不仁。

【摘要】此穴为足太阳之别络。《**百症赋**》：委阳、天池，腋肿针而速散。

【手术】针七分。灸三壮。

委中

【解剖】有膝腘动、静脉，胫骨神经。

【部位】当膝腘窝之正中。

【主治】大风眉发脱落，太阳疟从背起，先寒后热，熇熇然汗出难已，头重转筋，腰脊背痛，半身不遂，遗溺，小腹坚，髀枢风痛，膝痛足软无力。

【摘要】此穴为足太阳脉之所入，为合土，主泻四肢之热。委中者，血郄也，凡热病汗不出，小便难，衄血不止，脊强反折，瘈疭癫疾，足热厥逆，不得屈伸，取其经出血立愈。《**太乙歌**》：虚汗盗汗补委中。《**玉龙歌**》：环跳能治腿股风，居髎二穴认真攻，委中毒血更出尽，愈见医科神圣功。又：强痛脊背泻人中，挫闪腰酸亦可攻，更有委中之一穴，腰间诸疾任君攻。《**百症赋**》：背连腰痛，白环、委中曾经。《**胜玉歌**》：委中驱疗脚风缠。《**千金**》：委中昆仑，治腰相连。《**四总穴**》：腰背委中求。《**马丹阳十二诀**》：腰痛不能举，沉沉引脊梁，酸疼筋莫展，风痹复无常，膝头难伸屈，针入便安康。《**肘后歌**》：腰软如何去得根，神妙委中立见效。《**杂病穴法歌**》：腰痛环跳委中神，若连背痛昆仑武。

【手术】针一寸五分。禁灸。

合阳

【解剖】有腓肠筋、环行后胫骨动脉、胫骨神经。

【部位】委中下二寸。

【主治】腰脊强引腹痛，阴股热，腨酸肿，寒疝偏坠，女子崩带不止。

【摘要】《**百症赋**》：女子少气漏血，不无交信、合阳。

【手术】针五分。灸五壮。

承筋

【解剖】有腓肠筋、环行后胫骨动脉、胫骨神经。

【部位】在合阳与承山之中间，即腨肠之中央。

【主治】寒痹，腰背拘急，腋肿大便闭，五痔脘酸，脚跟痛引少腹，转筋霍乱，魺疝。

【摘要】霍乱转筋灸五十壮。

【手术】灸三壮。禁针。

承山

【解剖】有腓肠筋、胫骨动脉、胫骨神经。

【部位】在委中下八寸，腨肉之间。

【主治】头热鼻衄，寒热癫疾，疝气腹痛，痔肿便血，腰背痛，膝肿痉酸痞痛，霍乱转筋颤栗不能行立。

【摘要】《千金》：灸转筋随年壮，神验。《玉龙歌》：九般痔漏最伤人，必刺承山效若神。更有长强一穴是，呻吟大痛穴为真。《胜玉歌》：两股转筋承山刺。《席弘赋》：阴陵泉治心胸满，针到承山饮食思。又：转筋目眩针鱼腹，承山昆仑立便消。《百症赋》：刺长强于承山，善主肠风新下血。《灵光赋》：承山转筋并久痔。《天星秘诀》：脚若转筋并眼花，先针承山次内踝。又：胸膈痞满先阴交，针到承山饮食喜。《马丹阳十二诀》：善治腰疼痛，痔疾大便难，脚气并膝肿，辗转战疼酸，霍乱及转筋，穴中刺便安。《肘后歌》：五痔原因热血作，承山须下病无踪。又：打扑伤损破伤风，先于痛处下针攻，后向承山立作效。《杂病穴法歌》：心胸痞满阴陵泉，针到承山饮食美。脚若转筋眼发花，然谷承山法自古。

【手术】针七分。灸五壮。以足趾履地，两手按壁上取之。

飞扬

【解剖】有胫骨动脉、胫骨神经。

【部位】在外踝上七寸，骨后廉。

【主治】痔痛不得起坐，脚酸肿，不能立，历节风不得屈伸，癫疾，寒疟，头晕目眩，逆气。

【摘要】《百症赋》：目眩兮，支正、飞扬。

【手术】针三分。灸三壮。

跗阳

【解剖】有长腓筋、前腓骨动脉、浅腓骨神经。

【部位】在外踝上三寸。

【主治】霍乱转筋，腰痛不能立，髀枢股腨痛，痿厥风痹不仁，头重频痛，时有寒热，四肢不举，屈伸不能。

【手术】针三分。灸三壮。

昆仑

【解剖】此处为长腓骨筋腱，有后腓骨动脉、胫骨神经。

【部位】足外踝后五分，跟骨上陷中。

【主治】腰尻脚气足踝肿痛，不能步立，头痛鼽衄，肩背拘急，咳喘目眩，阴肿痛，产难，胞衣不下，小儿发痫，瘈疭。

【摘要】此穴为足太阳之脉所行，为经火。《玉龙歌》：肿红腿足草鞋风，须把昆仑两穴攻。申脉太溪如再刺，神医妙诀起疲癃。《灵光赋》：住喘却痛昆仑愈。《席弘赋》：转筋目眩针鱼腹，承山昆仑立便消。《千金》：治疟多汗，腰痛不能俯仰。目如脱，项似拔，昆仑主之。又：胞衣不出，针入四分。《捷径》：治偏风。《马丹阳十二诀》：转筋腰尻痛，暴喘满中心，举步行不得，一动即呻吟，若欲求安乐，须于此穴针。《肘后歌》：脚膝经年痛不休，内外踝边用意求，穴号昆仑并吕细。《杂病穴法歌》：腰痛环跳委中神，若连背痛昆仑武。

【手术】针三分。灸三壮。孕妇禁针。

仆参

【解剖】当外踝之下，有腓骨动脉、胫骨神经。

【部位】在昆仑直下，足跟骨下陷中，拱足取之。

【主治】腰痛，足痿不收，足跟痛，霍乱转筋，吐逆，膝痛。

【摘要】《灵光赋》：后跟痛在仆参求。《杂病穴法歌》：两足酸麻补太溪，仆参内庭盘根楚。

【手术】针三分。不宜灸。

申脉

【解剖】为跟骨之上部，有胫骨神经、腓骨动脉。

【部位】在外踝下五分陷中，可容爪甲许，赤白肉际。

【主治】风眩癫疾，腰脚痛，膝胻寒酸，不能坐立，如在舟车中，气逆，腿足不能屈伸，妇人血气痛，腓部红肿。

【摘要】此穴为阳跷脉之所生。《神农经》：治腰痛灸五壮。《玉龙歌》：肿红腿足草鞋风，须把昆仑二穴攻。申脉太溪如再刺，神医妙诀起疲癃。《标幽赋》：头风头痛，刺申脉与金门。《兰江赋》：申脉能除寒与热，头风偏正及心惊，耳鸣鼻衄胸中满，但遇痒麻虚即补，如逢疼痛泻而迎。《灵光赋》：阴跷阳跷两踝边，脚气四穴先寻取，阴阳陵泉亦主之。又：阴跷阳跷与三里，诸穴一般治脚气，在腰玄机宜正取。《杂病穴法歌》：头风目眩项掭强，申脉金门手三里。又：脚膝诸痛羡行间，三里申脉金门侈。注：十三鬼穴之五，名曰鬼路。

【手术】针三分。不宜灸。

金门

【解剖】为短总趾伸筋部，有腓骨动脉、胫骨神经。

【部位】在申脉之前一寸少，骨下陷中。

【主治】霍乱转筋，尸厥癫痫，疝气，膝胻酸不能立，小儿张口摇头，身反折。

【摘要】此穴为足太阳郄。《百症赋》：转筋兮，金门、丘墟来医。《标幽赋》：头风头痛，刺申脉与金门。《杂病穴法歌》：头风目眩项掭强，申脉金门手三里。又：耳聋临泣与金门，合谷针后听人语。又：脚气诸痛羡行间，三里申脉金门侈。《肘后歌》：连日频频发不休，金门刺深七分是。

【手术】针三分。灸三壮。

京骨

【解剖】为小趾第一趾节骨之后部，即短腓筋腱部，有骨间背动脉、外小趾背神经。

【部位】在足外侧大骨下赤白肉际。

【主治】腰脊痛如折，髀不可曲，项强不能回顾，筋挛善惊，疟疾寒热，目眩，内眦赤烂，头痛鼽衄，癫病狂走。

【摘要】此穴为足太阳之脉所过，为原穴。

【手术】针三分。灸七壮。

束骨

【解剖】为长总趾伸筋附着之部，有小趾背神经、骨间背动脉。

【部位】在小趾外侧，本节〔1〕后陷中。

【主治】肠澼泄泻，疟痔，癫痫，发背痛疔，头痛目眩，内眦赤痛，耳聋腰膝痛，项强不可回顾。

【摘要】此穴为足太阳脉之所注，为俞木。**秦承祖**：治风热胎赤，两目眦烂。**《百症赋》**：项强多恶风，束骨相连于天柱。

【手术】针三分。灸三壮。

通谷

【解剖】有长总趾伸筋附着部、外小趾背神经。

【部位】在小趾本节前陷中。

【主治】头痛目眩，项痛鼽衄，善惊，目䀮䀮，留饮，食不化。

【摘要】此穴为足太阳脉之所流，为荥水。东垣曰：胃气不留，五脏气乱，在于头，取天柱、大杼，不足深，取通谷、束骨。

【手术】针二分。灸三壮。

至阴

【解剖】有外小趾背神经、骨间背动脉。

【部位】在足小趾端外侧，去爪甲角如韭叶。

---

〔1〕 本节：原书作"末节"，有误，改之。

【主治】风寒头重，鼻塞，目痛生翳，胸胁痛，转筋寒疟，汗不出，烦心，足下热，小便不利。

【摘要】此穴为足太阳之脉所出，为井金。《百症赋》：至阴、屋翳，疗痒疾之疼多。《席弘赋》：脚膝肿时寻至阴。注：妇人横产，子手先出，诸符药不效，为灸右脚小趾尖三壮，炷如小麦，下火立产。《肘后歌》：头面之疾针至阴。

【手术】针一分。灸三壮。

附 足太阳膀胱经穴歌

足太阳经六十七，睛明目内红肉藏，攒竹眉冲与曲差，五处寸半上承光，通天络却玉枕昂，天柱后际大筋外，大杼背部第二行，风门肺俞厥阴俞，心俞督俞膈俞强，肝胆脾胃俱挨次，三焦肾气海大肠，关元小肠到膀胱，中膂白环仔细量，自从大杼至白环，各各节外寸半长，上髎次髎中腹下，一空二空腰踝当，会阳阴尾骨外取，附分侠脊第三行，魄户膏肓与神堂，譩譆膈关魂门九，阳纲意舍仍胃仓，肓门志室胞肓续，二十椎下秩边场，承扶臀横纹中央，殷门浮郄到委阳，委中合阳承筋是，承山飞扬踝跗阳，昆仑补参连申脉，金门京骨束骨忙，通谷至阴小趾旁。

附 足太阳膀胱经经穴分寸歌

足太阳兮膀胱经，目内眦角始睛明，眉头陷中攒竹取，眉冲直上旁神庭，曲差入发五分际，神庭旁开寸五分，五处旁开亦寸半，细算却与囟会平，承光通天络却穴，相去寸五调匀看，玉枕夹脑一寸三，入发三寸枕骨取，天柱项后发际中，大筋外廉陷中献，自此夹脊开寸五，第一大杼二风门，三椎肺俞厥阴四，心五督六椎下论，膈七肝九十胆俞，十一脾俞十二胃，十三三焦十四肾，气海俞在十五椎，大肠十六椎之下，十七关元俞穴椎，小肠十八胱十九，中膂俞穴二十椎，白环廿一椎下当，以上诸穴可推之。更有上次中下髎，一二三四腰空好，会阳阴尾尻骨旁，背部第二诸穴了，又从脊上开三寸，第二椎下为附分，三椎魄户四膏肓，第五椎下神堂尊，第六譩譆膈关七，第九魂门阳纲十，十一意舍之穴存，十二胃仓穴已分，十三肓门端正在，十四志室不须论，十九胞肓二十秩，背部三行诸穴匀。又从臀下横纹取，承扶居下陷中央，殷门扶下方六寸，委阳腘外两筋乡，浮郄实居委阳上，相去只有一寸长，委中在腘约纹里，此下二寸寻合阳，承筋合阳之下直，穴在腨肠之中央，承山腨下分肉间，外踝七寸上飞扬，跗阳外踝上三寸，昆仑后跟陷中央，仆参跟下脚边上，申脉踝下五分张，金门申前墟后取，京骨外侧骨际量，束骨本节后肉际，通谷节前陷中强，至阴却在小趾侧，太阳之穴始周详。

足太阳膀胱经穴图

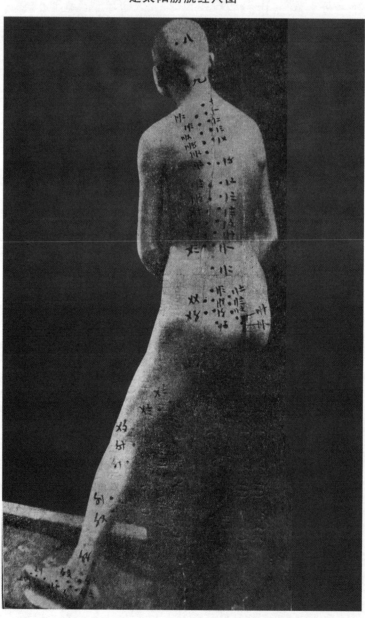

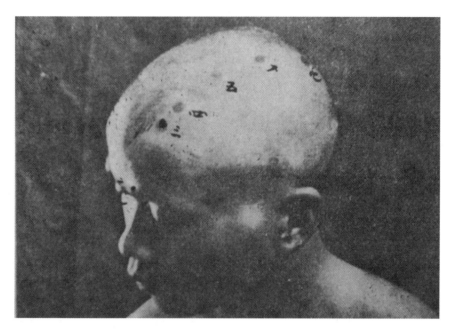

足太阳膀胱经左右各六十七穴

（一）睛明　　　（二）攒竹　　　（三）眉冲　　　（四）曲差　　　（五）五处

（六）承光　　　（七）通天　　　（八）络却　　　（九）玉枕　　　（十）天柱

（十一）大杼　　（十二）风门　　（十三）肺俞　　（十四）厥阴俞　（十五）心俞

（十六）督俞　　（十七）膈俞　　（十八）肝俞　　（十九）胆俞　　（二十）脾俞

（二一）胃俞　　（二二）三焦俞　（二三）肾俞　　（二四）气海俞　（二五）大肠俞

（二六）关元俞　（二七）小肠俞　（二八）膀胱俞　（二九）中膂俞　（三十）白环俞

（三一）上髎　　（三二）次髎　　（三三）中髎　　（三四）下髎　　（三五）会阳

（三六）附分　　（三七）魄户　　（三八）膏肓　　（三九）神堂　　（四十）譩譆

（四一）膈关　　（四二）魂门　　（四三）阳纲　　（四四）意舍　　（四五）胃仓

（四六）肓门　　（四七）志室　　（四八）胞肓　　（四九）秩边　　（五十）承扶

（五一）殷门　　（五二）浮郄　　（五三）委阳　　（五四）委中　　（五五）合阳

（五六）承筋　　（五七）承山　　（五八）飞扬　　（五九）跗阳　　（六十）昆仑

（六一）补参　　（六二）申脉　　（六三）金门　　（六四）京骨　　（六五）束骨

（六六）通谷　　（六七）至阴

第九节　足少阴肾经 凡二十七穴，共五十四穴

涌泉

【解剖】为转拇筋部，有内足蹠动脉、内足蹠神经。

【部位】在足底中央，试屈足趾，在足底去足跟之居中宛宛处。

【主治】尸厥面黑，喘嗽有血，目视晄晄无所见，善恐，心中结热，风疹风痫，心痛不嗜食，男子如蛊，女子如妊，欬嗽气短，身热喉痹，目眩颈痛，胸胁满，小便痛，肠癖泄泻，霍乱转胞不得尿，腰痛，大便难，转筋足胫寒痛，肾积奔豚，热厥，五趾尽痛，足不践地。

【摘要】此穴为足少阴脉之所出，为井木。足下热喘满，淳于意曰：此热厥也，针足心立愈。《玉龙歌》：传尸痨病最难医，涌泉出血免灾危。《席弘赋》：鸠尾能治五般痫，若下涌泉人不死。又：小肠气撮痛连脐，速泻阴交莫再迟。良久涌泉针取气，此中玄妙少人知。《百症赋》：厥寒厥热涌泉清。又：行间、涌泉，主消渴之肾竭。《通玄赋》：胸结身黄，取涌泉而即可。《灵光赋》：足掌下去寻涌泉，此法千金莫妄传。此穴多治妇人疾，男蛊女孕两病痊。《天星秘诀》：如是小肠连脐痛，先刺阴陵后涌泉。《杂病穴法歌》：劳宫能治五般痫，更刺涌泉疾若挑。又：小儿惊风刺少商，人中涌泉泻莫深。《肘后歌》：顶心头痛眼不开，涌泉下针定安泰。又：伤寒痞气结胸中，两目昏黄汗不通，涌泉妙穴三分许，速使周身汗自通。

【手术】针三分。灸三壮。

然谷

【解剖】为长屈拇筋之附着部，有胫骨神经。

【部位】在内踝前之高骨下，公孙后一寸。

【主治】喘吁烦满，欬血，喉痹，消渴，舌纵，心恐，少气涎出，小腹胀，痿厥寒疝，中跗肿，胕酸，足一寒一热，不能久立。男子遗精；妇人阴挺出，

月经不调不孕；初生小儿脐风撮口，痿厥洞泄。

【摘要】此穴为足少阴脉之所流，为荥水，主泻肾脏之热。《百症赋》：脐风须然谷而易醒。《杂病穴法歌》：脚若转筋眼发花，然谷承山法自古。注：然谷出血，能使人立饥。

【手术】针三分。灸三壮。

太溪

【解剖】为长总趾屈筋腱部，有后胫骨动脉、胫骨神经。

【部位】在内踝后五分跟骨上、动脉陷中。

【主治】热病汗不出，伤寒手足逆冷，嗜卧，欬嗽咽肿，衄血唾血，溺赤，消瘅，大便难，久疟，欬逆，烦心不眠，脉沉，手足寒，呕吐不嗜食，善噫腹疼，瘠瘦，寒疝疭癖。

【摘要】此穴为足少阴脉之所注，为俞土。《神农经》：牙疼红肿者泻之。又：阴股内湿痒生疮便毒，先补而后泻之。又：肾疟呕吐多寒，闭户而处，其病难已，太溪大钟主之。又：腰脊痛、大便难、手足寒，针太溪与委中与大钟。《玉龙赋》：肿红腿足草鞋风，须把昆仑两穴攻，申脉太溪如再刺，神医妙诀起疲癃。《百症赋》：寒疟兮，商阳太溪验。《杂病穴法歌》：两足酸麻补太溪，仆参内庭盘跟楚。

【手术】针三分。灸三壮。

大钟

【解剖】有长总趾屈筋腱、胫骨动脉、胫骨神经。

【部位】在足跟后踵中，太溪下五分。

【主治】气逆烦闷，小便淋闭，洒洒腰脊强痛，大便秘涩，嗜卧，口中热，虚则呕逆多寒，欲闭户而处，少气不足，胸胀喘息，舌干食噎不得下，善惊恐不乐，喉中鸣，欬吐血。

【摘要】此穴为足少阴络，别走太阳。《百症赋》：倦言嗜卧，往通里、大钟而明。《标幽赋》：大钟治心内之呆痴。

【手术】针二分。灸二壮。

水泉

【解剖】有长总趾屈腱部，有后胫骨动脉及胫骨神经。

【部位】在内踝后，太溪下一寸。

【主治】目䀮䀮不能远视，女子月事不来，来即多，心下闷痛，小腹痛，小便淋，阴挺出。

【摘要】此穴为足少阴郄。《**百症赋**》：月潮违限，天枢、水泉细详。

【手术】针四分。灸四壮。

照海

【解剖】为外转拇筋之上部，有后胫骨动脉、胫骨神经。

【部位】在内踝下四分。

【主治】咽干呕吐，四肢懈惰，嗜卧，善悲不乐，大风偏枯，半身不遂，久疟卒疝，腹中气痛，小腹淋痛，阴挺出，月水不调。

【摘要】此穴为阴跷脉所出。《**玉龙歌**》：大便闭结不能通，照海分明在足中。更把支沟来泻动，方知妙穴有神功。《**神农经**》：治月事不行，可灸七壮。《**兰江赋**》：噤口喉风针照海。《**杂病穴法歌**》：胞衣照海内关寻。《**百症赋**》：大敦、照海，患寒疝而善蠲。《**席弘赋**》：若是七疝小腹痛，照海阴交曲泉针。《**通玄赋**》：四肢之懈惰，凭照海以消除。

【手术】取此穴，令人稳坐，足底相对，在内踝骨下赤白肉际陷中。针三分。灸七壮。

复溜

【解剖】为后胫骨部，有后胫骨动脉、胫骨神经。

【部位】在内踝上二寸，距交信前五分。

【主治】肠癖痔疾，腰脊内引痛，不得俯仰，善怒，多懈，舌干涎出，足痿胻寒不得履，目视䀮䀮，肠鸣腹痛，四肢肿，十种水病，五淋盗汗，齿龋，脉微细。

【摘要】此穴为起少阴之脉所行，为经金。《神农经》：治盗汗不收，面色萎黄，灸七壮。《玉龙歌》：无汗伤寒泻复溜。《杂病穴法歌》：水肿水分与复溜。《胜玉歌》：脚气复溜不须疑。《肘后歌》：疟疾寒多热少取复溜。又：伤寒四肢厥逆冷……复溜半寸顺骨行。又：自汗发黄复溜凭。《席弘赋》：复溜气滞便离腰，复溜治肿如神医。

【手术】针三分。灸五壮。

交信

【解剖】为长总趾屈筋部，有后胫骨动脉、胫骨神经。

【部位】在内踝上二寸，与复溜并立，在复溜之后三阴交下一寸之微后。

【主治】五淋癞疝，阴急，股膶廉引痛，泻痢赤白，大小便难，女子漏血不止，阴挺，月事不调，小腹痛，盗汗。

【摘要】此穴为阴跷脉之郄。《百症赋》：女子少气漏血，不无交信、合阳。《肘后歌》：腰膝强痛交信凭。

【手术】针四分。灸五壮。

筑宾

【解剖】为腓肠筋部，分布后胫骨动脉、胫骨神经。

【部位】在内踝上五寸，三阴交直上二寸，后开一寸二分。

【主治】小儿胎疝癫疾，吐舌发狂，骂詈腹痛，呕吐涎沫，足膶痛。注：此穴为阴维之郄。

【手术】针三分。灸五壮。

阴谷

【解剖】为大股筋连附之部，有关节动脉与股神经。

【部位】在膝内辅骨之后，大筋之下，小筋之上，即在曲泉之后横直一寸余微下些。

【主治】舌纵涎下，腹胀烦满，溺难，小腹疝急引阴，阴股内廉痛，为痿为痹，膝痛不可屈伸；女人漏下不止，少妊。

【摘要】此穴为足少阴脉之所入，为合水。《通玄赋》：阴谷治腹脐痛。《太乙歌》：利小便、消水肿，阴谷、水分与三里。《百症赋》：中邪霍乱，寻阴谷、三里之程。

【手术】针四分。灸三壮。屈膝取之。

横骨

【解剖】有肠骨下腹神经、三棱腹筋。

【部位】在大赫下一寸，去中行五分。

【主治】五淋小便不通，阴器下纵引痛，小腹满，目眦赤痛，五脏虚。

【摘要】此穴为足少阴冲脉之会。《百症赋》：肓俞、横骨，泻五淋之久积。《席弘赋》：气滞腰疼不能立，横骨大都宜救急。

【手术】针三分。灸五壮。

大赫

【解剖】有三棱腹筋、肠骨下腹神经。

【部位】在气穴下一寸，去中行五分。

【主治】虚劳失精，阴痿下缩，茎中痛，目赤痛，女子赤带。

【手术】针三分。灸五壮。

气穴

【解剖】有肠骨下腹神经、直腹筋。

【部位】在四满下一寸，去中行五分。

【主治】奔豚痛引腰脊，泻痢，经不调。

【手术】针三分。灸五壮。

四满

【解剖】有直腹筋、下腹动脉。

【部位】在中注下一寸，去中行五分。

【主治】积聚疝瘕，肠癖切痛，石水奔豚，脐下痛；女人月经不调，恶血腹痛无子。

【手术】针三分。灸三壮。

中注

【解剖】有直腹筋、下腹动脉。

【部位】在肓俞下一寸，去中行五分。

【主治】小腹热，大便坚燥，腰脊痛，目眦痛，女子月事不调。

【手术】针五分。灸五壮。

肓俞

【解剖】有下腹动脉、直腹筋。

【部位】去脐旁五分。

【主治】腹痛寒疝，大便燥，目赤痛从内眦始。

【摘要】《百症赋》：肓俞、横骨，泻五淋之久积。

【手术】针五分。灸五壮。

商曲

【解剖】有直腹筋、上腹动脉、肋间神经支。

【部位】在石关下一寸。

【主治】腹中切痛，积聚不嗜食，目赤痛内眦始。

【手术】针五分。灸五壮。

石关

【解剖】有直腹筋、上腹动脉、肋间神经。

【部位】在阴都下一寸。

【主治】哕噫呕逆，脊强腹痛，气淋，小便不利，大便燥闭，目赤痛，妇人无子，或脏有恶血上冲，腹痛不可忍。

【摘要】《神农经》：治积气疝痛，可灸七壮。《千金》：呕噫呕逆灸百壮。《百症赋》：无子搜阴交、石关之乡。

【手术】针一寸。灸三壮。孕妇禁灸。

阴都

【解剖】有直腹筋、上腹筋脉、第八肋间神经支。

【部位】在通谷下一寸。

【主治】心烦满，恍惚，气逆，肠鸣肺胀，气呛呕沫，大便难，胁下热痛，目痛寒热，痎疟；妇人无子，脏有恶血，腹绞痛。

【手术】针五分。灸三壮。

通谷

【解剖】有直腹筋、上腹动脉、第八肋间神经支〔1〕。

【部位】在幽门下一寸。

【主治】口涡暴瘖，积聚痃癖，胸满食不化，膈结呕吐，目赤痛不明，清涕，项似拔不可回顾。

【手术】针五分。灸三壮。

幽门

【解剖】为直腹筋部，其内左为胃府、右为肝叶，有上腹动脉、第十二肋间神经支〔2〕。

【部位】在巨阙旁五分。

【主治】胸中引痛，心下烦闷，逆气里急，支满，不嗜食，数欬干哕，呕吐涎沫，健忘，溲痢脓血，少腹胀满；女子心痛逆气，善吐食不下。

【摘要】《**神农经**》：治心下痞胀，饮食不化，积聚疼痛，灸四十壮。《**百症赋**》：烦心呕吐，幽门开彻玉堂明。

【手术】针五分。灸五壮。

步廊

【解剖】有肋间动脉、内乳动脉、肋间神经、前胸神经。

【部位】在神封下一寸六分，中庭旁二寸。

---

〔1〕 第八肋间神经：原书作"十二肋间神经"，有误，今改之。

〔2〕 第十二肋间神经：原书作"七肋间神经"，有误，今改之。

【主治】胸胁满痛，鼻塞少气，欬逆不得息，呕吐不食，臂不得举。

【手术】针三分。灸五壮。仰取之。

神封

【解剖】有大胸筋、肋间动脉、内乳动脉、肋间神经、前胸神经。

【部位】灵墟下一寸六分，去中行二寸。

【主治】胸胁满痛，欬逆不得息，呕吐不食，乳痈，洒洒恶寒。

【手术】针三分。灸五壮。仰取之。

灵墟

【解剖】有大胸筋、肋间动脉、肋间神经等。

【部位】在神藏下一寸六分，当三肋间。

【主治】胸满不得息，欬逆，乳痈呕吐，洒淅恶寒，不嗜食。

【手术】针三分。灸三壮。仰取之。

神藏

【解剖】为大胸筋部，中藏肺叶，分布肋间动脉、内乳动脉、肋间神经、前胸神经。

【部位】彧中下一寸六分。

【主治】呕吐欬逆，喘不得息，胸满不嗜食。

【摘要】《百症赋》：胸满项强，神藏、璇玑宜试。

【手术】针三分。灸五壮。仰取之。

彧中

【解剖】为大胸筋部，分布肋间动脉、内乳动脉、肋间神经、前胸神经。

【部位】在俞府下一寸六分。

【主治】欬逆不得喘息，胸胁支满，多吐，呕吐不食。

【摘要】《神农经》：治气喘胀痛，灸十四壮。

【手术】针四分。灸五壮。仰取之。

俞府

【解剖】有大胸筋及上锁骨筋、锁骨下动脉、胸廓神经。

【部位】在璇玑旁二寸。

【主治】欬逆上气，呕吐不食，中痛。

【摘要】《玉龙歌》：吼喘之症嗽痰多，若用金针疾自和。俞府乳根一样刺，气喘风痰渐渐磨。

【手术】针三分。灸五壮。仰取之。

附　足少阴肾经穴歌

足少阴经二十七，涌泉然谷太溪溢，大钟水泉通照海，复溜交信筑宾实，阴谷膝内辅骨边，以上从足走至膝，横骨大赫连气穴，四满中注肓俞脐，商曲石关阴都密，通谷幽门半寸辟，步廊神封应灵墟，神藏或中俞府毕。

附　足少阴肾经经穴分寸歌

足掌心中是涌泉，然谷踝前大骨边，太溪踝后跟骨上，大钟跟后踵筋间，水泉溪下一寸觅，照海踝下四分安，复溜踝上前二寸，交信踝上二寸连，二穴只隔筋前后，太阴之后少阴前，筑宾内踝上腨分（五寸），阴谷膝下内辅边，横骨大赫并气穴，四满中注亦相连，五穴上行皆一寸，中行旁开五分边，肓俞上行亦一寸，俱在脐旁半寸间，商曲石关阴都穴，通谷幽门五穴缠，上下俱是一寸取，各开中行半寸间，步廊神封灵墟穴，神藏或中俞府安，上行寸六旁二寸，俞府璇玑二寸观。

足少阴肾经　左右各二十七穴

（一）涌泉	（二）然谷	（三）太溪	（四）大钟	（五）水泉
（六）照海	（七）交信	（八）复溜	（九）筑宾	（十）阴谷
（十一）横骨	（十二）大赫	（十三）气穴	（十四）四满	（十五）中注
（十六）肓俞	（十七）商曲	（十八）石关	（十九）阴都	（二十）通谷
（二一）幽门	（二二）步廊	（二三）神封	（二四）灵墟	（二五）神藏
			（二六）或中	（二七）俞府

足少阴肾经穴图

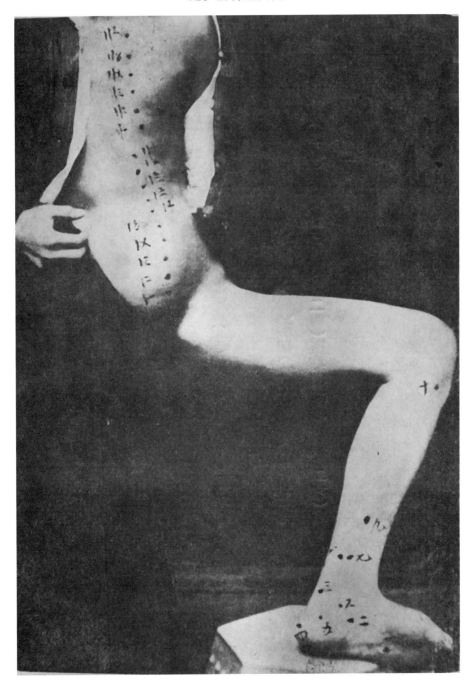

第十节　手厥阴心包络经 凡九穴，共十八穴

天池

【解剖】有大胸筋、前大锯筋、长胸动脉、长胸神经、前胸廓神经。

【部位】在乳后一寸，去腋下三寸第四肋间。

【主治】目䀮䀮不明，头痛胸胁烦满，欬逆，臂腋肿痛，四肢不举，上气，寒热疟，热病汗不出。

【摘要】《千金》：颈漏瘰疬灸百壮。《百症赋》：委阳、天池，腋肿针而速散。

【手术】针三分。灸三壮。

天泉

【解剖】为三头膊筋部，有上膊动脉、内膊皮下神经、上膊尺骨神经。

【部位】在手之内侧，腋下二寸。

【主治】恶风寒，胸胁痛，支满欬逆，膺背胛臂间痛。

【手术】针六分。灸三壮。举臂取之。

曲泽

【解剖】在二头膊筋之腱间，有上膊动脉、重要静脉、正中神经。

【部位】在肘内廉下之陷凹中，即尺泽之内侧。

【主治】心痛善惊，身热烦渴，臂肘摇动，掣痛不可伸，伤寒呕吐气逆。

【摘要】此穴为手厥阴心包脉之所入，为合水。《百症赋》：少商、曲泽，血虚口渴同施。

【手术】针三分。灸三壮。屈肘取之。

郄门

【解剖】有内桡骨筋、尺骨动脉、重要静脉、正中神经。

【部位】在大陵上五寸，即去腕五寸。

【主治】呕吐衄血，心痛呕哕，惊恐神气不足，久痔。

【手术】针三分。灸五壮。注：此穴为手厥阴心包脉之郄。

间使

【解剖】有内桡骨筋、尺骨动脉、重要静脉、正中神经。

【部位】大陵上三寸，即掌后三寸。

【主治】伤寒结胸，心悬如饥，呕沫少气，中风气塞，昏危不语，卒狂，胸中澹澹，恶风寒，霍乱干呕，腋肿肘挛，卒心痛，多惊，咽中如鲠；妇人月水不调；小儿客忤久疟。

【摘要】此穴为手厥阴心包脉之所行，为经金。《**千金**》：干呕不止，所食即吐不停，灸三十壮，四肢脉绝不至者，灸之便通。《**神农经**》：脾寒，寒热往来，浑身疮疥，灸七壮。《**百症赋**》：天鼎、间使，失音嗫嚅而休迟。《**灵光赋**》：水沟间使治邪癫。《**捷径**》：热病频哕针间使。《**肘后歌**》：狂言盗汗如见鬼，惺惺间使便下针。又：疟疾热多寒少用间使。《**胜玉歌**》：五疟寒多热亦多，间使大杼真妙穴。《**杂病穴法歌**》：人中间使去癫妖。注：此穴为十三鬼穴之一。

【手术】针三分。灸五壮。

内关

【解剖】有尺骨动脉与心脉、正中神经。

【部位】大陵上二寸，两腕间。

【主治】中风失志，实则心暴痛，虚则心烦惕惕，面热目昏，支满肘挛，久疟不已，胸满肠痛。

【摘要】此穴为手厥阴心包脉之络脉，别走少阳者。《**神农经**》：心痛腹胀，腹内诸疾，灸七壮。《**玉龙歌**》：腹中气块痛难当，穴法宜向内关防。《**杂病穴法歌**》：舌裂出血寻内关，太冲阴交走上部。又：腹痛公孙内关尔。又：一切内伤内关穴，痰火积块退烦潮。又：死胎阴交不可缓，包衣照海内关寻。《**席弘赋**》：肚疼须是公孙妙，内关相应必然瘳。《**百症赋**》：建里、内关，扫尽胸中之苦闷。《**标幽赋**》：胸腹满痛刺内关。《**兰江赋**》：四日太阴宜细辨，公孙照海一同行，再用内关施绝法。

【手术】针五分。灸五壮。

大陵

【解剖】占桡骨、尺骨之间，有横腕韧带、动脉与静脉〔1〕。

【部位】在手腕横纹之陷中，即两骨（尺、桡）之间。

【主治】热病汗不出，舌本痛，喘欬呕血，心悬如饥，善笑不休，头痛气短，胸胁痛，惊恐悲泣，呕逆喉痹，目干目赤，肘臂挛痛，小便如血。

【摘要】此穴为心包脉之所注，为俞土。《神农经》：治胸中疼痛，胸前疮疥，灸三壮。《千金》：吐血呕逆，灸五十壮。又：凡卒患腰肿，附骨痈疽，节肿，游风热毒此等疾，但初觉有异，即急灸五壮立愈。《玉龙歌》：口臭之疾最可憎，大陵穴内人中泻。又：劳宫穴在掌中寻，满手生疮痛不禁。心胸之病大陵泻，气攻胸腹一般针。《胜玉歌》：心热口臭大陵驱。注：此穴为十三鬼穴之四。

【手术】针三分。灸三壮。

劳宫

【解剖】有浅伸屈指筋，有尺骨动脉之动脉弓、手掌部之正中神经。

【部位】在掌心。

【主治】中风悲笑不休，热病汗不出，胁痛不可转侧，吐衄噫逆，烦渴食不下，胸胁支满，口中腥气，黄疸手痹，大小便血热痔。

【摘要】此穴为手厥阴心包络之脉所流，为荥水。《千金》：心中懊憹痛，针入五分补之。《玉龙歌》：劳宫穴在掌中寻，满手生疮痛不禁。《杂病穴法歌》：劳宫能治五般痫，更刺涌泉疾若挑。《灵光赋》：劳宫医得身劳倦。《百症赋》：治疸消黄，谐后溪、劳宫而看。《通玄赋》：劳宫退胃翻心痛以何疑。

【手术】针二分。灸三壮。以中指、无名指屈拳掌中，在二指之尖之间，

――――――――――――――

〔1〕 动脉与静脉：此处指腕掌侧动静脉网。

是穴，取之。

中冲

【解剖】有指掌动脉、正中神经。

【部位】在中指之端，去爪甲如韭叶。

【主治】热病汗不出，头痛如破，身热如火，心痛烦满，舌强痛，中风不省人事。

【摘要】此穴为手厥阴心包脉之所出，为井木。《**神农经**》：治小儿夜啼多哭，灸一壮如麦炷。《**百症赋**》：廉泉、中冲，舌下肿疼堪取。《**乾坤生意**》：凡初中风，暴仆昏沉，痰涎壅盛，不省人事，牙关紧闭，药水不入，急以三棱针刺十井穴，使气血流通，乃起死回生之妙诀也。

【手术】针一分。灸一壮。

附　手厥阴心包络经穴歌

九穴心包手厥阴，天池天泉曲泽深，郄门间使内关对，大陵劳宫中冲侵。

附　手厥阴心包络经经穴分寸歌

心包穴起天池间，乳后旁一腋下三，天泉曲腋下二寸，曲泽肘内横纹端，郄门去腕方五寸，间使腕后三寸安，内关去腕止二寸，大陵掌后两筋间，劳宫曲拳名指取，中冲中指之末端。

手厥阴心包络经　左右各九穴

（一）天池　　（二）天泉　　（三）曲泽

（四）郄门　　（五）间使　　（六）内关

（七）大陵　　（八）劳宫　　（九）中冲

手厥阴心包络经穴图

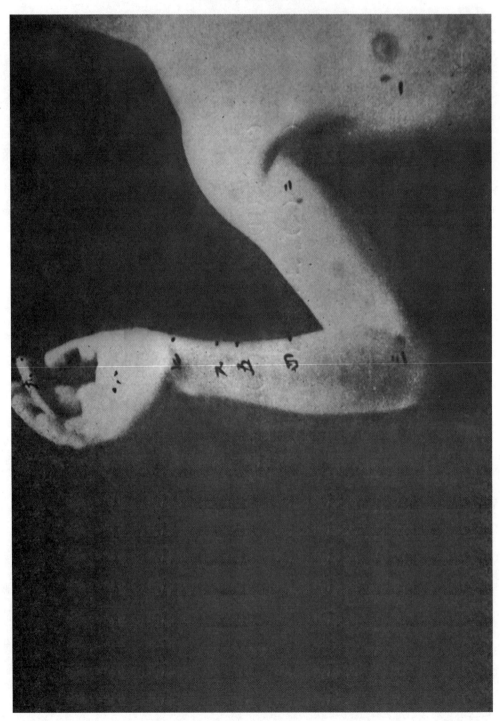

第十一节 手少阳三焦经凡二十三穴，共四十六穴

关冲

【解剖】有骨间背动脉、尺骨神经之手背支。

【部位】在无名指外侧，去爪甲角如韭叶。

【主治】头痛口干，喉痹，霍乱，胸中气噎不食，肘臂痛，不能举，目昏昏。

【摘要】此穴为手少阳三焦经脉之所出，为井金。主三焦邪热，口渴唇焦，口气，泻此出血。《玉龙歌》：三焦热气壅上焦，口苦舌干岂易调。针刺关冲出毒血，口生津液病俱消。《百症赋》：哑门、关冲，舌缓不语而要紧。《捷径》：治热病烦心，满闷，汗不出，掌中大热如火，舌本痛，口干消渴，久热不去。

注：凡初中风卒仆昏沉，痰涎壅盛，不省人事，牙关紧闭，药水不下，急以三棱针刺各井穴出血，使气血流通，乃起死回生之急救妙法。

【手术】针一分，留三呼。灸三壮。

液门

【解剖】有总指伸筋、骨间背动脉、尺骨神经之手背支。

【部位】在小指、次指之间合缝处陷中。

【主治】惊悸妄言，寒厥臂痛，不得上下，疟疾寒热，头痛，目眩赤涩泪出，耳暴聋，咽外肿，牙龈痛。

【摘要】此穴为手少阳脉之所流，为荥水。手臂红肿，出血泻之。《千金》：耳聋不得眠，针入三分补之。《玉龙歌》：手臂红肿连腕疼，液门穴内用针明。《百症赋》：喉痛兮，液门鱼际可疗。

【手术】针三分。灸三壮。握拳取之。

中渚

【解剖】有总指伸筋腱、第四骨间背动脉、尺骨神经手背支。

【部位】在无名指、小指本节后间陷中。

【主治】热病汗不出，臂指痛不得屈伸，头痛，目眩，生翳，目不明，耳聋，咽肿，久疟，手臂红肿。

【摘要】此穴为手少阳脉之所注，为俞木。手臂红肿，泻之出血。《太乙歌》：针久患腰疼背痛。《玉龙歌》：手臂红肿连腕疼，液门穴内用针明。更将一穴名中渚，多泻中间疾自轻。《席弘赋》：久患伤寒肩背痛，但针中渚得其宜。《肘后歌》：肩背诸疾中渚下。《胜玉歌》：髀疼背痛中渚泻。《杂病穴法歌》：脊肩心后称中渚。《通玄赋》：脊间心后痛，针中渚而立痊。《灵光赋》：五指不伸中渚取。

【手术】针三分。灸三壮。握拳取之。

阳池

【解剖】旁小指筋腱，有后下膊皮下神经、尺骨神经。

【部位】在手表腕上横纹陷中。

【主治】消渴口干，烦闷寒热疟，或因折伤手腕，捉物不得，臂不能举。

【摘要】此穴为手少阳脉之所过，为原。

【手术】针三分。不宜灸。

外关

【解剖】有总指伸筋、骨间动脉、后下膊皮下神经、桡骨神经。

【部位】在阳池后二寸两筋间。

【主治】耳聋浑浑无闻，肘臂不得屈伸，五指痛不能握。

【摘要】此穴为手少阳脉络，别走心，主厥阴脉。《杂病穴法歌》：一切风寒暑湿邪，头疼发热外关起。注：此穴为八法脉穴之一。

【手术】针三分。灸三壮。

支沟

【解剖】有总指伸筋、骨间动脉、后下膊皮下伸筋、桡骨神经。

【部位】在阳池后三寸，两筋骨间陷中。

【主治】热病汗不出，肩臂酸重胁腋痛，四肢不举，霍乱呕吐，口噤暴瘖，产后血晕，不省人事。

【摘要】此穴为手少阳脉之所行，为经火。三焦相火炽盛，及大便不通，胁肋疼痛泻之。《千金》：治颈漏，马刀灸百壮。《杂病穴法歌》：大便虚秘补支沟，泻足三里效可拟。《胜玉歌》：筋疼秘结支沟穴。《肘后歌》：飞虎（即本穴）一穴通痞气。又：两足两胁满难伸，飞虎神针七分到。

【手术】针三分。灸七壮。

会宗

【解剖】有总指伸筋部、骨间动脉、桡骨神经。

【部位】在支沟外旁（偏在小指一面）一寸。

【主治】五痫，耳聋，肌肤痛。

【手术】此穴禁针。灸三壮。

三阳络

【解剖】为固有小指伸筋部，有骨间动脉、后下膊皮下神经、桡骨神经后支。

【部位】去支沟一寸。

【主治】暴瘖不能言，耳聋，齿龋，嗜卧身不欲动。

【手术】此穴禁针。灸三壮。

四渎

【解剖】有骨间动脉、桡骨神经之后支。

【部位】在三阳络上一寸五分，微前五分。

【主治】暴气耳聋，下齿龋痛。

【手术】针五分。灸三壮。

天井

【解剖】为三头膊筋腱之间，有尺骨副动脉、桡骨神经支。

【部位】在肘尖上二寸陷凹处，在屈肘之肘尖上侧，向上一二寸间之陷中。

【主治】咳嗽上气，胸痛不得语，唾脓不嗜食，寒热凄凄不得卧，惊悸悲伤，瘈疭癫疾，五痫，风痹，头颈肩背痛，耳聋，目锐眦颊，肘肿痛，臂腕不得捉物，及泻一切瘰疬疮肿疹。

【摘要】此穴为手少阳三焦脉之所入，为合土。《胜玉歌》：瘰疬少海天井边。

【手术】针三分。灸三壮。

清冷渊〔1〕

【解剖】有三头膊筋、下尺骨副动脉、桡骨神经后支、上膊皮下神经。

【部位】去天井一寸。

【主治】诸痹痛，肩臂肘臑不能举。

【摘要】《胜玉歌》：眼痛须觅清冷渊。

【手术】针三分。灸三壮。伸肘举臂取之。

消泺

【解剖】有三角筋、头静脉、后回旋上膊动脉支、后膊皮下神经。

【部位】在臑会下二寸。

【主治】风痹，颈项强急肿痛，寒热头痛，肩背急。

【手术】针五分。灸三壮。

臑会

【解剖】有三角筋、后回旋上膊动脉、头静脉、后膊皮下神经、腋下神经等。

【部位】在肩头下三寸。

【主治】肘臂气肿，酸痛无力不能举，项瘿气瘤，寒热瘰疬。

【手术】针五分。灸五壮。

肩髎

【解剖】有横肩胛动脉、外膊皮下神经、锁骨上神经。

---

〔1〕 清冷渊：今为清泠渊，泠通冷。为保持原著风貌，本书不作改动。

【部位】在锁骨与肩胛骨之陷凹处，肩髃后一寸余微下些，试将臂膊上举，当其陷凹处是也。

【主治】臂重肩痛不能举。

【手术】针七分。灸三壮。

天髎

【解剖】有横肩胛动脉、颈静脉、肩胛背神经。

【部位】在锁骨上窝之上部，肩井内一寸，后开八分。

【主治】肩臂酸痛，缺盆痛，汗不出，胸中烦满，颈项急，寒热。

【手术】针五分。灸三壮。注：此穴为手少阳、阳维之会。

天牖

【解剖】有后耳静脉、后耳动脉、副神经、颈椎神经。

【部位】在风池下一寸微外些，即完骨下，发际上，天容后，天柱前。

【主治】面肿头风，项强不得回顾。

【手术】针入一寸，留七呼，不宜补。不宜灸，若灸之即面肿眼合。先取谚谇，后针天牖风池，其病即痊。

翳风

【解剖】此处为耳下腺部，有耳后动脉、颜面神经之耳后支。

【部位】在耳根后，距耳约五分之陷凹处。

【主治】耳聋口眼㖞斜，口噤不开，脱额颊肿，牙车急痛，暴瘖不能言。

【摘要】耳红肿痛泻之，耳虚鸣补之。**《百症赋》**：耳聋气闭，全凭听会、翳风。

【手术】针三分。灸三壮。

瘈脉

【解剖】有颞颥筋、耳后动脉、颜面神经之耳后支。

【部位】在翳风上一寸，稍近耳根，青络上。

【主治】头风耳鸣，小儿惊痫，瘈疭，呕吐泄痢无时，惊恐，目涩多眵。

【手术】针一分，出血如豆汁。禁灸。

颅息

【解剖】有颞颥筋、耳后动脉、颜面神经之耳后支。

【部位】在瘈脉上一寸余，有青络。

【主治】耳鸣喘息，小儿呕吐，瘈疭，惊恐，发痫，身热头痛不得卧。

【手术】针此穴络脉微出血。禁灸。

角孙

【解剖】有颞颥筋、颞颥动脉、颞颥神经。

【部位】当耳壳上角之陷凹处，以指按之，口开阖时，指下觉牵动。

【主治】目生翳，齿龈肿不能嚼，唇吻燥，颈项强。

【手术】灸三壮。不宜针。

耳门

【解剖】有咀嚼筋、颞颥筋、颞颥动脉、颞颥神经。

【部位】在耳前肉峰下缺口外。

【主治】耳聋，聤耳脓汁，耳生疮，齿龋，唇吻强。

【摘要】《席弘赋》：但患伤寒两耳聋。[1]《百症赋》：耳门、丝竹空，住牙疼于顷刻。《天星秘诀》：耳鸣腰痛先五会，次针耳门三里内。

【手术】针三分。灸三壮。

禾髎

【解剖】有颞颥筋、颞颥动脉、颜面神经。

【部位】在耳前，发锐尖下。

【主治】头痛耳鸣，牙车引急，颈项肿，口僻瘈疭。

【手术】针三分。禁灸。

---

〔1〕 但患伤寒两耳聋：原书如此。《席弘赋》中此句之后为"金门听会疾如风"，与耳门无涉，估计承氏将其与《天元太乙歌》中的"耳门听会疾如风"相混淆。今为保留原貌，未作改动。

丝竹空

【解剖】有前头筋、颞颥动脉支、颜面神经。

【部位】眉毛稍外端陷中。

【主治】头痛目赤，目眩，视物晄晄，拳毛倒睫，风痫戴眼，发狂，吐涎沫，偏正头风。

【摘要】治头风宜出血。《**胜玉歌**》：目内红肿苦皱眉，丝竹攒竹亦堪医。《**百症赋**》：耳门、丝竹空，治牙疼于顷刻。《**通玄赋**》：丝竹疗头痛难忍。

【手术】针三分。禁灸。

附　手少阳三焦经穴歌

二十三穴手少阳，关冲液门中渚旁，阳池外关支沟正，会宗三阳四渎长，天井清冷渊消泺，臑会肩髎天髎堂，天牖翳风瘈脉青，颅息角孙禾髎乡，耳门丝竹听有常。

手少阳三焦经　左右各二十三穴

（一）关冲	（二）液门	（三）中渚	（四）阳池
（五）外关	（六）支沟	（七）会宗	（八）三阳络
（九）四渎	（十）天井	（十一）清冷渊	（十二）消泺
（十三）臑会	（十四）肩髎	（十五）天髎	（十六）天牖
（十七）翳风	（十八）瘈脉	（十九）颅息	（二十）角孙
（二一）耳门	（二二）禾髎	（二三）丝竹空	

手少阳三焦经穴图

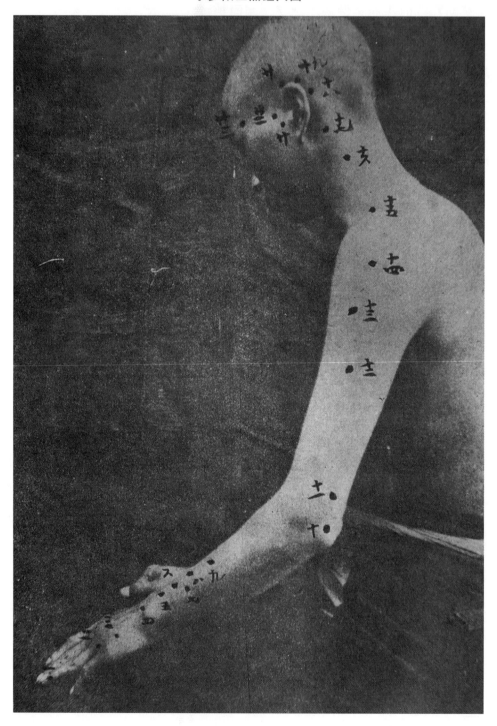

附 手少阳三焦经经穴分寸歌

无名指外端关冲，液门小次指陷中，中渚液上止一寸，阳池手表腕陷中，外关腕后方二寸，腕后三寸支沟容，支沟横外取会宗，空中一寸用心攻，腕后四寸三阳络，四渎肘前五寸着，天井肘外大骨后，骨罅中间一寸膜，肘后二寸清冷渊，消泺对液臂外落（臑会下二寸），臑会肩前三寸量，肩髎臑上陷中央，天髎窊骨陷内上，天牖天容之后旁，翳风耳后尖角陷，瘈脉耳后难足张，颅息亦在青络上，角孙耳廓上中央，耳门耳曲前起肉，禾髎耳后锐发乡，欲知丝竹空何在，眉后陷中仔细量。

第十二节 足少阳胆经 凡四十三穴，共八十六穴

瞳子髎

【解剖】有眼轮匝筋、颧骨眼窠动脉、颜面神经、三叉神经。

【部位】在目外眦之五分。

【主治】头痛目痒，外眦赤痛，翳目青盲，远视䀮䀮，泪出多眵。

【手术】针三分。不宜灸。

听会

【解剖】为耳下腺之上部，分布颞颥支、内颚动脉、颜面神经。

【部位】在耳珠微前陷中。

【主治】耳聋耳鸣，牙车脱臼齿痛，中风，瘈疭，㖞斜。

【摘要】《玉龙歌》：耳聋腮肿听会针〔1〕。《席弘赋》：但患伤寒两耳聋，金门听会疾如风。《胜玉歌》：耳闭听会莫迟延。

【手术】针三分。灸三壮。

---

〔1〕 耳聋腮肿听会针：原书如此。但《玉龙歌》中无此句，疑承氏将其与《席弘赋》的"耳聋气痞听会针"相混淆。今保留原貌未改。

客主人[1]

【解剖】有内颚动脉、颜面神经。

【部位】在耳前起骨上廉，开口有孔，即颧骨桥之上口。

注：此穴禁针灸，故不录主治与手术。

颔厌

【解剖】有颞颥筋、颞颥动脉、颜面神经。

【部位】曲周下，颞颥上廉。

【主治】头风，偏头颈项俱痛，目眩耳鸣，多嚏，惊痫，历节风汗出。

【摘要】《百症赋》：悬颅、颔厌之中，偏头痛止。

【手术】针一二分，不可深刺。灸三壮。

悬颅

【解剖】为前头骨之颞颥窝部，有颞颥筋、颞颥动脉、颞颥神经。

【部位】曲周下，颞颥中廉。

【主治】头痛齿痛，偏头痛引目，热病汗不出。

【摘要】《百症赋》：悬颅、颔厌之中，偏头痛止。

【手术】针二三分。灸三壮。

悬厘

【解剖】有颞颥筋、颞颥动脉、颞颥神经。

【部位】曲周下，颞颥下廉，距悬颅下半寸。

【主治】偏头痛，面肿，目锐眦痛，热病烦心，汗不出。

【手术】针二三分。灸三壮。

曲鬓

【解剖】有颞颥筋与神经。

【部位】在耳上，入发际一寸后些。

---

〔1〕 客主人：即"上关"。

【主治】颔颊肿引牙车不得开，口噤不得言，项强不得顾，头角痛，颠风目眩。

【手术】针二分。灸三壮。

率谷

【解剖】有颞颥筋、耳上掣筋、耳后动脉。

【部位】在耳上入发际一寸五分。

【主治】脑痛，两头角痛，胃脘寒痰，烦闷呕吐，酒后皮风肤肿。

【手术】针三分。灸三壮。

天冲

【解剖】有耳上掣筋、耳后动脉。

【部位】在率谷之后约三分。（查在耳上者有三穴，最上为率谷，其次为天冲，最下角孙）

【主治】癫疾风痉，牙龈肿，惊恐头痛。

【摘要】《百症赋》：反张悲哭，仗天冲、大横须精。

【手术】针三分。灸三壮。

浮白

【解剖】有耳上掣筋、耳后动脉。

【部位】在耳后（上轮根）入发际一寸。

【主治】欬逆胸满，喉痹，耳聋齿痛，项瘿痰沫，不得喘息，肩臂不举，足不能行。

【摘要】《百症赋》：瘿气须求浮白。

【手术】针三分。灸三壮。

窍阴

【解剖】有耳后动脉、耳后神经。

【部位】在浮白下一寸。

【主治】四肢转筋，目痛，头项痛，耳鸣，痈疽发热，手足烦热，汗不出，欬逆喉痹，舌强，胁痛口苦。

【手术】针三分。灸三壮。

完骨

【解剖】在胸锁乳嘴筋附着之上部，有耳后动脉与神经。

【部位】在窍阴下七分。

【主治】头痛头风，耳鸣齿龋，牙车急，口眼㖞斜，喉痹颊肿，瘿气便赤，足痿不收。

【手术】针三分。灸三壮。

本神

【解剖】是处为前颈骨部，有颞颥动脉与神经。

【部位】在曲差旁一寸五分，入发际五分。

【主治】惊痫吐沫，目眩，项强急痛，胸胁相引，不得转侧，偏风癫疾。

【手术】针三分。灸三壮。

阳白

【解剖】有前头筋、颞颥动脉、颜面神经。

【部位】在眉毛上直一寸，与瞳子直。

【主治】头痛目昏多眵，背寒栗，重衣不得温。

【手术】针二分。灸三壮。

临泣

【解剖】有前头筋、颞颥动脉、颜面神经。

【部位】在目上直入发际五分。

【主治】鼻塞目眩，生翳眵曚冷泪，眼目诸疾，惊痫反视，卒暴中风不识人，胁下痛，疟疾日再发。

【摘要】《百症赋》：泪出刺临泣头维之处。

【手术】针三分。禁灸。

目窗

【解剖】有前头筋、前额动脉、前额神经。

【部位】在临泣后一寸半。

【主治】头目眩，痛引外眦，远视不明，面肿寒热，汗不出。

【手术】针三分。灸五壮。

正营

【解剖】皮下有头盖之帽状腱膜，其下为颅顶骨，有颞颥动脉支、颜面神经支。

【部位】在目窗后一寸半。

【主治】头痛目眩，齿龋痛，唇吻强急。

【手术】针三分。灸三壮。

承灵

【解剖】为后头骨部，有后头筋、后头动脉与神经。

【部位】在正营后一寸五分。

【主治】脑风头痛，鼻塞不通，恶风。

【手术】此穴禁针。灸五壮。

脑空

【解剖】当后头骨外，后节结节之下面，即僧帽筋附着之上部，是处有后头筋、后头动脉、大后头神经。

【部位】在承灵后一寸五分，玉枕骨之下陷中。

【主治】劳瘵身热，羸瘦，脑风头痛不可忍，项强不得顾，目瞑，鼻衄，耳聋，惊悸癫风，引目鼻痛。

【手术】针四五分。灸五壮。

风池

【解剖】当后头骨下部之陷凹处，僧帽筋之外侧，有后头神经与动脉。

【部位】在脑空之后部，发际之陷凹处。

【主治】中风偏正头痛，伤寒热病汗不出，痎疟，颈项如拔，痛不得回，目眩赤痛泪出，衄䶃，耳聋腰背俱痛，伛偻引项，肘力不收，脚弱无力。

【摘要】《玉龙歌》：凡患伛者，补风池泻绝骨。《胜玉歌》：头风头痛灸风池。《席弘赋》：风府风池寻得到，伤寒百病一时消。《通玄赋》：头晕目眩，要觅于风池。《捷径》：治温病烦满，汗不出。

【手术】针四分。灸三壮。

肩井

【解剖】有横颈动脉、外颈静脉、上肩胛骨神经。

【部位】在肩上陷罅〔1〕中，缺盆上大骨前一寸半，以三指按取之，当中指下陷者为是。

【主治】中风气塞，涎上不语气逆，五劳七伤，头项颈痛，臂不能举，或因扑伤腰痛，脚气上攻。若妇人难产坠胎后，手足厥冷，针之立愈。

【摘要】《席弘赋》：要针肩井须三里，不刺之时气未调。《百症赋》：肩井乳痈而极效。《通玄赋》：肩井除两臂难任。《标幽赋》：肩井、曲池，甄权刺臂痛而复射。《天星秘诀》：脚气酸疼肩井先，次寻三里阳陵泉。

【手术】针四五分。灸三壮。孕妇禁针。

渊液

【解剖】有肋间筋、肩胛下神经、肋间神经。

【部位】在腋下三寸。

此穴禁针灸，故不录其主治与手术。

辄筋

【解剖】适当第三肋间，有大胸筋、小胸筋，深部有内外肋间筋，分布长胸动脉、侧胸皮下神经、长胸神经。

【部位】在胁下三寸，复前向乳房一寸。

---

〔1〕 陷罅：原书作"陷解"，有误，今改之。

【主治】太息多唾，善悲，言语不正，四肢不收，呕吐宿汁，吞酸，胸中暴满不得卧。

【手术】针六分。灸三壮。

日月

【解剖】当附着第八肋骨寸部之一寸许，介于直腹筋与外斜腹筋之间，有上腹动脉、肋间神经。

【部位】在期门下五分，微外开些。

【主治】太息善唾，小腹热，欲走多吐，言语不正，四肢不收。

【手术】针六分。灸七壮。注：此穴为胆之募穴。

京门

【解剖】为外斜腹筋端部，分布上腹动脉及长胸神经。

【部位】在挟脊季胁之端，即脐上五分，旁开九寸半也。

【主治】肠鸣洞泄，水道不利，少腹急痛，寒热膜胀，肩背腰髀引痛，不得俯仰久立。

【手术】针三分。灸三壮。注：此穴为肾之募穴，侧卧，屈上足，伸下足，举臂取之。

带脉

【解剖】为外斜腹筋部，有上腹动脉、长胸神经、肋间神经支。

【部位】在京门下一寸八分，去脐旁八寸半。

【主治】腰腹纵，溶溶如坐水中状；妇人小腹痛急，瘀疬，月经不调，赤白带下，两胁气引背痛。

【手术】针六分。灸五壮。

五枢

【解剖】有下腹动脉、长胸神经、肋间神经支。

【部位】在带脉下三寸。

【主治】疝癖，小肠、膀胱气攻两胁，小腹痛，腰腿痛，阴疝睾丸上入腹，妇人赤白带下。

【摘要】《玉龙歌》：肩背风气连臂疼，背缝二穴用针明。五枢亦治腰间痛，得穴方知病顿轻。

【手术】针五分至一寸，灸五壮。

维道

【解剖】有内外斜腹筋、下骨腹动脉。

【部位】在章门直下五寸三分，五枢之前下部。

【主治】呕逆不止，三焦不调，不食，水肿。

【手术】针八分。灸三壮。

居髎

【解剖】有内外斜腹筋、下骨腹动脉。

【部位】在维道下三寸，后开五寸，横直环跳三寸稍高些。

【主治】痛引胸臂，挛急不得举，腰引小腹痛。

【摘要】《玉龙歌》：环跳能治腿股风，居髎二穴认真攻。

【手术】针三分。灸三壮。

环跳

【解剖】在臀股部，有大臀筋、上臀神经。

【部位】在髀枢中通京门之下，并两足而立，腰下部有陷凹处是也。

【主治】冷风湿痹不仁，胸胁相引，半身不遂，腰胯酸痛，膝不得伸，遍身风疹。

【摘要】《玉龙歌》：环跳能除腿股风。《天星秘诀》：冷风湿痹针何处？先取环跳次阳陵。《百症赋》：后溪、环跳，腿疼刺而即轻。《标幽赋》：悬钟、环跳，华佗刺蹙足而能行。《席弘赋》：冷风冷痹疾难愈，环跳腰俞针与烧。《胜玉歌》：腿股转酸难移步，妙穴说与后人知，环跳风市及阴市，泻却金针病自除。《杂病穴法歌》：腰痛环跳委中冲。又：腰连脚痛怎生医，环跳风市与行间。又：冷风湿痹针环跳。又：脚连胁腋痛难当，环跳阳陵泉内杵。《马丹阳十二诀》：折腰莫能顾，冷风并湿痹，腿胯连腨痛，转侧重歔欷，若人针灸后，顷刻病消除。

【手术】侧卧，伸下足，屈上足，取之有大空。针入一寸二分。灸十壮。

风市

【解剖】有外大股筋、上膝关节动脉、前股皮下神经。

【部位】膝上外廉两筋中。

【主治】腿膝无力，脚气，浑身瘙痒，麻痹，疠风症。

【摘要】《**胜玉歌**》：腿股转酸难移步，妙穴说与后人知，环跳风市及阴市，泻却金针病自除。《**杂病穴法歌**》：腰连脚痛怎生医，环跳风市与行间。

【手术】正立以两手垂直覆腿上，中指尽处是穴。针五分。灸五壮。

中渎

【解剖】有外大股筋、股动脉分支。

【部位】在髀骨外（环跳直下），屈膝横纹外角直上五寸。

【主治】寒气客于分肉间，攻痛上下，筋痹不仁。

【手术】针五分。灸三壮。

阳关

【解剖】有外大股筋、外关节动脉、股神经。

【部位】在阳陵泉上三寸，犊鼻外陷中，即膝盖之旁，两筋之间尽处。

【主治】风痹不仁，股膝冷痛，不可屈伸。

【手术】针五分。禁灸。

阳陵泉

【解剖】当胫骨之外侧，有膝关节动脉、浅腓骨神经。

【部位】在膝下一寸外尖骨前之陷凹处。

【主治】偏风半身不遂，足膝冷痹不仁，无血色，脚气筋挛。

【摘要】此穴为足少阳胆经脉之所入，为合土。《**玉龙歌**》：膝盖红肿鹤膝风，阳陵二穴亦堪攻。《**席弘赋**》：最是阳陵泉一穴，膝间疼痛用针烧。又：脚痛膝肿针三里，悬钟二陵三阴交。《**百症赋**》：半身不遂，阳陵远达于曲池。《**杂病穴法歌**》：胁痛只须阳陵泉。又：脚连腰膝痛难当，环跳阳陵泉内杵。又：冷风湿痹针环跳，阳陵三里烧针尾。又：热秘气秘先长强，大敦阳陵堪调护。《**通玄赋**》：胁下肋边者，刺阳陵而即止。《**天星秘诀**》：冷风湿痹针何处，先取环跳次阳陵。又：脚气酸疼肩井先，次寻三里阳陵泉。《**马丹阳十二诀**》：膝肿并麻木，冷痹及偏风，举足不能起，坐卧似衰翁，针入六分止，神功妙不同。

【手术】针六分。灸七壮。

阳交

【解剖】有长总趾伸筋、前胫骨动脉、深腓骨神经。

【部位】在外踝上七寸，沿太阳经一面昆仑之直上。

【主治】胸满喉痹，足不仁，膝痛寒厥，惊狂面肿。

【手术】针六分。灸三壮。

外丘

【解剖】有长腓筋、前胫骨动脉、浅腓骨神经。

【部位】外踝上七寸，与阳交相并，阳交在后，外丘在前，相隔一筋。

【主治】颈项痛，胸满痿痹，癫风，恶犬伤毒不出。

【手术】针三分。灸三壮。

光明

【解剖】有长总趾伸筋、前腓骨动脉、深腓骨神经。

【部位】外踝上五寸。

【主治】热病汗不出，卒狂嚼颊；淫泺胫胻痛，不能久立。虚则痿痹偏细，坐不能起；实则足胻热膝痛，身体不仁。

【摘要】此穴为足少阳络，别走厥阴。《**席弘赋**》：睛明治眼未效时，合谷光明安可缺。《**标幽赋**》：眼痒眼痛，泻光明与地五。

【手术】针六分。灸五壮。

阳辅

【解剖】有长总趾伸筋、前腓骨动脉、深腓骨神经。

【部位】在外踝上四寸，光明、悬钟二穴之中。

【主治】腰溶溶如水浸，膝下肤肿，筋挛，百节酸疼痿痹，马刀挟瘿〔1〕，颈项痛，喉痹汗不出，及汗出振寒，痎疟，腰胁酸痛，不能行立。

【摘要】此穴为足少阳胆脉所行，为经火。

【手术】针三分。灸三壮。

悬钟

【解剖】为短腓筋部，有前腓骨动脉与神经。

【部位】在外踝上三寸。

【主治】心腹胀满，胃热不食，喉痹，欬逆，头痛中风，虚劳，颈项痛，手足不收，腰膝痛，脚气筋骨挛。

【摘要】《玉龙歌》：凡患伛者，补风池，泻绝骨。又：寒湿脚气不可熬，先针三里及阴交，再将绝骨穴兼刺，肿痛顿时立见消。《席弘赋》：脚气膝肿针三里，悬钟二陵三阴交。《标幽赋》：环跳、悬钟，华佗针蹩足而立行。《天星秘诀》：足缓难行先绝骨，次寻条口及冲阳。《肘后歌》：寒则须补绝骨是，热则绝骨泻无忧。《胜玉歌》：踝跟骨痛灸昆仑，更有绝骨共丘墟。《杂病穴法歌》：两足难移先悬钟，条口后针能步履。

【手术】针五分。灸五壮。

丘墟

【解剖】当长总趾伸筋腱之后部，有前外踝动脉、浅腓骨神经。

【部位】在外踝下微前陷中。

【主治】胸胁满痛不得息，寒热，目生翳膜，颈肿，久疟，振寒，痿厥，腰腿酸痛，髀枢中痛，转筋足胫偏细，小腹坚卒疝。

---

〔1〕　马刀挟瘿：原书作"马刀"，漏字，今补之。

【摘要】此穴为足少阳脉之原穴。《玉龙歌》：脚背疼起丘墟穴。《灵光赋》：髀枢不动泻丘墟。《百症赋》：转筋兮，金门、丘墟来医。《胜玉歌》：踝跟骨痛灸昆仑，更有绝骨共丘墟。

【手术】针五分。灸五壮。

临泣〔1〕

【解剖】为长总趾伸筋腱部，在第四蹠骨之前面，有蹠骨动脉、中足背皮神经。

【部位】在足小趾、次趾本节后，去侠溪一寸五分。

【主治】胸满气喘，目眩心痛，缺盆中及腋下马刀疡，痹痛无常，厥逆，痎疟日西发者，胻酸洒淅振寒；妇人月经不调，季胁支满，乳痈。

【摘要】此穴为足少阳脉之所注，为俞木。《玉龙歌》：小腹胀满气攻心，内庭二穴要先针，两足有水临泣泻。《杂病穴法歌》：赤眼迎香（内迎香）出血奇，临泣太冲合谷侣。

【手术】针二分。灸三壮。

地五会

【解剖】当第四趾之第一趾骨后，有骨间背动脉、中足背皮神经。

【部位】去侠溪一寸。

【主治】腋痛内损吐血，足外无膏泽，乳痈。

【摘要】《席弘赋》：耳内蝉鸣腰欲折，膝下明存三里穴，若能补泻五会间。《标幽赋》：眼痒、眼疼，针光明于地五。《天星秘诀》：耳鸣腰痛先五会，次针耳门三里内。

【手术】针一分。禁灸。

侠溪

【解剖】有趾背动脉与神经。

---

〔1〕 临泣：此处指足临泣。

【部位】在足小趾、次趾歧骨间，本节前陷中。

【主治】胸胁支满，寒热病汗不出，目赤颔肿，胸痛耳聋。

【摘要】此穴为足少阳脉之所流，为荥水。《**百症赋**》：阳谷、侠溪，颔肿口噤并治。

【手术】针二分。灸三壮。

窍阴

【解剖】有趾背动脉、趾背神经。

【部位】在第四趾外侧爪甲角。

【主治】胁痛，欬逆不得息，手足烦热，汗不出，痈疽，口干口痛，喉痹舌强，耳聋，转筋肘不可举。

【摘要】此穴为足少阳脉之所出，为井金。

【手术】针一分。灸三壮。

附 足少阳胆经穴歌

少阳足经童子髎，四十四穴行迢迢，听会上关颔厌集，悬颅悬厘曲鬓翘，率谷天冲浮白次，窍阴完骨本神邀，阳白临泣目窗辟，正营承灵脑空摇，风池肩井渊腋部，辄筋日月京门标，带脉五枢维道续，居髎环跳风市招，中渎阳关阳陵穴，阳交外丘光明宵，阳辅悬钟丘墟外，足临泣地五侠溪，第四指端窍阴毕。

附 足少阳胆经经穴分寸歌

外眦五分瞳子髎，耳前陷中听会绕，上关上行一寸是，内斜曲角颔厌照，后行颅中厘下廉，曲鬓耳前发际看。入发寸半率谷穴，天冲耳后五分交，浮白下行一寸是，乳突后上窍阴找，完骨耳后入发际，量得四分须用记，本神神庭旁三寸，入发五分耳上系，阳白眉上一寸许，上行五分是临泣。临后寸半目窗穴，正营承灵脑空要，后行相去寸半同，风池耳后发际陷，肩井肩上陷罅〔1〕中，大骨之前寸半取。渊液腋下三寸逢，辄筋复前一寸行，

---

〔1〕 陷罅：原书作"陷解"，今改正之。

足少阳胆经图

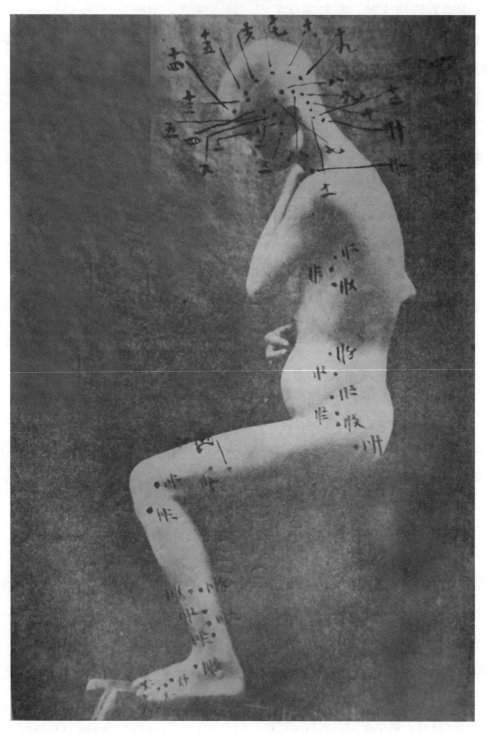

足少阳胆经 左右各四十四穴

（一）瞳子髎	（二）听会	（三）客主人	（四）颔厌
（五）悬颅	（六）悬厘	（七）曲鬓	（八）率谷
（九）天冲	（十）浮白	（十一）窍阴	（十二）完骨
（十三）本神	（十四）阳白	（十五）临泣	（十六）目窗
（十七）正营	（十八）承灵	（十九）脑空	（二十）风池
（二一）肩井	（二二）渊液	（二三）辄筋	（二四）日月
（二五）京门	（二六）带脉	（二七）五枢	（二八）维道
（二九）居髎	（三十）环跳	（三一）风市	（三二）中渎
（三三）阳关	（三四）阳陵泉	（三五）阳交	（三六）外丘
（三七）光明	（三八）阳辅	（三九）悬钟	（四十）丘墟
（四一）临泣	（四二）地五会	（四三）侠溪	（四四）足窍阴

日月乳下二肋缝，期门之下五分存。脐上五分旁九五，季肋挟脊是京门，季下寸八寻带脉，带下三寸五枢真，维道章下五三定，章下八三居髎名，环跳髀枢宛中陷，风市垂手中指寻。膝上五寸是中渎，阳关阳陵上三寸，阳陵膝下一寸任，阳交外踝上七寸，外丘外踝七寸分，此系斜属三阳络，踝上五寸定光明，踝上四寸阳辅临，踝上三寸是悬钟，丘墟踝下陷中立，丘下三寸临泣存，临下五分地五会，会下一寸侠溪呈，欲觅窍阴归何处，小趾次趾外侧寻。

第十三节　足厥阴肝经凡一十四穴，共二十八穴

大敦

【解剖】有长大趾伸筋、趾背神经、浅腓骨神经。

【部位】在大趾端爪甲后之丛毛中，按之有陷。

【主治】卒心痛汗出，腹胀肿满中热，喜寐，五淋七疝，小便频数不禁，阴痛引小腹，阴挺出，血崩，尸厥如死。

【摘要】此穴为足厥阴脉之所出，为井木。凡疝气腹胀足肿者，皆宜灸之，以泄肝木之气，以安脾胃。《玉龙歌》：七般疝气取大敦。《席弘赋》：大便秘结大敦烧。《百症赋》：大敦、照海，患寒疝而善蠲。《通玄赋》：大敦能除七疝之偏坠。《杂病穴法歌》：七疝大敦与太冲。《天星秘诀》：小肠气痛先长强，后刺大敦不用忙。《胜玉歌》：灸罢大敦除疝气。又：热秘气秘先长强，大敦阳陵堪调护。

【手术】针一分。灸三壮。

行间

【解剖】有趾背动脉、浅在腓骨神经。

【部位】大趾、次趾合缝后五分，动脉陷中。

【主治】呕逆欸血，心胸痛，腹胁胀，色苍苍如死状，中风口㖞，咽干烦渴，瞑不欲视，目中泪出，太息，癫疾短气，肝积肥气，痎疟，洞泄，遗尿，癃闭，崩漏，白浊，寒疝，少腹肿，腰痛不可俯仰，小儿惊风。

【摘要】此穴为足厥阴肝脉所流，为荥火。《百症赋》：雀目肝气，睛明、行间而细推。又：行间、涌泉，治消渴之肾竭。《通玄赋》：行间治膝肿目疾。《杂病穴法歌》：脚膝诸痛羡行间。《胜玉歌》：行间可治膝肿病。

【手术】针三分。灸二壮。

太冲

【解剖】在第一蹠骨之部，有浅腓骨神经支、前胫骨筋。

【部位】在行间后寸半。

【主治】虚劳呕血，恐惧气不足，呕逆，发寒，肝疟令人腰痛，嗌干，胸胁支满，太息，浮肿，小腹满，腰引少腹痛，足寒，或大小便难，阴痛遗溺，溏泄，小便淋癃，小腹疝气，腋下马刀疡瘘，腑酸踝痛；女子月水不通，或漏血不止；小儿卒疝。

【摘要】此穴为肝脉所注，为俞土。产后出汗不止，针太冲亟补之。《席弘赋》：手连肩脊痛难忍，合谷针时要太冲。又：脚痛膝肿针三里，悬钟二陵三阴交。更向太冲须引气，指头麻木自轻飘。又：咽喉最急先百会，太冲照海及阴交。**《标幽赋》**：心胀咽痛，针太冲而必除。**《通玄赋》**：行步难移，太冲最奇。**《胜玉歌》**：若人行步苦艰难，中封太冲针便痊。**《肘后歌》**：股膝肿起泻太冲。**《杂病穴法歌》**：赤眼迎香（内迎香）出血奇，临泣太冲合谷侣。又：鼻塞鼻痔及鼻渊，合谷太冲随手取。又：舌裂出血寻内关，太冲阴交走上部。又：手指连肩相引疼，合谷太冲能救苦。又：七疝大敦与太冲。**《马丹阳十二诀》**：动脉知生死，能医惊痫风。咽喉并心胀，两足不能行。七疝偏坠肿，眼目似云蒙。亦能疗腰痛，针下有神功。

【手术】针三分。灸三壮。

中封

【解剖】有前胫骨筋、内踝动脉、大蔷薇神经。

【部位】在内踝前一寸微下些，屈足见踝前下面有陷凹处便是。

【主治】痎疟，色苍苍如死状，善太息，振寒，溲白，大便难，小便肿痛，五淋，足厥冷，不嗜食，身体不仁，寒疝痿厥，筋挛，失精，阴缩入腹，相引痛，或身微热。

【摘要】此穴为足厥阴肝脉所行，为经金。**《胜玉歌》**：若人行步苦艰难，中封太冲针便痊。**《玉龙歌》**：行步艰难疾转加，太冲二穴效堪夸。更针三里中封穴，去病如同用手抓。

【手术】针四分。灸三壮。

蠡沟

【解剖】胫骨之内侧，有比目鱼筋、胫骨动脉、胫骨神经。

【部位】在内踝前上五寸。

【主治】疝痛，小腹满痛，癃闭，脐下积气如杯，数噫，恐悸，少气，足胫寒酸，屈伸难，腰背拘急，不可俯仰，月经不调，溺下赤白。

【摘要】此穴为足厥阴络别走少阳者。

【手术】针三分。灸三壮。

中都

【解剖】有比目鱼筋、驶骨动脉、胫骨神经。

【部位】在蠡沟上二寸。

【主治】肠癖冲瘕疝，少腹痛，湿热足胫寒，不能行立；妇人崩中，产后恶露不绝。

【手术】针三分。灸五壮。

膝关

【解剖】为腓肠筋部，有内下膝关节动脉、胫骨神经。

【部位】在胃经穴犊鼻下二寸，向里横开寸半之间陷中。

【主治】风痹膝内肿痛，引髌不可屈伸及寒湿走注，白虎历节风寒，不能举动，咽喉中痛。

【手术】针四分。灸五壮。

曲泉

【解剖】有膝关节动脉、腓骨神经、半膜状筋。

【部位】在膝内辅骨下，屈膝横纹与陷中。

【主治】瘕疝阴股痛，小便难，少气，泄痢脓血，肠胁支满，膝痛筋挛，四肢不举，不可屈伸，风劳失精，身体极痛，膝胫冷，阴茎痛，实则身热目痛，汗不出，目瞒瞒，发狂，衄血，喘呼痛引咽喉；女子阴挺出，少腹痛，阴痒血瘕。

【摘要】此穴为足厥阴肝脉所入，为合水。《席弘赋》：若是七疝小腹痛，照海阴交曲泉针。又不应时求气海，关元同泻效如神。《肘后歌》：风痹痿厥如何治，大杼曲泉真是妙。

【手术】针七分。灸三壮。

阴包

【解剖】有内大股筋、外回旋股动脉、股神经。

【部位】在膝上四寸，股内廉两筋间。

【主治】腰尻引小腹痛，小便难，遗尿，月水不调。

【摘要】《肘后歌》：中满如何去得根，阴包如刺效如神。

【手术】针六分。灸三壮。

五里

【解剖】有长内转股筋、循行股动脉、闭锁神经。

【部位】去阴廉下斜二寸，去气冲三寸。

【主治】肠风热闭不得溺，风劳嗜卧，四肢不能举。

【手术】针六分。灸三壮。

阴廉

【解剖】在鼠蹊部之下，有耻骨筋、外阴部动脉、股伸筋、闭锁神经。

【部位】在阴部之旁，皮肉之下有如核者，名曰羊矢骨，穴在其下，去气冲二寸。

【主治】妇人不孕，若经不调未有孕者，灸三壮即有子。

【手术】针六分。灸三壮。

急脉

【解剖】有三棱腹筋、下腹神经。

【部位】在阴器之旁开二寸五分。

【主治】癞疝小腹痛。

【手术】灸三壮。禁针。

章门

【解剖】为内外斜腹筋部，即胃腑之外侧，贯通上腹动脉，有第八至第十二肋间之神经支。

【部位】在季肋之端，与脐直。

【主治】两胁积气如卵石，膨胀肠鸣，食不化，胸胁痛，烦热支满，呕吐，欬喘不得卧，腰脊冷痛，不得转侧，肩臂不举，伤饱身黄瘦弱，泄泻，四肢懒，善恐少气厥逆。

【摘要】此穴为脾之募穴。《**百症赋**》：胸胁支满何疗，章门、不容细寻。《**胜玉歌**》：经年或变劳怯者，痞满脐旁章门决。

【手术】针六分。灸三壮。

期门

【解剖】有内外斜腹筋、循行上腹动脉、第八至十二肋神经。

【部位】在不容旁一寸五分，乳下第二肋端。

【主治】伤寒胸中烦热，奔豚上下，目青而呕，霍乱泻痢，腹硬胸胁积痛，支满呕酸，善噫食不下，喘不得卧。

【摘要】《**席弘赋**》：期门穴主伤寒患，六日过经犹未汗，但向乳根二肋间，又治妇人生产难。《**百症赋**》：项强伤寒，温溜、期门而主之。《**通玄赋**》：期门罢胸满血膨而可止。《**天星秘诀**》：伤寒过经不出汗，期门通里先后看。《**肘后歌**》：伤寒痞结胁积痛，宜用期门见深功。

【手术】针四分。灸五壮。

附　足厥阴肝经穴歌

一十四穴足厥阴，大敦行间太冲侵，中封蠡沟中都近，膝关曲泉阴包临，五里阴廉急脉系，章门常对期门深。

附　足厥阴肝经经穴分寸歌

足大趾端名大敦，行间大趾缝中存，太冲本节后寸五（原作"二寸"），踝前一寸号中封，蠡沟踝上五寸是，中都踝上七寸中，膝关犊鼻下二寸，曲泉屈膝尽横纹，阴包膝上方四寸，气冲三寸下五里，阴廉冲下有二寸，急脉阴旁二寸半，章门脐旁季肋端，肘尖尽处侧卧取，期门乳下二肋端，旁距不容寸五量。

足厥阴肝经穴图

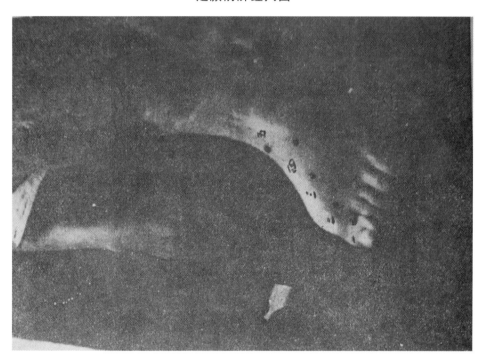

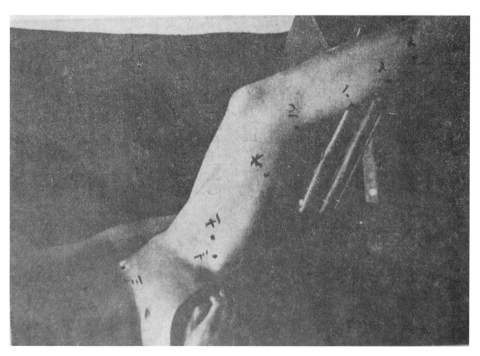

足厥阴肝经　左右共十四穴

（一）大敦　　　（二）行间　　　（三）太冲　　　（四）中封　　　（五）蠡沟

（六）中都　　　（七）膝关　　　（八）曲泉　　　（九）阴包　　　（十）五里

（十一）阴廉　　（十二）急脉　　（十三）章门　　（十四）期门

第十四节　奇经八脉之一　任脉凡二十四穴

会阴

【解剖】有海绵体球筋及其他诸筋、外痔动脉、内阴部神经。

【部位】在两阴之间。

【主治】阴汗阴中诸病，前后相引痛，不得大小便，谷道病，久痔不通，男子阴寒冲心，女子阴门痛，月经不通。

【手术】不宜针灸，惟卒死、溺死可针一寸。

曲骨

【解剖】为耻骨软骨之合缝部，有外阴动脉、肠骨下腹神经。

【部位】在中极下一寸阴毛中。

【主治】小便胀满，小便淋涩，血癃，㿉疝小腹痛，失精虚冷，妇人赤白带下。

【手术】针八分至一寸二分。灸五壮。

中极

【解剖】有表在深在之下腹动脉、肠骨下腹神经。

【部位】在关元下一寸。

【主治】阳气虚惫，冷气时上冲心，尸厥恍惚，失精无子，腹中脐下结块，水肿奔豚，疝瘕，五淋，小便赤涩不利，妇人下元虚冷，血崩白浊，因产恶露不行，胎衣不下，经闭不通，血积成块，子门肿痛，转胕不得小便。

【手术】针八分。灸三壮。

关元

【解剖】有下腹动脉、下腹神经。

【部位】石门下一寸。

【主治】积冷诸虚百损，脐下绞痛，渐入阴中，冷气入腹，少腹奔豚，夜梦遗精，白浊五淋，七疝，溲血，小便赤涩，遗沥，转胞不得溺，妇人带下瘕聚，经水不通，不妊，或妊娠下血，或产后恶露不止，或血冷月经断绝。

【摘要】《玉龙歌》：传尸痨病最难医，涌泉出血免灾危。痰多须向丰隆泻，气喘丹田亦可施。《席弘赋》：小便不禁关元好。又：若是七疝小腹痛，照海阴交曲泉针，关元同泻效如神。《玉龙歌》：肾气冲心得几时，若得关元并带脉。又：肾强疝气发甚频，关元兼刺大敦穴。

【手术】针八分至一寸二分。灸三壮。

石门

【解剖】有下腹动脉与神经。

【部位】在气海下半寸。

【主治】腹胀坚硬，水肿支满，气淋，小便黄赤不利，小腹痛，泄泻不止，身寒热，欬逆上气，呕血，卒疝疼痛，妇人因产恶露不止，遂结成块，崩中漏下血淋。

【手术】针六分。灸三壮。孕妇不宜针灸。

气海

【解剖】有小肠动脉、交感神经丛支。

【部位】阴交下半寸。

【主治】下焦虚冷，上冲心腹，或为呕吐不止，或阳虚不足，惊恐不卧，奔豚七疝，小肠膀胱癥瘕结块，状如覆杯，脐下冷气，阳脱欲死，阴证伤寒卵缩，四肢厥冷，小便赤涩，羸瘦，白浊；妇人赤白带下，月事不调，产后恶露不止，绕脐腹痛；小儿遗尿。

【摘要】《席弘赋》：气海专能治五淋，更针三里随呼吸。《百症赋》：针三阴于气海，专司白浊久遗精。**《灵光赋》**：气海血海疗五淋。**《胜玉歌》**：诸般气症从何治，气海针之灸亦宜。

【手术】针一寸。灸百壮。

阴交

【解剖】有小肠动脉与神经。

【部位】脐下一寸。

【主治】冲脉生病，从少腹冲心而痛，不得小便，疝痛，阴汗湿痒，奔豚腰膝拘挛；妇人月事不调，崩中带下，产后恶露不止，绕脐冷痛。

【摘要】**《席弘赋》**：若是七疝小腹痛，照海阴交曲泉针。又：小肠气撮痛连脐，速泻阴交莫待迟。又：咽喉最急先百会，照海太冲及阴交。**《百症赋》**：中邪霍乱，寻阴交、三里之程。又：无子搜阴交、石关之乡。

【手术】针八分。灸五壮。

神阙

【解剖】当脐中央，中有小肠。

【部位】脐中。

【主治】阴证伤寒，中风不省人事，腹中虚冷，阳脱，肠鸣泄泻不止，水肿鼓胀；小儿乳痢不止，腹大，风痫角弓反张，脱肛；妇人血冷不受胎者，灸此永不脱肛。

【摘要】灸此穴须纳盐脐中灸之，灸百壮以上。并可灸霍乱。

【手术】可灸不可针。

水分

【解剖】有上腹动脉、肋间神经。

【部位】在脐上一寸，下脘下一寸。

【主治】水病腹坚，黄肿如鼓，冲胸不得息，绕脐痛，肠鸣泄泻，小便不通，小儿陷囟。

【摘要】**《玉龙歌》**：水病之疾最难熬，腹满虚胀不可消，先灸水分并水道。

《百症赋》：阴陵、水分，去水肿之脐盈。《天星秘诀》：肚腹浮肿胀膨膨，先针水分泻建里。《灵光赋》：水肿水分灸即安。

【手术】此穴宜灸不宜针。

下脘

【解剖】有上腹动脉、肋间神经。

【部位】在建里下一寸。

【主治】脐上厥气坚痛，腹胀满，寒谷不化，虚肿癖块连脐，瘦弱少食，翻胃，小便赤。

【摘要】《灵光赋》：中脘下脘治腹坚。《百症赋》：腹内肠鸣，下脘陷谷能平。《胜玉歌》：胃冷下脘却为良。

【手术】针八分。灸五壮。孕妇忌灸。

建里

【解剖】有上腹动脉、肋间神经。

【部位】在中脘下一寸。

【主治】腹胀身肿，心痛上气，肠鸣呕逆不食。

【摘要】《百症赋》：建里、内关，扫尽胸中之苦闷。《天星秘诀》：肚腹浮肿胀膨膨，先针水分泻建里。

【手术】针五分。灸五壮。孕妇忌灸。

中脘

【解剖】中藏胃腑，有上腹动脉、肋间神经。

【部位】在上脘下一寸。

【主治】心下胀满，伤饱食不化，五膈五噎，翻胃不食，心脾烦热，疼痛，积聚，痰饮，面黄，伤寒饮水过多，腹胀气喘，温疟，霍乱吐泻，寒热不已，或因读书得奔豚气上攻，伏梁心下，寒癖结气。凡脾冷不可忍，心下胀满，饮食不进不化，气结疼痛雷鸣者，皆宜灸之。

【摘要】《玉龙歌》：九种心痛及脾疼，上脘穴内用神针，若还脾败中脘补。

又：脾家之症有多般，致成翻胃吐食难。黄疸亦须寻腕骨，金针必定夺中脘。

《肘后歌》：中脘回还胃气痛。**《杂病穴法歌》**：霍乱中脘可入深。**《灵光赋》**：中脘下脘治腹坚。

【手术】针八分。灸七壮。

上脘

【解剖】有上腹动脉与肋间神经。

【部位】在巨阙下一寸，脐上五寸。

【主治】心中烦热，痛不可忍，腹中雷鸣，饮食不化，霍乱翻胃，呕吐，三焦多涎，奔豚伏梁，气胀积聚，黄疸，惊风心悸呕血，身热汗不出。

【摘要】**《玉龙歌》**：九种心痛及脾疼，上脘穴内用神针，若还脾败中脘补。**《百症赋》**：发狂奔走，上脘同起于神门。**《胜玉歌》**：心疼脾痛上脘先。

【手术】针八分。灸五壮。

巨阙

【解剖】有上腹动脉与神经。

【部位】去鸠尾一寸。

【主治】上气欬逆，胸满气疼，九种心痛，冷痛，少腹蛔痛，痰饮咳嗽，霍乱腹胀，恍惚，发狂，黄疸膈中不利，烦闷，卒心痛，尸厥蛊毒，息贲呕血，吐痢不止。

【摘要】**《百症赋》**：膈痛饮蓄难禁，膻中、巨阙便针。

【手术】针六分。灸七壮。

鸠尾

【解剖】胸骨剑状突起端，有上腹动脉、肋间神经。

【部位】在歧骨下一寸。

【主治】心惊悸，神气耗散，癫痫狂病。

【摘要】鸠尾能治五般痫，若泻涌泉人不死。

【手术】不可轻针，必欲针，须两手高举，方可下针。灸三壮。针三分。

中庭

【解剖】有内乳动脉之分支、肋间神经。

【部位】在膻中下一寸六分。

【主治】胸胁支满噎塞，吐逆，食入还出，小儿吐乳。

【手术】针三分。灸三壮。

膻中

【解剖】有内乳动脉之分支、肋间神经。

【部位】在玉堂下一寸六分，即两乳之间。

【主治】一切上气短气，痰喘哮嗽，欬逆噎气，膈食反胃，喉鸣气喘，肺痛，呕吐涎沫脓血；妇人乳汁少。

【摘要】此穴气之会也。《百症赋》：膈痛饮蓄难禁，膻中、巨阙便针。《**胜玉歌**》：膻中七壮除膈热。

【手术】禁针。灸七壮。

玉堂

【解剖】有内乳动脉、肋间神经。

【部位】在紫宫下一寸六分。

【主治】胸膺满痛，心烦欬逆，上气喘急不得息，喉痹咽壅，水浆不入，呕吐寒痰。

【摘要】《百症赋》：烦心呕吐，幽门开彻玉堂明。

【手术】针三分。灸五壮。

紫宫

【解剖】有内乳动脉、肋间神经。

【部位】在华盖下一寸六分。

【主治】胸胁支满膺痛，喉痹咽壅，水浆不入，欬逆上气，吐血烦心。

【手术】针三分。灸五壮。

华盖

【解剖】有内乳动脉、肋间神经。

【部位】在璇玑下一寸六分。

【主治】欬逆喘急上气，哮嗽喉痹，胸胁满痛，水饮不下。

【摘要】《百症赋》：胁肋疼痛，气户、华盖有灵。

【手术】针三分。灸五壮。

璇玑

【解剖】有内乳动脉、肋间神经。

【部位】在天突下一寸。

【主治】胸胁满，欬逆上气，喘不能言，喉痹咽肿，水饮不下。

【摘要】《席弘赋》：胃中有积刺璇玑，三里功多人不知。《玉龙赋》：尪羸喘促，璇玑、气海当知。《杂病穴法歌》：内伤食积针三里，璇玑相应块亦消。

【手术】针三分。灸五壮。

天突

【解剖】即胸骨半月状切痕部，有上甲状腺动脉、上喉头神经。

【部位】在甲状软骨下二寸（即喉结下二寸）。

【主治】上气哮喘，咳嗽喉痹，五噎，肺痈咯吐脓血，咽肿暴瘖，身寒热，咽干舌下急，不得食。

【摘要】《玉龙赋》：天突膻中医喘嗽。《灵光赋》：天突宛中治痰喘。《百症赋》：咳嗽连声，肺俞须迎天突穴。

【手术】针五分。灸二壮。仰头〔1〕取之。

廉泉

【解剖】为甲状软骨部，内有甲状腺、甲状腺动脉、上喉头神经。

【部位】在颔下，舌本之下，结喉之上。

─────────────

〔1〕 仰头：原书作"低头"，有误，今改之。

【主治】欬嗽喘息上气，吐沫，舌纵，舌下肿，舌根急缩。

【摘要】《**百症赋**》：廉泉、中冲，舌下肿疼堪取。

【手术】针三分。仰而取之。灸三壮。

承浆

【解剖】为下颚骨部，分布颐上掣筋、口冠状动脉、颜面神经、三叉神经。

【部位】在下唇下之陷凹中。

【主治】偏风半身不遂，口眼喎斜，口噤不开，暴瘖不能言。

【摘要】为十三鬼穴之一。《**百症赋**》：承浆泻牙疼而即移。《**通玄赋**》：头项强，承浆可保。

【手术】针三分，开口取之。可灸七壮。

任脉起于中极之下，以上毛际，循腹里，上关元，至咽喉，属阴脉之海。其为病也，男子为七疝，女子为瘕聚。凡二十四穴如上。

任脉 共二十四穴

（一）会阴　　（二）曲骨　　（三）中极　　（四）关元

（五）石门　　（六）气海　　（七）阴交　　（八）神阙

（九）水分　　（十）下脘　　（十一）建里（十二）中脘

（十三）上脘（十四）巨阙（十五）鸠尾（十六）中庭

（十七）膻中（十八）玉堂（十九）紫宫（二十）华盖

（二一）璇玑（二二）天突（二三）廉泉（二四）承浆

任脉经穴图

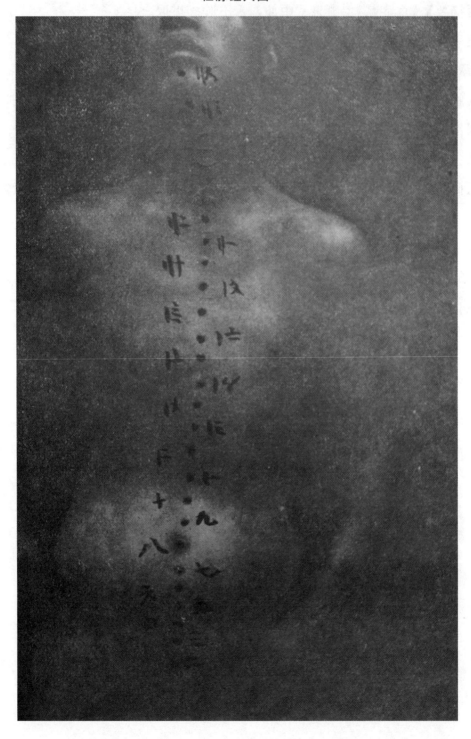

附 任脉经穴歌

任脉三八起会阴，曲骨中极关元锐，石门气海阴交仍，神阙水分下脘配，建里中上脘相连，巨阙鸠尾蔽骨下，中庭膻中慕玉堂，紫宫华盖璇玑后，天突结喉是廉泉，唇下宛宛承浆舍。

附 任脉经穴分寸歌

任脉会阴两阴间，曲骨毛际陷中安，中极脐下四寸取，关元脐下三寸连，脐下二寸石门是，脐下寸半气海全，脐下一寸阴交穴，脐之中央即神阙，脐上一寸为水分，脐上二寸下脘刊，脐上三寸名建里，脐上四寸中脘许，脐上五寸上脘在，巨阙脐上六寸步，鸠尾蔽骨下五分，中庭膻下寸六取，膻中却在两乳间，膻上寸六玉堂主，膻上紫宫三寸二，膻上四八华盖举，璇玑膻上六寸四，玑上一寸天突取，天突结喉下二寸，廉泉颔下结上已，承浆颐前下唇中，龈交齿下龈缝里。

第十五节 奇经八脉之二 督脉凡二十八穴

长强

【解剖】有大臀筋、下臀动脉、尾闾骨神经。

【部位】尾闾骨端五分之处，肛门之上。

【主治】腰脊强急，不可俯仰，狂病，大小便难，肠风下血，五痔五淋，下部痔蚀，洞泄失精，呕血，小儿囟陷，惊痫瘛疭，脱肛泻血。

【摘要】《玉龙赋》：长强、承山，灸痔最妙。《席弘赋》：大杼若连长强寻，小肠气痛即行针。又：先灸百会次长强[1]。《百症赋》：针长强与承山，善主肠风新下血。又：脱肛趋百会尾翳之所。《灵光赋》：百会鸠尾治痢疾。《天星秘诀》：小肠气痛先长强，后刺大敦不用忙。

---

〔1〕 先灸百会后长强：原书如此。《席弘赋》无此句，今为保留原貌未改。

【手术】针二分。伏地取之。灸二三十壮。

腰俞

【解剖】大臀筋之起始部，有下臀动脉、荐骨神经。

【部位】在尾闾骨之上部，二十一椎之下。

【主治】腰脊重痛，不得俯仰，腰以下至足，冷痹不仁，强急不能坐卧，灸随年壮。

【摘要】《席弘赋》：冷风冷痹疾难愈，环跳腰俞针与烧。

【手术】针三分。灸五壮。

阳关

【解剖】为第四腰椎部，有下臀动脉、荐骨神经支。

【部位】在第十六椎下。

【主治】膝痛不可屈伸，风痹不仁，筋挛不行。

【手术】针五分。灸五壮。伏而取之。

命门

【解剖】当第二腰椎部，有肋间动脉、脊椎神经。

【部位】在第十四椎下。

【主治】肾虚腰痛，赤白带下，男子泄精，耳鸣，手足冷痹挛急，惊恐，头眩头痛如破，身热如火，骨蒸汗不出，痎疟，瘈疭，里急腹痛。

【摘要】《标幽赋》：取肝俞与命门，能使瞽士视秋毫之末。痔漏下血，脱肛不食，泄痢血崩，带下淋浊，皆宜灸之。惟年满二十者，灸之有绝子之恐。

【手术】针三分。伏而取之。灸三至数十壮。

悬枢

【解剖】为第一腰椎部，有脊椎神经。

【部位】在第十三椎之下。

【主治】腰脊强，不得屈伸，腹中积气，上下疼痛，水谷不化，泻痢不止。

【手术】针三分。灸三壮。伏而取之。

脊中

【解剖】当第十一胸椎之部，有胸背动脉、肩胛下神经。

【部位】在第十一椎下。

【主治】风痫癫邪，腹满不食，五痔，积聚，下痢，小儿痢下赤白，秋末脱肛，每厕则肛痛不可忍，灸之。

【手术】针三分。灸三壮。伏而取之。

中枢

【解剖】当第十胸椎之部，有胸背动脉、肩胛下神经。

【部位】在第十胸椎之下。

此穴不针灸，不录主治与手术。

筋缩

【解剖】为第九胸椎部，有胸背动脉、肩胛下神经区。

【部位】在第九椎下。

【主治】癫疾，惊狂，脊强风痫，目下视。

【摘要】脊强兮，水道筋缩。

【手术】针五分。灸三壮。俯而取之。

至阳

【解剖】为第七胸椎之部，有胸背动脉、肩胛下神经区。

【部位】在第七椎下。

【主治】腰脊强痛，胃中寒不食，少气难言，胸胁支满，羸瘦身黄，胫酸，四肢重痛，寒热解㑊。

【摘要】《胜玉歌》：黄疸至阳便能离。《玉龙赋》：至阳却疸，善治神疲。一云：灸三壮，喘气立已。

【手术】针五分。灸三壮。俯而取之。

灵台

【解剖】为第六胸椎之部，有胸背动脉、肩胛下神经区。

【部位】在第六椎之下。

【主治】今俗以灸气喘不能卧及风冷久嗽，火到便愈。

【手术】针三分。灸三壮。俯而取之。

神道

【解剖】为第五胸椎部僧帽筋之起始部，有横颈动脉之下行支、肩胛背神经。

【部位】在第五椎之下。

【主治】伤寒头痛，寒热往来，痎疟悲愁，健忘惊悸，牙车急，口张不合，小儿风痫瘛疭。

【摘要】风痫常发，神道还须心俞宁。

【手术】灸五分。不宜针。

身柱

【解剖】为第三胸椎之部，有横颈动脉之下行支、肩胛背神经。

【部位】在第三椎之下。

【主治】腰背痛，癫痫狂走，怒欲杀人，瘛疭身热，妄见妄言，痫儿惊痫。

【摘要】《玉龙赋》：身柱蠲嗽，能除膂痛。《百症赋》：癫疾必身柱、本神之令。同陶道、肺俞、膏肓，治肺痨要紧之穴。

【手术】针三分。灸五壮。俯而取之。

陶道

【解剖】为第二胸椎部，有横颈动脉、肩胛背神经。

【部位】在第一椎之下。

【主治】痎疟寒热，洒淅脊强，烦满汗不出，头重目瞑瘛疭，恍惚不乐。

【摘要】《百症赋》：岁热时行，陶道复求肺俞理。又：兼身柱、肺俞、膏肓，为治疗肺痨之紧要穴。一云：此穴善退骨蒸之热。

【手术】针五分。灸五壮。

大椎

【解剖】适当第七颈椎与第一胸椎之间，有横颈动脉及肩胛背神经。

【部位】在第一椎上之陷凹中。

【主治】五劳七伤乏力，风劳食气，疼疟久不愈，肺胀胁满，呕吐上气，背膊拘急，项颈强不得回顾。

【摘要】能泻胸中热及诸热气。一云：治身痛，寒热风气痛，又能治气短不语。

【手术】针五分。灸三壮。

哑门

【解剖】有项韧带、横颈动脉、肩胛背神经。

【部位】入发际五分。

【主治】颈项强急不语，诸阳热盛，衄血不止，脊强反折，瘈疭癫疾，头风疼痛，汗不出，寒热风痉，中风尸厥，暴死不省人事。

【摘要】《**百症赋**》：哑门、关冲，舌缓不语而要紧。

【手术】针二分，不宜深。亦不宜灸，灸之令人哑。

风府

【解剖】有后头筋、后头动脉、大后头神经。

【部位】在项部入发际一寸，脑户后一寸五分。

【主治】中风舌缓，暴瘖不语，振寒汗出身重，偏风，半身不遂，伤风头痛，项急不得回顾，目眩反视，鼻衄咽痛，狂走悲恐惊悸。

【摘要】主泻胸中之热。《**席弘赋**》：风府风池寻得到，伤寒百病一时消。又：阳明二日寻风府。《**通玄赋**》：风伤项始求风府。《**肘后歌**》：腿脚有疾风府寻。

【手术】针三分。禁壮。

脑户

【解剖】为后头结节之下部。

【部位】在枕骨下强间后一寸五分。此穴禁针灸。

强间

【解剖】为后头颅顶之缝合部。

【部位】在后顶后一寸五分。

【主治】头痛项强，目眩脑旋，烦心呕吐涎沫，狂走。

【摘要】《百症赋》：强间、丰隆之际，头痛难禁。

【手术】针二分。禁灸。

后顶

【解剖】此处为颅顶骨部，有帽状腱膜、颞颥动脉后支、后头神经。

【部位】在百会后一寸半。

【主治】颈项强急，额颅上痛，偏头痛，恶风目眩不明。

【手术】针二分。灸五壮。

百会

【解剖】有帽状腱膜、颞颥动脉后支、后头神经。

【部位】当头正中。

【主治】头风头痛，耳聋，鼻塞，鼻衄，中风语言謇涩，口噤不开，或多悲哭，偏风半身不遂，风痫卒厥，角弓反张，吐沫，心神恍惚，惊悸健忘，疹疟；女人血风，胎前产后风疾；小儿痫风惊风，脱肛久不瘥。

【摘要】《灵光赋》：百会鸠尾治痢疾。《席弘赋》：小儿脱肛患多时，先灸百会次鸠尾。又：咽喉最急先百会，太冲照海及阴交。《玉龙赋》：中风不语最难医，发际顶门穴要知。更向百会明补泻，即时苏醒免灾危。《胜玉歌》：头疼眩晕百会好。《杂病穴法歌》：尸厥百会一穴美。

【手术】针二分。灸宜多壮。

前顶

【解剖】有颞颥动脉后支及前额神经。

【部位】在囟会后一寸五分。

【主治】头风目眩，面赤肿，小儿惊痫瘛疭，鼻多清涕，颈项肿痛。

【摘要】《百症赋》：面肿虚浮，须仗水沟、前顶。

【手术】针二分。灸五壮。

囟会

【解剖】为前头骨、颅顶骨之缝合部。

【部位】在上星后一寸。

【主治】脑虚冷痛，头风肿痛，项痛目眩，鼻塞不闻香臭，惊痫戴目。

【摘要】《百症赋》：囟会、玉枕，头风疗以金针。

【手术】针二分。灸五壮。

上星

【解剖】为前头骨部，有前头筋、前头神经、三叉神经之第一支。

【部位】在鼻之直上入发际一寸。

【主治】头风头痛，头皮肿，面虚，恶寒，疟疾寒热，汗不出，鼻衄，鼻涕，鼻塞不闻香臭，目眩睛痛，不能远视，以三棱针刺之。

【摘要】十三鬼穴之第十。《胜玉歌》：头风眼痛上星专。《玉龙赋》：头风鼻渊，上星可用。

【手术】针三分。不宜多灸。

神庭

【解剖】有前头筋、前头神经、三叉神经。

【部位】入发际半寸。

【主治】发狂，登高妄走，风痫癫狂，角弓反张，目上视不识人，头风鼻渊，流涕不止，头痛目泪，烦满喘咳，惊悸不得安寝。

【摘要】《玉龙赋》：头风鼻渊，上星可用。又：神庭理乎头风。

【手术】此穴禁针。灸三壮。

素髎

【解剖】在鼻软骨之尖端，有外鼻神经、分歧口角动脉。

【部位】鼻端准头。

【主治】鼻中息肉不消，喘息不利，多涕衄血，霍乱宜刺之。

【手术】此穴禁灸。针一分。

水沟

【解剖】上颚骨部，有口轮匝筋、鼻中隔动脉、下眼窠神经。

【部位】鼻下沟之正中，俗称人中。

【主治】中风口噤，牙关不开，卒中恶邪，不省人事，癫闲卒倒，消渴多饮水，口眼㖞斜，俱宜针之。若风水面肿，针此一穴，出水尽顿愈。

【摘要】《玉龙赋》：人中、委中，除腰脊痛闪之难制。又：大陵、人中频泻，口气全除。《百症赋》：面肿虚浮，须仗水沟前顶。《灵光赋》：水沟间使治邪癫。

【手术】针三分。不宜灸。

兑端

【解剖】为口轮匝筋部，循行上唇冠状动脉。

【部位】在上唇之端。

【主治】癫痫吐沫，齿龈痛，消渴衄血，口噤口疮。

【摘要】《百症赋》：小便赤涩，兑端独泻太阳经。

【手术】针三分。

龈交

【解剖】上颚骨齿槽突起之黏膜部，有口冠状动脉、三叉颜面神经。

【部位】在唇内齿上龈缝筋中。

【主治】面赤心烦痛，鼻生息肉不消，颈额中痛，头项强，目泪多眵赤痛，牙疳肿痛，小儿面疮。

【摘要】《百症赋》：鼻痔必取龈交。

【手术】针三分，逆针之。

督脉起于下极之腧，并于脊里，上至风府，入脑上巅，循额至鼻柱，属阳脉之海。其为病也，脊强而厥。穴凡二十八如上。

附 督脉经穴歌

督脉中行二十八，长强腰俞阳关密，命门悬枢接脊中，中枢筋缩相继列，再上至阳灵台逸，神道身柱陶道长，大椎平肩二十一，哑门风府脑户深，强间后顶百会率，前顶囟会上星圆，神庭素髎水沟窟，兑端口门唇中央，龈交唇内任督毕。

督脉经穴图

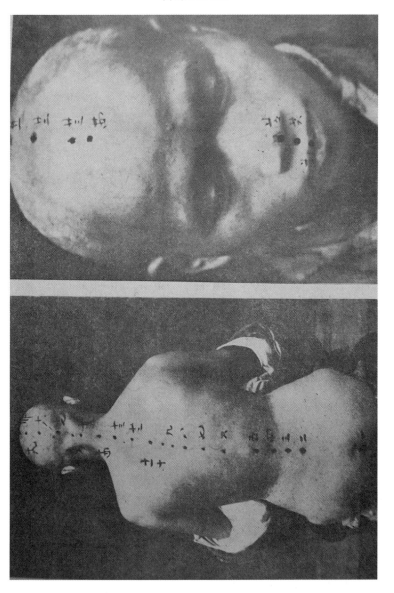

督脉经　共二十八穴

（一）长强　　（二）腰俞　　（三）阳关　　（四）命门

（五）悬枢　　（六）脊中　　（七）中枢　　（八）筋缩

（九）至阳　　（十）灵台　　（十一）神道　　（十二）身柱

（十三）陶道　（十四）大椎　（十五）哑门　　（十六）风府

（十七）脑户　（十八）强间　（十九）后顶　　（二十）百会

（二一）前顶　（二二）囟会　（二三）上星　　（二四）神庭

（二五）素髎　（二六）水沟　（二七）兑端　　（二八）龈交

附　督脉经穴分寸歌

尾闾骨端是长强，二十一椎腰俞当，十六阳关十四命，十三悬枢脊中央，十椎中枢筋缩九，七椎之下乃至阳，六灵五神三身柱，陶道一椎之下乡，一椎之上大椎穴，上至发际哑门行，风府一寸宛中取，脑户二五枕上方，再上四寸强间位，五寸五分后顶强，七寸百会顶中取，耳尖直上发中央，前顶前行八寸半，前行一尺囟会量，一尺一寸上星会，入发五分神庭当，鼻端准头素髎穴，水沟鼻下人中藏，兑端唇上端中取，龈交齿上龈缝乡。

第十六节　奇经八脉之三　冲脉凡二十二穴

幽门　　见足少阴经。

通谷　　见足少阴经。

阴都　　见足少阴经。

石关　　见足少阴经。

商曲　　见足少阴经。

肓俞　　见足少阴经。

中注　　见足少阴经。

四满　　见足少阴经。

气穴　　见足少阴经。

大赫　　　见足少阴经。

横骨　　　见足少阴经。

冲脉者，与任脉皆起于胞中，上循脊里，为经络之海。其浮于外者，循腹上行，会于咽喉，别而络唇口。故曰冲脉者，皆起气冲，并足少阴之经，挟脐上行，至胸中而散。其为病也，令人逆气而里急。凡二十二穴如上。

第十七节　奇经八脉之四　带脉凡六穴

带脉　　　见足少阳经。

五枢　　　见足少阳经。

维道　　　见足少阳经。

带脉者，起于季胁，回身一周。其为病也，腹满，腰溶溶如坐水中。其脉气所发，正名带脉，以其回身一周如带也，又与足少阳会于带脉。凡六穴如上。

第十八节　奇经八脉之五　阳跷脉凡二十六

申脉　　　见足太阳经。

仆参　　　见足太阳经。

跗阳　　　见足太阳经。

居髎　　　见足少阳经。

肩髃　　　见手阳明经。

巨骨　　　见手阳明经。

臑俞　　　见手太阳经。

地仓　　　见足阳明经。

巨髎　　　见足阳明经。

承泣　　见足阳明经。

阳跷脉者，起于跟中，循外踝上行，入风池。其为病也，令人阴缓而阳急。两足跷脉本太阳之别，合于太阳，其气上行，所发之穴生于申脉，本于仆参，郄于跗阳，与足少阳会于居髎，又与手阳明会于肩髃，与手太阳、阳维会于臑俞，与足阳明会于地仓。总凡二十穴如上。

第十九节　奇经八脉之六　阴跷脉凡四穴

照海　　见足少阴。

交信　　见足少阴。

阴跷脉者，亦起于跟中，循内踝上行，至咽喉，交贯冲脉。其为病也，令人阳缓而阴急，故曰跷脉者。少阴之别，起于然谷之后，上内踝之上，直上循阴股入阴，上循胸里，入缺盆，上出人迎之前，入頄，属目内眦，合于太阳，而阴跷之郄在交信。凡四穴如上。

第二十节　奇经八脉之七　阳维脉凡三十二穴

金门　　见足太阳经。

阳交　　见足少阳经。

臑俞　　见手太阳经。

天髎　　见手少阳经。

肩井　　见足少阳经。

阳白　　见足少阳经。

本神　　见足少阳经。

临泣　　见足少阳经。

目窗　　见足少阳经。

正营　　　见足少阳经。

承灵　　　见足少阳经。

脑空　　　见足少阳经。

风池　　　见足少阳经。

日月　　　见足少阳经。

风府　　　见督脉经。

哑门　　　见督脉经。

阳维脉者，维于阳，其脉起于诸阳之会，与阴维皆维络于身。若阳不能维于阳，则溶溶不能自收持。其脉气所发，别于金门，郄于阳交，与手少阳及阳跷脉会于臑会，又与手太阳会于臑俞，又与手少阳会于天髎，又与足少阳会于肩井；其在头也，与足少阳会于阳白，上于本神，及临泣、目窗，上至正营、承灵，循于脑空，下至风池、日月；其与督脉会则在风府及哑门。其为病也，苦寒热。凡三十二穴如上。

第二十一节　奇经八脉之八　阴维脉_{凡十四穴}

筑宾　　　见足少阴经。

腹哀　　　见足太阴经。

大横　　　见足太阴经。

府舍　　　见足太阴经。

期门　　　见足厥阴经。

天突　　　见任脉。

廉泉　　　见任脉。

阴维脉者，维于阴，其脉起诸阴之交。其脉气所发，阴维之郄名曰筑宾，与足太阴会于腹哀、大横，又与足太阴、厥阴会于府舍、期门，与任脉会于天突、廉泉。其为病也，苦心痛。凡十四穴如上。

第二十二节　经外奇穴摘要

一、取膏肓腧穴法

此穴主阳气亏弱，诸风痼冷，梦遗，上气咳逆，噎膈，狂惑遗忘百病，尤治痰饮诸疾。须令患人就床平坐，曲膝齐胸，以两手围足膝，使胛骨开离，勿令动摇，以指按四椎微下一分，五椎微上二分，点墨记之，即以墨平画，相去六寸许，四肋三间，胛骨之里，肋间空处，容侧指许，摩膂肉之表，筋骨空处，按之患者觉牵引胸胁、中手指痛，即真穴也。灸后觉壅盛，可灸气海及足三里，泻火实下，灸后令人阳盛，当稍息以自保养，不可纵欲。

又法：令病人两手交在两膊上，则胛骨开，其穴立见，以手揣摸第四椎骨下两旁，各开三寸，四肋三间之中，按之酸楚是穴。灸时手搭两膊上，不可放下，灸至百壮为佳。

二、取患门穴法

主少年阴阳俱虚，面黄体瘦，饮食无味，咳嗽遗精，潮热盗汗，心胸背引痛，五劳七伤等证，无不效。先用蜡绳一条，以病人男左女右脚板，从足大拇趾头齐量起，向后随脚板当心贴肉直上，至膝弯大横纹中截断，次令病人解发匀分两边，平身正立，取前绳子，从鼻端齐引绳向上，循头缝下脑后贴肉，随脊骨直下至绳尽处，以墨点记。别用秆心，接于口上，两头至吻，却钩起秆心，中心至鼻端根，如人字样，齐两吻截断，将此秆展直，于先点墨处，取中横量，勿令高下，于秆心两头尽处，以墨记之，此是灸穴。初灸七壮，累灸至百壮。又法：治虚劳羸瘦，令病人平身正直。用草于男左女右自脚中趾尖量过脚心，向上至曲脉大纹处截折，却将此草自鼻尖量，从头正中分开发，量至脊，以草尽处，用墨点记。别用草一条，令病人自然合口，量阔狭截断，却将此草于墨点上平折，两头尽处是穴。灸时随年灸一壮。

三、取四花穴法

治病同患门。令病人平身正立，稍缩臂膊，取蜡绳绕项向前平结喉骨，后大杼骨，俱墨点记，向前双垂与鸠尾穴齐即切断，却翻绳向后，以绳原点大杼墨，放结喉墨上，结喉墨放大杼骨上，从背脊中双绳头贴肉垂下，至绳头尽处，以墨点记。别取秆心，令病人合口勿动，横量齐两吻切断，还于背上墨记处折中横量，两头尽处点之（此是灸穴）。又将循脊直量上下点之（此是灸穴）。初灸七壮，累灸百壮，但疮愈病未愈，依前法复灸，故云累灸百壮。注意：灸此等穴，初只可三五壮，并须灸足三里以泻火气。

崔知悌四花穴法：以稻秆心量口缝切断，以如此长裁纸四方，当中剪小孔，别用长稻秆，踏脚下则与脚大趾为齐，后取至曲脉横纹中为截断了，却环在结喉下，垂向背后，看秆止处，即以前小孔纸当中安停，纸之四角，即灸穴也。

又一法：先横量口吻取长短，以所量草就背上三椎骨下，直量至草尽处，两头用笔点记，再量中指长短为准，却将量中指草横直量两头，用草圈四角，其圈者是穴，不圈者不是穴。可灸七七壮。

按此灸法皆阳虚所宜。华佗云：风虚冷热，惟有虚者亦不宜灸。但方书云：虚损痨瘵只宜早灸膏肓四花，乃虚损未成之际。如瘦弱兼火，虽灸亦宜灸内关、三里，以散其痰火。早年阴虚不宜灸。

四、骑竹马灸法

专治痈疽发背、肿毒疮疡、瘰疬、疔风、诸风一切无名肿毒，灸之散毒、泻心火。先从男左女右臂腕中横纹起，用薄篾条量至中指齐肉尽处截断，却令病人脱去上下衣裳，以大竹扛一条跨定，两人徐徐扛起，足要离地五寸许，两旁更以两人扶定，勿使动摇不稳。将以前量竹篾，贴定竹扛竖起，从尾骶骨贴脊量至骶尽处，以墨点记。却比病人同身寸骶二寸平折，于前点墨上，自中横量两旁各开一寸是灸穴。可灸三七壮。

五、腰眼穴

此穴一名遇仙穴，又名鬼眼穴，治劳瘵已深之难治者。点此穴，令病人解去上体衣服，于腰上两旁微陷处谓之腰眼穴，直身平立，用笔点定，然后上床合面而卧，每灼小艾炷七壮，灸之，能九壮十一壮最妙，瘵虫或吐出或泻下即安。或令病人去衣举手向上，略转后些，则腰间两旁自有微陷可见。灸时必须癸亥日子时前一刻，并不能令人知。

六、太阳

此穴治头风、头痛、赤眼。在两额角眉后青筋上，须刺出血。

七、海泉

治消渴。在舌下中央脉上，须刺出血。

八、左金津右玉液

治消渴、口疮、舌肿、喉痹。在舌上两边紫脉上，须刺出血。

九、机关

凡卒中风口噤不开，灸之。在耳下八分微前。灸五壮即愈。

十、百劳

治瘰疬、联珠疮。在大椎向发际二寸点记，各开一寸。灸七壮神效。

附　灸瘰疬法

百劳灸三七壮或百壮，肘尖百壮，又问明初出核，以针贯核中，即以石雄黄末和熟艾作炷。灸核上针孔三七壮，诸核从此消矣。

十一、肘尖

治肠痈、瘰疬。屈两肘尖骨头，各灸百壮。

十二、通关

主治五噎，左捻能进饮食，右捻能和脾胃。此穴在中脘穴旁各五分，针有四效：下针良久，后觉脾磨食，又觉针动为一效；次觉病根腹中作声为第二效；次觉流入膀胱为三效；四觉气流为四效。

十三、直骨

治远年咳嗽，炷如小豆大，灸三壮（男左女右，不可差误），其咳即愈，不愈不可治。穴在乳下，大约离一指头，看其低陷之处，与乳直对不偏者是穴。妇人按其乳直向下，看乳头所到之处是正穴。

十四、夹脊

治霍乱转筋。令病者合面卧，伸两手着身，以绳横牵两肘尖，当脊间绳下两旁，各开一寸半。灸百壮，无不瘥者，此华佗法也。

十五、精宫

专治梦遗，灸七壮，有神效。穴在背第十四椎下，各开三寸。

十六、足太阴、太阳穴

治妇人逆产，足先出。刺太阴入三分，足入，乃出针。穴在内踝后白肉际，骨陷宛宛中。胞衣不出，刺足太阳入四分，在外踝后一寸宛宛中。

十七、鹤顶

主两足瘫痪无力，灸七壮。穴在膝盖骨尖上。

十八、足小趾尖

治妇人难产不下，灸足小趾尖即下云。

十九、中魁

中魁穴，在中指上第二节骨尖，屈指得之。治五噎反胃吐食，灸七壮。

二十、大小骨空

大骨空在手大指中节上，屈指当骨尖陷中；小骨空在手小拇指第二节尖。统治目久病，生翳膜，内障，流泪眼痒等。灸七壮。

附　经穴异名表

1. 同名异穴

头之临泣，足之临泣	头之窍阴，足之窍阴
手之三里，足之三里	背之阳关，足之阳关
腹之通谷，足之通谷	手之五里，足之五里

2. 一穴二名

神庭…发际	曲差…鼻冲	后顶…交冲	通天…天臼
脑空…颞颥	强间…大羽	目窗…至荣	颅息…颅囟
瘈脉…资脉	窍阴…枕骨	素髎…面正	迎香…冲阳
地仓…会维	大迎…髓孔	颧髎…兑骨	悬颅…髓孔
人迎…天五会	水突…水门	扶突…水穴	天鼎…天顶
天窗…窗笼	缺盆…天盖	肩井…膊井	大椎…百劳
神道…脏腧	厥阴俞…关俞	心俞…背俞	肾俞…高盖

中臀俞…脊内俞　　中髎…中空　　会阳…利机　　魄户…魂户

志室…精宫　　　　玉堂…玉英　　俞府…输府　　乳中…当乳

乳根…薛息　　　　巨阙…心募　　下脘…幽门　　幽门…上门

石关…石阙　　　　商曲…高曲　　四满…髓府　　大巨…腋门

归来…豁穴　　　　气冲…气街　　期门…肝募　　大横…肾气

渊液…液门　　　　天池…天会　　维道…外枢　　少商…鬼信

太渊…鬼心　　　　列缺…童玄　　间使…鬼路　　天泉…天温

少冲…经始　　　　少海…曲节　　商阳…绝阳　　二间…间谷

三间…少谷　　　　合谷…虎口　　阳溪…中魁　　肘髎…肘尖

五里…尺之五间　　阳池…别阳　　支沟…飞虎　　三阳络…通门

少泽…小吉　　　　前谷…手太阳　漏谷…太阴络　地机…脾舍

血海…百虫窠　　　中封…悬泉　　蠡沟…交仪　　阴包…阴胞

涌泉…地冲　　　　梁丘…跨骨　　阴市…阴鼎　　仆参…安邪

悬钟…绝骨　　　　金门…梁关　　附阳…跗阳　　飞扬…厥阳

承扶…肉郄

3. 一穴三名

络却…强阳…脑盖　　　丝竹空…巨窌…目髎

睛明…泪孔…泪空　　　听宫…多所闻…窗笼

禾窌…禾髎…长频　　　廉泉…本池…舌本　　　承泣…鼷穴…面髎

臑会…臑髎…臑交　　　脊中…神宗…脊俞　　　命门…属累…竹杖

天突…玉户…天瞿　　　中脘…太仓…胃募　　　水分…中守…分水

神阙…脐中…气舍　　　气穴…胞门…子户　　　大赫…阴维…阴关

横骨…下极…屈骨　　　日月…胆募…神光

冲门…慈宫…上慈宫　　尺泽…鬼受…鬼堂

大陵…心主…鬼心　　　温溜…逆注…蛇头　　　曲池…鬼臣…阳泽

臂臑…头冲…颈冲　　　隐白…鬼垒…鬼眼

三阴交…承命…太阴　　大敦…水泉…大顺

中都…中郄…太阴　　　然谷…龙渊…然骨　　　冲阳…会原…会涌

下巨虚…下廉…足之下廉〔1〕　　巨虚…上廉…上巨虚

伏兔…外勾…外丘　　阳辅…绝骨…分肉　　阳交…别阳…足髎

环跳…髋骨〔2〕…分中　　申脉…鬼路…阳跷

承筋…腨肠…直肠　　足三里…下陵…鬼邪

4. 一穴四名

上星…鬼堂…明堂…神堂　　劳宫…五里…鬼路…掌中

囟会…囟上…鬼门…囟门　　脑户…匝风…会额…合颅

瞳子髎…太阳…前关…后曲　　颊车…机关…鬼床…曲牙

膻中…元儿…上气海…元见　　中府…膺中俞…肺募…府中俞

阴交…少关…横户…丹田　　气海…脖映…下育…丹田

中极…气原…玉泉…膀胱募　　曲骨…尿胞…屈骨…屈骨端

京门…气府…气俞…肾募　　神门…兑冲…中都…锐中

复溜…伏白…昌阳…外命　　太溪…吕细…照海…阴跷〔3〕

阳关…关陵…阳陵…关阳　　承山…鱼腹…肉柱…伤山

5. 一穴五名

风府…舌本…鬼枕…鬼穴…曹溪

哑门…舌横〔4〕…舌厌…痦门…舌肿

承浆…天地…鬼市…悬浆…垂浆

上关…客主人…客主…容主…太阳

肩髃…扁骨…中肩井…肩尖…偏肩

鸠尾…尾翳…髑骬…神府…骬骬

上脘…胃脘…上纪…胃管…上管

会阴…屏翳…金门…下极…平翳

---

〔1〕　足之下廉：原书作"巨谷"，有误，改之。

〔2〕　髋骨：原书作"骸骨"，有误，改之。

〔3〕　太溪只有一个别名，即"吕细"。原书如此，故未改动。

〔4〕　舌横：原书作"舌立"，有误，改之。

腹结…腹屈…肠结…肠窟…阳窟

章门…长平…胁髎…脾募…肋髎

委中…郄中…委中央…血郄…腿凹

6. 一穴六名[1]与数名

水沟…鼻人中…鬼宫…鬼客厅…鬼市…人中

攒竹…员在…始光…夜光…明光…元柱

石门…利机…精露…丹田…命门…三焦募

关元…下纪…次门…丹田…大中极…小肠募

天枢…长溪…谷门…大肠募…循际…长谷

百会…鬼门…泥丸宫…巅上…天满…三阳…五会

腰俞…背解…髓空…腰户…髓孔…腰柱…髓俞…髓府

长强…穷骨…骶上…骨骶…龟尾…龙虎穴…河车路…上天梯…橛骨…尾闾

---

[1] 六名：原书作"五名"，有误，改之。

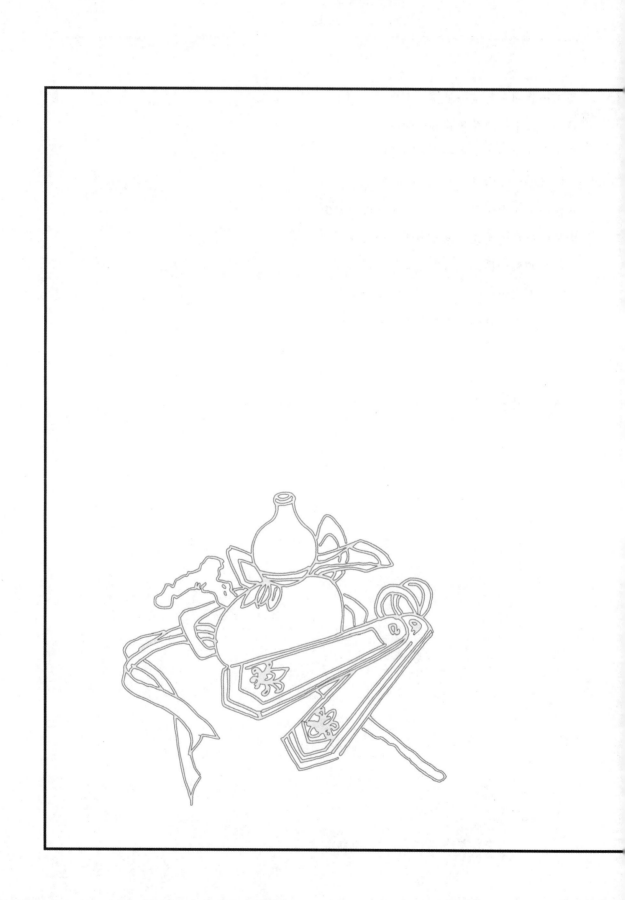

第二篇 手术

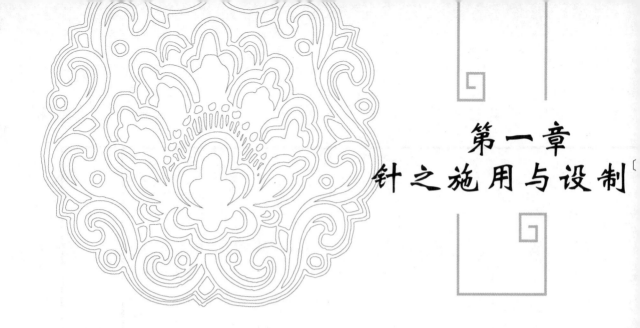

第一章
针之施用与设制[1]

第一节　针之制造

今之针家，每称八法金针，针以金制，矜奇炫异，实则古之所谓金针，皆属铁制，称为金针者，针亦金属之一也。今人每好炫奇，或以真金制，或以纹银制，其效用固无轩轾，然运用涩滞，徒使患者多受痛苦，远不如铁针之圆利滑疾。故制针当从古法，以马口衔铁再三煅炼之，百炼钢制为绕指柔，刚柔适宜，锤成细圆丝而断之，一端磨之尖利，一端绕以铜丝（有专作针售者，但不用药煮，宜购而自煮之），煮以药汁，用黄土摩擦光利即成。煮针之法：先以乌头、巴豆肉各一两，麻黄五钱，木鳖子肉十枚，乌梅五枚，与针同置瓦器内，水煮一日，取出洗净，再用乳香、没药、当归、花蕊石各半刃，同针再水煮一日，复取出用皂角水洗净，复插入犬肉内同煮一日夜，仍用黄土或瓦屑粉擦磨光圆尖利，始可应用矣。

第二节　针之形式

古人之针，分为九种，亦称九式，《素问》有九针之论，然多不适用，在今

---

〔1〕原书此篇下只有一章共十节，不符合体例规范，今据其实际内容将第一至四节归为第一章，第五至十节归为第二章，以便于读者阅读。

日之所常用者，只毫针一种耳，姑将古之九式说明之。一曰镵针，头大末锐，主泄头部之热；二曰圆针，身圆而尖，锋如卵形不锐，摔皮而不伤内之筋肉；三曰鍉针，其锋如黍粟芒之利，与今之所用粗毫针同；四曰锋针，用以泄血，即三棱针也；五曰铍针，其形如剑，用以破脓发溃，即今之外科刀之代用品也；六曰圆利针，形如牛尾，圆而且利，用以去暴痹；七曰毫针，有如毫毛，即今之所常用者；八曰长针，较毫针微粗而长；九曰火针，与长针相似，惟头较圆，破脓于骨节间，不宜开刀者用之。九针之中，毫针应用最多，长者锋针、火针，偶一用之，余则敝屣视之矣。

第三节　施针手法

施针之时，先定应针应灸之穴，令患者或坐或卧、或侧卧、或伏。坐者背脊端直，两手着膝，足并微开，不偏不欹，端正坐之。卧者，手足并伸而平卧之。侧卧者，则下足伸直，上足屈之，或两足皆屈之。伏者，两手围着颈下平伏之，然后审量穴道，以针擦净，纳口中温之（口亦漱净）。一方以左大指爪切应针之穴上，稍稍用力，使该穴皮下神经麻痹（针刺入时可减痛），右手即持针直刺之，随刺随捻向里进，约进应几分深之数，微停，或补或泻，认定经之来去而微捻之，每捻只针柄半转，非若轮之旋转不已。一方问病者觉有酸重散出否，苟只觉痛或痛与酸重皆不觉，可将针微深入或退出些而捻运之，待患者觉酸重之后二三分钟，然后拔出之，再刺他穴（如平补平泻则左右捻之可也）。

第四节　用针补泻手法

针灸原理，不外流通气血，简言之，刺激神经增加血行，所谓一种物理疗法也。昔人针灸，手术名称甚多，补泻手术之外，所谓"烧山火""透天凉"

"苍龙摆尾""赤凤摇头"等等。以余之实验，于补泻手术外，实无足取，徒乱人心目而已。虽然昔人之用心良苦，其研究所得，不能概无掩灭，特辟余纸，附录于后，以作参考。再就补泻手法而言之，昔有《内经》《难经》诸论，近有南丰李氏、三衢杨氏诸说，累篇积页，理论庞杂，不外"有余者泻之，不足者补之""随而济之为之补，迎而夺之为之泻"之义。他若"阳日阴日""午前午后""男左女右""风雨寒暑""尻神禁忌"诸说，涉及荒诞，毋须遵循，故不采用。只认定"随而济之，迎而夺之"八字，补泻之能事尽矣。何谓"随而济之谓之补"？随者，顺其经气之行也；济者，助其经气之输也。手太阴肺经，从胸走手，若刺肺经穴，顺其经行而徐捻之，徐徐出针而疾按其孔，即谓之补，即"随而济之"之义也（余经仿此）。何谓"迎而夺之谓之泻"？迎者，逆其经气之来也；夺者，夺其来之经气也。若泻肺气，逆其经行而捻之，疾出针而缓按其孔，即谓之泻，即"迎而夺之"之义也（余经仿此）。

附　杨氏用针手法

一爪切者，凡下针，用左手大指爪甲重切其针之穴，令气血宣散，然后下针，不伤于荣卫也。

二指持者，凡下针，以右手持针，于穴上着力旋插，直至膝理。吸气三口，提于天部，依前口气，徐徐而用，正谓"持针者，手如握虎，势若擒龙，心无他慕，若待贵人"之说也。

三口温者，凡下针，入口中，必须温热，方可与刺，使血气调，和冷热不相争斗也。

四进针者，凡下针，要病人神气定，息数匀，医者亦如之，切不可太忙。又须审穴在何部分，如在阳部必取筋骨之间，陷下为真；如在阴分，郄䐃之内，动脉相应为真。以爪重切经络，少待方可下手。

五指循者，凡下针，若气不至，用指于所属部分、经络之路，上下左右循之，使血气往来上下均匀，针下自然气至沉紧，得气即泻之故也。

六爪摄者，凡下针，如针下邪气滞涩不行者，随经络上下，用大指爪甲切之，其气自通行也。

七退针者，凡退针，必在六阴之数，分明三部之用，斟酌不可不诚心着意。欲退之际，一部一部，以针缓缓而退也。

八指搓者，凡转针如搓线之状，勿转太紧，随其气而用之。若转太紧，则肉丝缠针，则存大痛之患。若气滞涩，即以第六摄法切之。

九指捻者，凡下针之际，治上大指向外捻，治下大指向内捻；外捻者，令气向上而治病。内捻者，令气至下而治病。如出至人部，内捻者为之补，转针头向病所，令取真气以至病所。如出至人部，外捻者为之泻，转针头向病所，令挟邪气退至针下出也。此乃针中之秘旨也。

十指留者，如出针至于天部之际，须在皮肤之间留一豆许，少时方出针也。

十一针摇者，凡出针三部，欲泻之时，每一部摇一次，计六摇而已，以指捻针如扶人头摇之状，庶使孔穴开大也。

十二指拔者，凡持针欲出之时，待针下气缓不沉紧，便觉轻滑，用指捻针，如拔虎尾之状也。

一、烧山火能除寒。三进一退热涌涌，鼻吸气一口呵五口。

凡用针之时，须捻运入五分之中，行九阳之数，其一寸者，即先浅后深也。若得气，便行运针之道。运者，男左女右，渐渐运入一寸之内，三出三入，慢提紧按。若觉针头沉紧，其针插入之时觉热气复生，冷气自除。未效，依前再施。

二、透天凉能除热。三退一进冷冰冰，口吸气一口，鼻出五口。

凡用针时，进一寸内，行六阴之数，其五分者，即先深后浅也。若得气，便退而伸之，退至五分之中，三入三出，紧提慢按。若觉针头沉紧，徐徐举之，则凉气自生，热气自除。如不效，再依前施之。

三、阳中隐阴治先寒后热。浅而深。

凡用针之时，先运入五分，乃行九阳之数。如觉微热，便行一寸之内，却行六阴之数以得气，此乃阳中隐阴。可治先寒后热之证，先补后泻也。

四、阴中隐阳 治先热后寒。深而浅。

凡用针之时，先运一寸，乃行六阴之数。如觉病人微凉，即退至五分之中，却行九阳之数以得气，此乃阴中隐阳。可治先热后寒之证，先泻后补也。

五、留气法 能破气。伸九提六。

用针之时，先运入七分之中，行纯阳之数。若得气，便深刺一寸中，微伸提之，却退至原处。若未得气，依前法再行之。可治癥瘕气块之疾。

六、运气法 能治疼痛。先直后卧。

用针之时，先用纯阴之数，若觉针下气满，便倒其针，令患人吸气五口，使针力至病所。此乃运气之法，可治疼痛之病。

七、提气法 能治冷麻之症。

用针之时，先从阴数，以觉气至，微捻，轻提其针，使针下经络气聚。能治冷麻之症。

八、中气法 能除积。

用针之时，先行运气之法，或阳或阴，便卧其针，向外至疼痛处，立起其针，不与内气回也。

九、苍龙摆尾手法 补。

下针之时，飞气至关节去处，便使回拨者，将针慢慢扶之，如船之舵，左右随气而拨之，其气自然交感，左右慢慢拨动，周身遍体，夺流，不失其所矣。

十、赤凤摇头手法泻。

下针得气，如要使之上，须关其下；要下，须关其上。连连进针，从辰至巳；退针，从巳至午，拨左而左点，拨右而右点，其实只在左右动，似手摇铃，左右摇而振之。

十一、龙虎交战手法三部俱一补一泻。

用针时，先行左龙则左捻，凡得九数，阳奇零也；却行右虎则右捻，凡得六数，阴偶对也。乃先龙后虎而战之，以得气补之，故阳中隐阴、阴中隐阳。左捻九而右捻六，是亦住痛之针，号曰龙虎交战，以得邪尽，方知其所，此乃进退阴阳法也。

十二、龙虎升降手法

用针之法，先以右手大指向前捻之，入穴后，以左手大指向前，捻经络得气行，转其针向左向右，引起阳气，按而提之，其气自行。如气未满，更依前法再施。

十三、五脏交经

下针之时，气行至溢，须要候气血宣散，乃施苍龙左右拨之。

十四、通关交经

先用苍龙摆尾，后用赤凤摇头，运入关节之中补泻之。

十五、隔角交经

用针之时，欲得气相生相克者，或先补后泻，或先泻后补，随其疾之虚实、病之寒热，其邪气自泻除，真气自补生。

十六、关节交经

下针之时，走气至关节去处，立起针，与施中气法，纳之可也。

十七、子午补泻

补则须弹针，爪甲切宜轻。泻时甚切忌，休交疾再侵。动与摇一例，其中不一般。动为补之气，摇为泻之安。

十八、子午捣臼法

下针之时，调气得匀，以针行上下，九入六出，左右转之不已，必按阴阳之道，其症即愈。

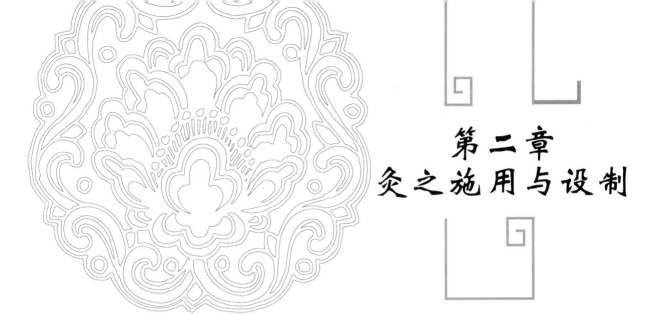

第二章
灸之施用与设制

第一节　艾之选择

孟子曰："七年之病，必求三年之艾"。故灸病之艾，愈陈愈佳。艾为一年生植物，属菊科，在四五月采贮之，去其茎而取其叶。叶片以厚为贵，厚则力雄。蕲州出者，叶厚而茎高大，最为良品，称为蕲艾，取而贮陈之，灸病最良。

第二节　艾绒之制造

将艾收获之后，去其茎而取其叶，使之干燥，置石臼中杵绒之，以竹筛去其粗屑，复入杵之至再至三，至白净如棉，方始可用。藏置干燥器中，不使受湿，应用时，力足而效宏。

第三节　艾炷之大小与灸法

成人灸病，艾炷如小豆大（打油之豆），小儿则如麦粒大。灸时将艾绒用指搓紧，成适应之大小，放置穴上，以火燃之，至艾火将尽而摄去之，换置一枚，再灸之至应灸之壮数而止（每灸一枚即名一壮）。

169

昔人燃艾火，取火镜照阳光而燃之，或用灯芯蘸油而引燃之，大可不必。

第四节　艾灸之善后

艾灸壮数过多，每每发生溃脓。方书中每谓"不溃脓则病不愈"，盖亦未必尽然。惟灸至溃脓，艾力已足，病痼当除；未溃者，往往以艾火之力未足，每留病余（昔人每以灸而不溃，用葱等熨法而使之溃，未知艾火力之不足也）。溃脓之后，日以葱汤洗之，生肌玉红膏盖之，自然痊愈。惟溃脓之后，病当未愈，当待溃愈后再灸之。

生肌玉红膏方治痈疽发背、棒疮溃烂

当归二两，白芷五钱，白蜡二两，轻粉四钱，甘草一两二钱，紫草二钱，血竭四钱，麻油壹斤。先将当归、白芷、紫草、甘草四味，入油内浸三日，大勺内慢火熬微枯，细涓滤清，将油复入勺内煎滚，入血竭化尽，次下白蜡，微火化开即行离火，待将凝入研细轻粉而匀和之，用纸摊贴患处。

第五节　灸之种类

灸法本用艾作炷灸之，后人有发明用药灸者，即艾炷中和入药物（硫黄、麝香等）而灸之，助以药力，易于透入筋肉，可以减少艾炷壮数，法至善也。又有雷火针者（方附后），用辛香活血通络之药物，和以艾绒，卷如竹筒，燃着隔布而熨于穴上，使药气、热气窜入穴中而愈病，效果极佳，较之日本温灸法，有霄壤之分。又有太乙神针灸法，与雷火针相似，药味较多，施用则一也。

附　雷火针方

沉香、木香、乳香、茵陈、羌活、干姜、穿山甲〔1〕各三钱，麝香少许，蕲艾二两。

---

〔1〕穿山甲：原书作"川山甲"，今改之。

以绵纸半尺，先铺艾茵于上，次将药末掺卷极紧，收用。用法：将火燃着，将纸六七层或红布六七层隔穴按之，每按二三秒钟，离开约二三秒钟再按之，如是往复。针药之热已退，再燃红按之。每穴按数十次，内部觉热停止，再按他穴。

太乙神针方

人参四两，三七八两，山羊血二两，千年健一斤，钻地风一斤，肉桂一斤，川椒一斤，乳香一斤，没药一斤，穿山甲八两，小茴香一斤，苍术一斤，蕲艾四斤，甘草二斤，麝香四两，防风四斤，共为细末。用绵纸一层，高方纸三层，纸宽裁一尺三寸，长一尺二寸，将药末薄薄铺匀在上，一针约用药七八钱，卷如花炮式，搓紧，两头封固。用法：以针燃红，即以新红布四五层包之以按点穴上，若火旺布薄，当多添布数层。针时预备三四枝，一针已冷，即换一针，必预用一助手候着。每穴宜连用七针，效用极佳，寒湿风痛皆宜之。

第六节　现代灸法之误谬

近时针家之灸法，每以针插入穴中，将艾置针柄上而燃之，失去灸之真义。此法不过使针热而已，与今日倡行之温灸疗治相同，使局所发生热感，血液发生变化，其效极微。然病者可以减少痛苦，近人多喜用之。亦有用姜或蒜一片置穴上，再置艾丸其上而燃之，亦避免直接灸之痛苦，效力总逊。

附　实地施针治疗之二三注意与手法

一、实施治疗，须详问病者之病状，然后审明其病属于何经、应针应灸、宜取何穴，而默志之。

二、在针刺之前，将针用粗纸勒擦数回，再用消毒棉花拭过（尤须注意针上有无锈斑及针尖是否锐直及圆滑，如有一不合，则此针宜废弃不用），然后可用。

三、不幸失慎，针丝断在筋肉内，速用大活灵磁石吸出之。因皮上针孔移过，一时不能吸出，可将该处皮肤沿针孔切开一些而后吸之（大活灵磁石甚少，可购工字磁铁，仪器馆有出售）。

四、病者应针穴上，如有污积，须为拭净之。

五、在天寒行针，室中宜备火炉。然可隔衣针刺，不必解脱，是在按穴准确、经验已多之后，初学未易为也。

六、将刺之时，于其穴上用拇指爪甲，由微而重揉搯之，使其内部之知觉神经麻木而后刺入之，可减轻刺入时之痛觉。

七、刺入之时，用拇食二指持针柄疾捻而入，至达应刺入几分寸之度数，即稍定，使病家之痛觉消失，然后二指持针柄微捻动（其捻动之手法，拇食二指持于针柄上，食指不动，拇指向前推动，再向后退转，如时表中之油丝甩动），一方问病者感到酸重否，如不感酸重，可微捻刺入几分或退出几分，以感酸楚而后行应补应泻之法。

八、譬如刺右手合谷穴，用泻法，在针刺入感到酸楚之后（医与病者相对坐），拇指退后捻转，一面向外提出，渐插入，速提出，往返约行二三分钟，使病者手指部发生异常之酸楚而后已。若行补法，用食指退后捻，一面向内插进，渐退出，速插进，约行二三分钟，使酸楚直达手腕肘部，能酸楚达至肘以上最佳，然后出针，出针宜缓而急扪揉针孔。若用泻法，宜速出针而缓揉针孔。更须注意于一经之中，宜刺二三穴者，用泻法，当逆其经之由远而近，例如泻手阳明大肠经，须针肩髃、曲池、合谷三穴，则从肩髃而曲池而合谷，以次逆针而下；若用补法，则当从合谷、曲池、肩髃顺针而上，由近而远。举一反三，此经此穴如是，他经他穴亦如是也。是在学者之潜心注意与手敏心灵焉。

第三篇 治疗

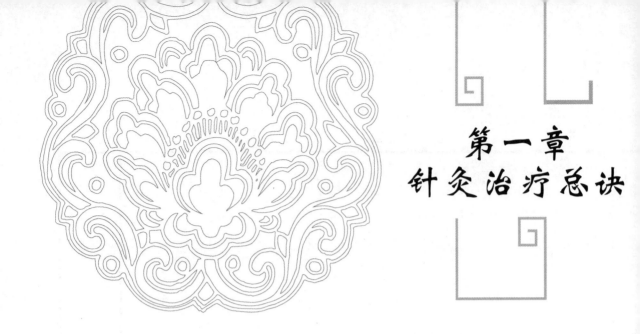

第一章
针灸治疗总诀

一、十二经井荥俞经合治症主要诀

井之所治，皆主心下满。荥之所治，皆主身热。俞之所治，皆主体重节痛。经之所治，皆主喘嗽寒热。合之所治，皆主热气而泄。

说明：心下满属于肺气郁结者，针肺之井穴少商；属于阳明热结者，针阳明经之井穴商阳与厉兑，余皆类推。身热属于肺热者，针肺之荥穴鱼际；属于胃热者针内庭，余皆类推。兹略引其例足矣。

二、行针指要诀

或针风，先向风府百会中。或针水，水分侠脐上边取。或针结，针着大肠二间穴。或针痨，须向膏肓及百劳。或针虚，气海丹田委中奇。或针气，膻中一穴分明寄。或针嗽，肺俞风门须用灸。或针痰，先针中脘三里间。或针吐，中脘气海膻中补，翻胃吐食一般医。

说明：针风病以风府、百会为主，再针他穴。针水病以灸水分为主，再针他穴。后皆类推。

三、四总穴诀

肚腹三里求，腰背委中留，头项寻列缺，面口合谷收。

说明：肚腹之病必针三里，继针其他。腰背之病必针委中，余及其他。后皆类推。

四、看部取穴诀

人身上部病取手阳明经，中部病取足太阴经，下足部病取足厥阴经，前膺病取足阳明经，后背病取足太阳经。

说明：人身上部之病，多属手阳明经病，多取其经穴针之；中部病属足太阴经病多，则多取其经穴以针之。余可类推。

五、八法诀

1. 公孙

《西江月》：公孙乾六冲脉，九种心疼延闷，结胸翻胃难停，酒食积聚胃肠鸣，水食气疾膈病，脐痛腹疼胁胀，肠风疟疾心疼，胎衣不下血迷心，泄泻公孙立应。

说明：《西江月》系词调，容易熟诵。八法者，奇经八脉之主要针穴也。凡有上列各病，先针公孙，后刺他穴，易于收效。以下七穴俱同此。前人以此八穴配八卦与九宫格，以公孙配乾卦，合六数，对冲脉，故曰公孙乾六冲脉。以下七穴首句意皆同此。

2. 内关

《西江月》：内关艮八阴维，中满心胸痞胀，肠鸣泄泻脱肛，食难下膈酒来伤，积块坚横胁撑，妇女胁疼心痛，结胸里结难当，伤寒不解闷胸膛，疟疾内关独当。

3. 后溪

《西江月》：后溪兑七督脉，手足拘挛战掉，中风不已痫癫，头疼眼肿泪涟涟，腿膝腰背痛遍，项强伤寒不解，牙齿腮肿喉咽，手麻足麻破伤牵，盗汗后溪先砭。

4. 申脉

《西江月》：申脉坎一阳跷，腰背屈强腿肿，恶风自汗头疼，雷头赤目痛眉棱，手足麻挛臂冷，吹乳耳聋鼻衄，癫痫肢节烦憎，偏身肿满汗头淋，申脉先针有应。

5. 临泣（足临泣）

《西江月》：临泣巽四带脉，手足中风不举，痛麻发热拘挛，头风痛肿项腮连，眼肿赤疼头眩，齿痛耳聋咽肿，浮风搔痒筋牵，腿疼胁胀肋肢偏，临泣针时有验。

6. 外关

《西江月》：外关震三阳维，肢节肿疼膝冷，四肢不遂头风，背胯内外骨筋攻，头项眉棱皆痛，手足热麻盗汗，破伤眼肿睛红，伤寒自汗表烘烘，独会外关为重。

7. 列缺

《西江月》：列缺离九任脉，痔疟便肿泄痢，唾红溺血咳痰，牙疼喉肿小便难，心胸腹疼噎咽，产后发强不语，腰痛血疾脐寒，死胎不下膈中寒，列缺乳痈都散。

8. 照海

《西江月》：照海阴跷坤二五，喉塞小便淋涩，膀胱气痛肠鸣，食黄酒积腹脐并，呕泻胃翻便紧，产难昏迷积块，肠风下血常频，膈中快气气核侵，照海有功必定。

六、八会诀

腑会中脘，脏会章门，筋会阳陵，髓会绝骨，血会膈俞，骨会大杼，脉会太渊，气会膻中。

说明：凡属腑病，先针中脘，继针别穴。脏病先针章门，继针他穴。余类推。会者，言其气之会于此也。

七、马丹阳天星十二诀

1. 三里

三里膝眼下，三寸两筋间。能通心腹胀，善治胃中寒，肠鸣并泄泻，腿肿膝胻酸，伤寒羸瘦损，气蛊及诸般。年过三旬后，针灸眼便宽，取穴当审的，八分三壮安。

说明：凡有上病，须针或灸三里穴。马丹阳之十二诀，颇得针灸之捷要。以下十一诀仿此，不赘。

2. 内庭

内庭次趾外，本属足阳明。能治四肢厥，喜静恶闻声，瘾疹咽喉痛，数欠及牙疼，虚疾不能食，针着便惺惺。

3. 曲池

曲池拱手取，屈肘骨边求。善治肘中痛，偏风手不收，挽弓开不得，筋缓莫梳头，喉闭促欲死，发热更无休，遍身风癣癞，针着即时瘳。

4. 合谷

合谷在虎口，两指歧骨间。头疼并面肿，疟病热还寒，齿龋及衄血，口噤不开言。针入五分深，令人即便安。

5. 委中

委中曲䐐里，横纹脉中央。腰痛不能举，沉沉引脊梁，酸疼筋莫展，风痹复无常，膝头难伸屈，针入即安康。

6. 承山

承山名鱼腹，腨肠分肉间。善治腰疼痛，痔疾大便难，脚气并膝肿，展转战疼酸，霍乱及转筋，穴中刺便安。

7. 太冲

太冲足大趾，节后二寸中，动脉知生死，能医惊痫风。咽喉并心胀，两足不能行，七疝偏坠肿，眼目似云朦，亦能疗腰痛，针下有神功。

8. 昆仑

昆仑足外踝，跟骨上边寻。转筋腰尻痛，暴喘满中心，举步行不得，一动即呻吟，若欲求安乐，须于此穴针。

9. 环跳

环跳在髀枢，侧卧屈足取。折腰莫能顾，冷风并湿痹，腿胯连腨痛，转侧重欷歔，若人针灸后，顷刻病消除。

10. 阳陵

阳陵居膝下，外廉一寸中。膝肿并麻木，冷痹及偏风，举足不能起，坐卧似衰翁，针入六分止，神功妙不同。

11. 通里

通里腕侧后，去腕一寸中。欲言声不出，懊恼及怔忡，实则四肢重，头腮面颊红，虚则不能食，暴瘖面无容，毫针微微刺，方信有神功。

12. 列缺

列缺腕侧上，次指手交叉。善疗偏头患，遍身风痹麻，痰涎频壅上，口噤不开牙，若能明补泻，应手即如拏。

八、十二经主客原络诀

1. 肺主大肠客　　肺经原—太渊　　大肠络—偏历

太阴多气而少血，心胸气胀掌发热，喘咳缺盆痛莫禁，咽中喉干身汗越，肩内前廉两乳疼，痰结膈中气如缺，所生病者何穴求，太渊偏历与君说。

说明：主客者，主病与客症。何谓主病？即其本经之主症。何谓客症？因本经之主症而涉及标病，标病即为客症。譬如太阴肺与阳明大肠为表里，太阴肺之本病而牵及阳明大肠病，则肺为主病，大肠为客症。主病刺本经之原穴，客症刺客经之络穴。治时感病，能认识其主客，按穴施治，无不应手而愈者。下列各经，主客解释同。

2. 大肠主肺客　　大肠原—合谷　　肺经络—列缺

阳明大肠侠鼻孔，面痛齿疼腮颊肿，生疾目黄口亦干，鼻流清涕及血涌，喉痹肩前痛莫当，大指次指为一统，合谷列缺取为奇，二穴针之居病总。

3. **脾主胃客**　脾经原—太白　胃经络—丰隆

脾经为病舌本强，呕吐胃翻疼腹肠，阴气上冲噫难瘳，体重脾摇心事妄，疟生振栗兼体羸，秘结疸黄手执杖，股膝内肿厥而疼，太白丰隆取为尚。

4. **胃主脾客**　胃经原—冲阳　脾经络—公孙

腹䐜心闷意凄怆，恶人恶火恶灯光，耳闻响动心中惕，鼻衄唇喎疟又伤，弃衣骤步身中热，痰多足痛与疮疡，气蛊胸腿疼难止，冲阳公孙一刺康。

5. **心主小肠客**　心经原—神门　小肠络—支正

少阴心痛并干嗌，渴欲饮兮为臂厥，生病目黄口亦干，胁臂疼兮掌发热。若人欲治勿差求，专在医人心审察，惊悸呕血及怔忡，神门支正何堪缺。

6. **小肠主心客**　小肠原—腕骨　心经络—通里

小肠之病岂为良，颊肿肩疼两臂旁，项颈强疼难转侧，嗌颔肿痛甚非常，肩似拔兮臑似折，生病耳聋及目黄，臑肘臂外后廉痛，腕骨通里取为详。

7. **肾主膀胱客**　肾经原—太溪　膀胱络—飞扬

脸黑嗜卧不欲粮，目不明兮发热狂，腰疼足痛步难履，若人捕获难躲藏，心胆战兢气不足，更兼胸结与身黄。若欲治之无更法，太溪飞扬取最良。

8. **膀胱主肾客**　膀胱原—京骨　肾经络—大钟

膀胱颈病目中疼，项腰足腿痛难行，痫疟狂癫心胆热，背弓反手额眉棱，鼻衄目黄筋骨缩，脱肛痔漏腹心膨，若要除之无别法，京骨大钟任显能。

9. **三焦主包络客**　三焦原—阳池　包络络—内关

三焦为病耳中聋，喉痹咽干目肿红，耳后肘疼并出汗，脊间心后痛相从，肩背风生连臑肘，大便坚闭及遗癃，前病治之何穴愈，阳池内关法理同。

10. **包络主三焦客**　包络原—大陵　三焦络—外关

包络为病手挛急，臂不能伸痛如屈，胸膺胁满腋肿平，心中澹澹面色赤，目黄善笑不肯休，心烦心痛掌热极。良医达士细推详，大陵外关病消释。

11. 肝主胆客　肝经原—太冲　胆经络—光明

气少血多肝之经，丈夫癥疝苦腰疼，妇人腹膨小腹肿，甚则咽干面脱尘，所生病者胸满呕，腹中泄泻痛无停，癃闭遗溺疝瘕痛，太冲光明即安宁。

12. 胆主肝客　胆经原—丘墟　肝经络—蠡沟

胆经之穴何病主，胸胁肋疼足不举，面体不泽头目疼，缺盆腋肿汗如雨，颈项瘿瘤坚似铁，疟生寒热连骨髓。以上病症欲除之，须向丘墟蠡沟取。

九、百症赋

百症俞穴，再三用心。囟会连于玉枕，头风疗以金针。悬颅、颌厌之中，偏头痛止；强间、丰隆之际，头痛难禁。原夫面肿虚浮，须仗水沟、前顶；耳聋气闭，全凭听会、翳风。面上虫行有验，迎香可取；耳中蝉鸣有声，听会堪攻。目眩兮，支正、飞扬；目黄兮，阳纲、胆俞。攀睛攻少泽、肝俞之所；泪出刺临泣、头维之处。目中漠漠，即寻攒竹、三间；目觉䀮䀮，急取养老、天柱。观其雀目肝气，睛明、行间而细推；审他项强伤寒，温溜、期门而主之。廉泉、中冲，舌下肿疼堪取；天府、合谷，鼻中衄血宜追。耳门、丝竹空，住牙疼于顷刻；颊车、地仓穴，正口㖞于片时。喉痛兮，液门、鱼际去疗；转筋兮，金门、丘墟来医。阳谷、侠溪，颔肿口噤并治；少商、曲泽，血虚口渴同施。通天治鼻内无闻之苦；复溜去舌干口燥之悲。哑门、关冲，舌缓不语而要紧；天鼎、间使，失音嗫嚅而休迟。太冲泻唇㖞以速愈，承浆泻牙疼而即移。项强多恶风，束骨相连于天柱；热病汗不出，大都更接于经渠。且如两臂顽麻，少海就傍于三里；半身不遂，阳陵远达于曲池。建里、内关，扫尽胸中之苦闷；听宫、脾俞，祛残心下之悲悽。久知胁肋疼痛，气户、华盖有灵；腹内肠鸣，下脘、陷谷能平。胸胁支满何疗，章门、不容细寻；膈痛饮蓄难禁，膻中、巨阙便针。胸满更加噎塞，中府、意舍所行；胸膈停留瘀血，肾俞、巨髎宜征。胸满项强，神藏、璇玑宜试；背连腰痛，白环、委中曾经。脊强兮，水道、筋缩；目眩兮，颧髎、大迎。痓病非颅息而不愈，脐风须然谷而易醒。委阳、天池，腋肿针而速散；后溪、环跳，腿疼刺而即轻。梦魇不宁，厉兑相谐于隐白；发狂奔走，上脘同起于神门。惊悸怔忡，取阳交、解溪勿误；反张悲哭，仗天冲、大横须精。癫疾必身柱、本神之令；发热仗少冲、曲池之津。岁热时行，陶道复求肺俞理；风痫常发，神道还须心俞宁。湿寒湿热下髎定，厥寒厥热涌泉清。寒栗恶寒，三间疏通阴郄谙；烦心呕吐，幽门开彻玉堂明。行间、涌泉，去消渴之肾竭；阴陵、水分，去水肿之脐盈。痨瘵传尸，趋魄户、膏肓之路；中邪霍乱，寻阴谷、三里之程。治疸消黄，谐后溪、劳宫而看；倦言嗜卧，往通里、大钟而明。咳嗽连声，肺俞须迎天突穴；小便赤涩，兑端独泻太阳经（小肠经小海穴）。刺长强于承山，善主肠风新下血；针三阴于气海，专司白浊久遗精。且如肓俞、横骨，泻五淋之久积；阴郄、后溪，治盗汗之多出。脾虚谷以不消，脾俞、膀胱俞觅；胃冷食而难化，魂门、胃俞堪责。鼻痔必取龈交，瘿气须求浮白。大敦、照海，患寒疝而善蠲；五里、臂臑，生疬疮而能治。至阴、屋翳，疗痒疾之疼多；肩髃、阳溪，清阴中之热极。抑又论妇人经事改常，自有地机、血海；女子少气漏血，不无交信、合阳。带下产崩，冲门、气冲宜审；月潮违限，天枢、水泉细详。肩井乳痈而极效，商丘痔瘤而最良。脱肛趋百会、尾翳之所；无子搜阴交、石关之乡。中脘主乎积痢，外丘收乎大肠。寒疟兮，商阳、太溪验；痃癖兮，冲门、血海强。夫医乃人之司命，非志士而莫为；针乃理之渊微，须至人之指教。先究其病源，后攻其穴道，随手见功，应针取效，方知玄理之玄，始达妙中之妙。

十、玉龙赋

夫参博以为要，辑简而舍烦。总玉龙以成赋，信金针以获安。原夫卒暴中风，顶门、百会；脚气连延，里绝、三交。头风鼻渊，上星可用；耳聋腮肿，听会偏高。攒竹、头维，治目疼头痛；乳根、俞府，疗气嗽痰哮。风市、阴市，驱腿脚之乏力；阴陵、阳陵，除膝肿之难熬。二白医痔漏，间使剿疟疾。大敦去疝气，膏肓补虚劳。天井治瘰疬瘾疹，神门治呆痴哭晌。咳嗽风痰，太渊、列缺宜刺；尪羸喘促，璇玑、气海当知。期门、大敦，能治坚疲疝气；劳宫、大陵，可疗心闷疮疾。心悸虚烦刺三里，时疫痃疟寻后溪。绝骨、三里、阴交，脚气宜此；睛明、太阳、鱼尾，目症凭兹。老者便多，命门兼肾俞而着艾；妇人乳肿，少泽与太阳之可推。身柱蠲嗽，能除脊痛；至阳却疸，善治神疲。长强、承山，灸痔最妙；丰隆、肺俞，痰嗽称奇。风门主伤冒寒邪之嗽，天枢理感患脾泄之危。风池、绝骨，而疗乎伛偻；人中、曲池，可治其痿伛。期门刺伤寒未解，经不再传；鸠尾针癫痫已发，慎其妄施。阴交、水分、三里，蛊胀宜刺；商丘、解溪、丘墟，脚痛堪追。尺泽理筋急之不用，腕骨疗手腕之难移。肩脊痛兮，五枢兼于背缝；肘挛痛兮，尺泽合于曲池。风湿传于两肩，肩髃可疗；壅热盛乎三焦，关冲最宜。手背红肿，中渚、液门要辨；脾虚黄疸，腕骨、中脘何疑。伤寒无汗，攻复溜宜泻；伤寒有汗，取合谷当随。欲调饱满之气逆，三里可胜；要起六脉之沉匿，复溜称神。照海、支沟，通大便之秘；内庭、临泣，理小腹之膜。天突、膻中医喘嗽，地仓、颊车疗口㖞。迎香攻鼻窒为最，肩井除臂痛如拿。二间治牙痛，中魁理翻胃而即愈；百劳止虚汗，通里疗心惊而即瘥。大小骨空，治眼烂能止冷泪；左右太阳，医目疼善除血翳。心俞、肾俞，治腰肾虚乏之梦遗；人中、委中，除腰脊痛闪之难制。太溪、昆仑、申脉，最疗足肿之迍；涌泉、关元、丰隆，为治尸劳之例。印堂治其惊搐，神庭理乎头风。大陵、人中频泻，口气全除；带脉、关元多灸，肾败堪攻。腿脚重疼，针髋骨、膝关、膝眼；行步艰楚，刺三里、中封、太冲。取内关于照海，医腹疾之块；搐迎香于鼻内，消眼热之红。肚痛秘结，大陵合外关于支沟；腿风湿痛，居髎兼环跳于委中。上脘、中脘，治九种之心痛；赤带、白带，求中极之异同。又若心虚热壅，少冲明于济夺；目昏血溢，肝俞辨其实虚。当心传之玄要，究手法之疾徐。（下略）

说明：此赋节辑《玉龙歌》。

十一、通玄指要赋

（上略）且如行步难移，太冲最奇。人中除脊膂之强痛，神门去心性之呆痴。

风伤项急，始求于风府；头晕目眩，要觅于风池。耳闭须听会而治也，眼痛则合谷以推之。胸结身黄，取涌泉而即可；脑昏目赤，泻攒竹以偏宜。但见两肘之拘挛，仗曲池而平扫；四肢之懈惰，凭照海以消除。牙齿痛，吕细堪治；头项强，承浆可保。太白宣通于气冲，阴陵开通于水道。腹膨而胀，夺内庭兮休迟；筋转而疼，泻承山而在早。大抵脚腕痛，昆仑解愈；股膝疼，阴市能医。痫发癫狂兮，凭后溪而疗理；疟生寒热兮，仗间使以扶持。期门罢胸满血膨而可以，劳宫退胃翻心痛亦何疑！稽夫大敦去七疝之偏坠，王公谓此；三里却五劳之羸瘦，华佗言斯。固知腕骨祛黄，然骨泻肾。行间治膝肿目疾，尺泽去肘疼筋紧。目昏不见，二间宜取；鼻窒无闻，迎香可引。肩井除两臂难任，丝竹疗头痛不忍。咳嗽寒痰，列缺堪治；眵䁾冷泪，临泣尤准。髋骨将腿痛以祛残，肾俞把腰疼而泻尽。以见越人治尸厥于维会（在足外踝上三寸），随手而苏；文伯泻死胎于阴交，应针而陨。（中略）心胸病，求掌后之大陵；肩背患，责肘前之三里。冷痹肾败，取足阳明之土（三里）；连脐腹痛，泻足少阴之水（阴谷）。脊间心后者，针中渚而立瘥；胁下肋边者，刺阳陵而即止。头项痛，拟后溪以安然；腰背疼，在委中而已矣。（下略）

十二、标幽赋

（上略）照海治喉中之闭塞，大钟治心内之呆痴。大抵疼痛实泻，痒麻虚补。体重节痛而俞居，心下痞满而井主。心胀咽痛，针太冲而必除；脾冷胃疼，泻公孙而立愈。胸满腹疼刺内关，胁疼肋痛针支沟。筋挛骨痛而补魂门，体热劳嗽而泻魄户。头风头痛，刺申脉与金门；眼痒眼疼，泻光明与地五。泻阴郄止盗汗，治小儿骨蒸；刺偏历利下便，医大人水蛊。中风环跳而宜刺，虚损天枢而可取。（中略）肩井、曲池，甄权刺臂痛而复射；悬钟、环跳，华佗刺躄足而立行。秋夫针腰俞，而鬼免沉疴；玉篡针交俞，而妖精立出。刺肝俞于命门，使瞽士视秋毫之末；刺少阳与交别，俾聋夫听夏呐之声。（下略）

十三、兰江赋

胸中之病内关担，脐下公孙用法拦。头部还须寻列缺，
痰涎壅塞及咽干。喋口咽风针照海，三棱出血刻时安。
伤寒在表并头痛，外关泻动自然安。眼目之症诸疾苦，
更须临泣用针担。后溪专治督脉病，癫狂此穴治还轻。
申脉能除寒与热，头风偏正及心惊。耳鸣鼻衄胸中满，
好把金针此穴寻。但遇痒麻虚即补，如逢疼痛泻而迎。
更有伤寒真妙诀，三阴须要刺阳经。无汗更将合谷补，
复溜穴泻好施针。倘若汗多流不绝，合谷收补效如神。
四日太阴宜细辨，公孙照海一同行。再用内关施绝法，
七日期门妙用针。但治伤寒皆用泻，要知《素问》坦然明。

十四、席弘赋

凡欲行针须审穴，要明补泻迎随诀。胸背左右不相同，
呼吸阴阳男女别。气刺两乳求太渊，未应之时泻列缺。
列缺头痛及偏正，重泻太渊无不应。耳聋气痞听会针，
迎香穴泻功如神。谁知天突治喉风，虚喘须寻三里中。
手连肩脊痛难忍，合谷针时要太冲。曲池两手不如意，
合谷下针宜仔细。心疼手颤少海间，若要除根觅阴市。
但患伤寒两耳聋，金门听会疾如风。五般肘痛寻尺泽，
太渊针后却收功。手足上下针三里，食癖气块凭此取。
鸠尾能治五般痫，若下涌泉人不死。胃中有积刺璇玑，
三里功多人不知。阴陵泉治心胸满，针到承山饮食思。
大杼若连长强寻，小肠气痛即行针。委中专治腰间痛，
脚膝肿时寻至阴。气滞腰疼不能立，横骨大都宜救急。

气海专能治五淋，更针三里随呼吸。期门穴主伤寒患，
六日过经犹未汗。但向乳根二肋间，又治女人生产难。
耳内蝉鸣腰欲折，膝下明存三里穴。若能补泻五会间，
且莫向人容易说。睛明治眼未效时，合谷光明安可缺。
人中治癫功最高，十三鬼穴不须饶。水肿水分兼气海，
皮内随针气自消。冷嗽先宜补合谷，却须针泻三阴交。
牙疼腰痛并咽痹，二间阳溪疾怎逃。更有三间肾俞妙，
善除肩背浮风劳。若针肩井须三里，不刺之时气未调。
最是阳陵泉一穴，膝间疼痛用针烧。委中腰痛脚挛急，
取得其经血自调。脚痛膝肿针三里，悬钟二陵三阴交。
更向太冲须引气，指头麻木自轻飘。转筋目眩针鱼腹，
承山昆仑立便消。肚疼须是公孙妙，内关相应必然瘳。
冷风冷痹疾难愈，环跳腰俞针与烧。风府风池寻得到，
寒伤百病一时消。阳明二日寻风府，呕吐还须上脘疗。
妇人心痛心俞穴，男子疝癖三里高。小便不禁关元好，
大便闭涩大敦烧。髋骨腿疼三里泻，复溜气滞便离腰。
从来风府最难针，却用功夫度浅深。倘若膀胱气未散，
更宜三里穴中寻。若是七疝小腹痛，照海阴交曲泉针。
又不应时求气海，关元同泻效如神。小肠气撮痛连脐，
速泻阴交莫再迟。良久涌泉针取气，此中玄妙少人知。
小儿脱肛患多时，先灸百会次鸠尾。久患伤寒肩背痛，
但针中渚得其宜。肩上痛连脐不休，手中三里便须求。
下针麻重即须泻，得气之时不用留。腰留胯痛急必大，
便于三里攻其隘。下针一泻三补之，气上攻噎只管在。
噎不住时气海灸，定泻一时立便瘥。（中略）咽喉最急
先百会，太冲照海及阴交。学者潜心宜熟读，席弘治病

名最高。

十五、长桑君天星秘诀

天星秘诀少人知，此法专分前后施。若是胃中停宿食，
后寻三里起璇玑。脾病血气先合谷，后刺三阴交莫迟。
如中鬼邪先间使，手臂挛痹取肩髃。脚若转筋并眼花，
先针承山次内踝。脚气酸疼肩井先，次寻三里阳陵泉。
如是小肠连脐痛，先刺阴陵后涌泉。耳鸣腰痛先五会，
次针耳门三里内。小肠气痛先长强，后刺大敦不用忙。
足缓难行先绝骨，次寻条口及冲阳。牙疼头痛兼喉痹，
先刺二间后三里。胸膈痞满先阴交，针到承山饮食喜。
肚腹浮肿胀膨膨，先针水分泻建里。伤寒过经不出汗，
期门三里先后看。寒疟面肿及肠鸣，先取合谷后内庭。
冷风湿痹针何处，先取环跳次阳陵。指痛挛急少商好，
依法施之无不灵。此是桑君真口诀，时医莫作等闲轻。

十六、灵光赋

（上略）

偏正头痛泻列缺。睛明治眼胬肉攀，耳聋气痞听会间。
两鼻衄衄针禾髎，鼻塞不闻迎香问。治气上壅足三里，
天突宛中治喘痰。心疼手颤针少海，少泽应除心下寒。
两足拘挛觅阴市，五般腰痛委中安。脾枢不动泻丘墟，
复溜治肿如神医。犊鼻治疗风邪疼，住喘却痛昆仑愈。
后跟痛在仆参求，承山筋转并久痔。足掌下去寻涌泉，
此法千金莫妄传。此穴多治妇人疾，男蛊女孕两病痊。
百会鸠尾治痢疾，大小肠俞大小便。气海血海疗五淋，

中脘下脘治腹坚。伤寒过经期门愈，气刺两乳求太渊。
大敦二穴主偏坠，水沟间使治邪癫。吐血定喘补尺泽，
地仓能治两流涎。劳宫医得身劳倦，水肿水分灸即安。
五指不伸中渚取，颊车可针牙齿愈。阴跷阳跷两踝边，
脚气四穴先寻取。阴阳陵泉亦主之，阴跷阳跷与三里。
诸穴一般治脚气，在腰玄机宜正取。膏肓岂止治百病，
灸则玄功病须愈。针灸一穴数病除，学者尤宜加仔细。

（下略）

十七、玉龙歌

"凡患伛者，补曲池，泻人中；患偻者，补风池，泻绝骨。"
中风不语最难医，发际顶门穴要知，更向百会明补泻，
即时苏醒免灾危。鼻流清涕名鼻渊，先泻后补疾可痊，
若是头风并眼痛，上星穴内刺无偏。头风呕吐眼昏花，
穴取神庭始不差，孩子慢惊何可治，印堂刺入艾还加。
头项强痛难回顾，牙疼并作一般看，先向承浆明补泻，
后针风府即时安。偏正头风痛难医，丝竹金针亦可施，
沿皮向后透率谷，一针两穴世间稀。偏正头风有两般，
有无痰饮细推观，若然痰饮风池刺，倘无痰饮合谷安。
口眼㖞斜最可嗟，地仓妙穴连颊车，㖞左泻右依师正，
㖞右泻左莫令斜。不闻香臭从何治，迎香两穴可堪攻，
先补后泻分明效，一针未出气先通。耳聋气闭痛难言，
须知翳风穴始痊，亦治项上生瘰疬，不针泻动即安然。
耳聋之症不闻声，痛痒蝉鸣不快情，红肿生疮须用泻，
宜从听会用针行。偶尔失音言语难，哑门一穴两筋间，
若知浅针莫深刺，言语音和照旧安。眉间疼痛苦难当，

攒竹沿皮刺不妨，若是眼昏皆可治，更针头维即安康。
两眼红肿痛难熬，怕日羞明心自焦，只刺睛明鱼尾穴，
太阳出血自然消。眼痛忽然血贯睛，羞明更涩最难睁，
须得太阳针血出，不用金刀疾自平。心火炎上两眼红，
迎香穴内刺为通，若将毒血搐出后，目内清凉始见功。
强痛脊背泻人中，挫闪腰酸亦可攻，更有委中之一穴，
腰间诸疾任君攻。肾弱腰疼不可当，施为行止甚非常，
若知肾俞二穴处，艾火频加体自康。环跳能治腿股风，
居髎二穴认真攻，委中毒血更出尽，愈见医科神圣功。
腿膝无力身立难，原因风湿致伤残，倘知二市穴能灸，
步履悠然渐自安。髋骨能医两腿疼，膝头红肿不能行，
必针膝眼膝关穴，功效须臾病不生。寒湿脚气不可熬，
先针三里及阴交，再将绝骨穴兼刺，肿痛顿时立见消。
肿红腿足草鞋风，须把昆仑二穴攻，申脉太溪如再刺，
神医妙诀起疲癃。脚背疼起丘墟穴，斜针出血即时轻，
解溪再与商丘识，补泻行针要辨明。行步艰难疾转加，
太冲二穴效堪夸，更针三里中封穴，去病如同用手抓。
膝盖红肿鹤膝风，阳陵二穴亦堪攻，阴陵针透尤收效，
红肿全消见异功。腕中无力痛艰难，握物难移体不安，
腕骨一针虽见效，莫将补泻等闲看。急疼两臂气攻胸，
肩井分明穴可攻，此穴原来真气聚，补多泻少应其中。
肩背风气连臂疼，背缝二穴用针明，五枢亦治腰间痛，
得穴方知病顿轻。两肘拘挛筋骨连，艰难动作欠安然，
只将曲池针泻动，尺泽兼行见圣传。肩端红肿痛难当，
寒湿相争气血狂，若向肩髃明补泻，管君多灸自安康。
筋急不开手难伸，尺泽从来要认真，头面纵有诸样症，

一针合谷效通神。腹中气块痛难当，穴法宜向内关防，

八法有名阴维穴，腹中之疾永安康。腹中疼痛亦难当，

大陵外关可消详，若是胁疼并闭结，支沟奇妙效非常。

脾家之症最可怜，有寒有热两相煎，间使二穴针泻动，

热泻寒补病俱痊。九种心痛及脾疼，上脘穴内用神针，

若还脾败中脘补，两针神效免灾侵。痔漏之疾亦可憎，

表里急重最难禁，或痛或痒或下血，二白穴在掌中寻。

三焦热气壅上焦，口苦舌干岂易调，针刺关冲去毒血，

口生津液病俱消。手臂红肿连腕疼，液门穴内用针明，

更将一穴名中渚，多泻中间疾自轻。中风之症症非轻，

中冲二穴可安宁，先补后泻如无应，再刺人中立便轻。

胆寒心虚病如何，少冲二穴功最多，刺入三分不着艾，

金针用后自平和。时行疟疾最难禁，穴法由来未审明，

若把后溪穴寻得，多加艾火即时轻。牙痛阵阵苦相煎，

穴在二间要得传，若患翻胃并吐食，中魁奇穴莫教偏。

乳蛾之症少人医，必用金针疾始除，如若少商出血后，

即时安稳免灾危。如今瘾疹疾多般，好手医人治亦难，

天井二穴多着艾，纵生瘰疬灸皆安。寒痰咳嗽更兼风，

列缺二穴最可攻，先把太渊一穴泻，多加艾火即收功。

痴呆之症不堪亲，不识尊卑枉骂人，神门独治痴呆病，

转手骨开得穴真。连日虚烦面赤妆，心中惊悸亦难当，

若须通里穴寻得，一用金针体便康。风眩目烂最堪怜，

泪出汪汪不可言，大小骨空皆妙穴，多加艾火疾应痊。

妇人吹乳痛难消，吐血风痰稠似胶，少泽穴内明补泻，

应时神效气能调。满身发热痛为虚，盗汗淋淋渐损躯，

须得百劳椎骨穴，金针一刺疾俱除。忽然咳嗽腰背痛，

身柱由来灸便轻。

至阳亦治黄疸病，先补后泻效分明。

肾败腰虚小便频，夜间起止苦劳神，命门若得金针助，肾俞艾灸起遭迍。

九般痔漏最伤人，必刺承山效若神，更有长强一穴是，呻吟大痛穴为真。

伤风不解嗽频频，久不医时劳便成。咳嗽须针肺俞穴，痰多宜向丰隆寻。

膏肓二穴治病强，此穴原来难度量，斯穴禁针多着艾，二十一壮亦无妨。

胆寒由是怕惊心，遗精白浊实难禁，夜梦鬼交心俞治，白环俞治一般针。

肝家血少目昏花，宜补肝俞力便加，更把三里频泻动，还光益血自无差。

脾家之症有多般，致成翻胃吐食难，黄疸亦须寻腕骨，金针必定夺中腕。

无汗伤寒泻复溜，汗多宜将合谷收，若然六脉皆微细，金针一补脉还浮。

大便闭结不能通，照海分明在足中，更把支沟来泻动，方知妙穴有神功。

小腹胀满气攻心，内庭二穴要先针，两足有水临泣泻，无水方能病不侵。

七般疝气取大敦，穴法由来指侧间，诸经俱载三毛处，不遇师传隔万山。

传尸劳病最难医，涌泉出血免灾危，痰多须向丰隆泻，气喘丹田亦可施。

浑身疼痛疾非常，不定穴中细审详，有筋有骨须浅刺，灼艾临时要度量。

劳宫穴在掌中寻，满手生疮痛不禁，心胸之病大陵泻，气攻胸腹一般针。

哮喘之症最难当，夜间不睡气遑遑，天突妙穴宜寻得，膻中着艾便安康。

鸠尾独治五般痫，此穴须当仔细观，若然着艾宜七壮，多则伤人针亦难。

肾强疝气发甚频，气上攻心似死人，关元兼刺大敦穴，此法亲传始得真。

水病之疾最难熬，腹满虚胀不肯消，先灸水分并水道，后针三里及阴交。

肾气冲心得几时，须用金针疾自除，若得关元并带脉，

四海谁不仰明医。赤白妇人带下难，只因虚败不能安，
中极补多宜泻少，灼艾还须着意看。吼喘之症嗽痰多，
若用金针疾自和，俞府乳根一样刺，气喘风痰渐渐磨。
伤寒过经犹未解，须向期门穴上针，忽然气喘攻胸膈，
三里泻多须用心。脾泄之症别无他，天枢二穴刺休差，
此是五脏脾虚疾，艾火多添病不加。口臭之疾最可憎，
劳心只为苦多情，大陵穴内人中泻，心得清凉气自平。
穴法深浅在指中，治病须臾显妙功。

十八、胜玉歌

胜玉歌兮不虚言，此是杨家真秘传。或针或灸依法语，
补泻迎随随手捻。头痛眩晕百会好，心疼脾痛上脘先。
后溪鸠尾及神门，治疗五痫立便痊。髀疼要针肩井穴，
耳闭听会莫迟延。胃冷下脘却为良，眼痛须觅清冷渊。
霍乱心疼吐痰涎，巨阙着艾便安然。髀疼背痛中渚泻，
头风眼痛上星专。头项强急承浆保，牙腮疼紧大迎全。
行间可治膝肿病，尺泽能医筋拘挛。若人行步苦艰难，
中封太冲针便痊。脚背痛时商丘刺，瘰疬少海天井边。
筋疼闭结支沟穴，颔肿喉闭少商前。脾心痛极寻公孙，
委中驱疗脚风缠。泻却人中及颊车，治疗中风口吐沫。
五疟寒多热更多，间使大杼真妙穴。经年或变劳怯者，
痞满脐旁章门决。噎气吞酸食不投，膻中七壮除膈热。
目内红肿苦皱眉，丝竹攒竹亦堪医。若是痰涎并咳嗽，
治却须当灸肺俞。更有天突与筋缩，小儿吼闭自然疏。
两手酸疼难执物，曲池合谷共肩髃。臂痛背疼针三里，
头痛头风灸风池。肠鸣大便时泄泻，脐旁两寸灸天枢。

诸般气症从何治，气海针之灸亦宜。小肠气痛归来治，腰痛中空穴最奇。腿股转酸难移步，妙穴说与后人知：环跳风市及阴市，泻却金针病自除。热疮臁内年年发，血海寻来可治之。两膝无端肿如斗，膝眼三里艾当施。两股转筋承山刺，脚气复溜不须疑。踝跟骨痛灸昆仑，更有绝骨共丘墟。灸罢大敦除疝气，阴交针入下胎衣。遗精白浊心俞治，心热口臭大陵驱。腹胀水分多得力，黄疸至阳便能离。肝血盛兮肝俞泻，痔疾肠风长强欺。肾败腰疼小便频，督脉两旁肾俞除。六十六穴施应验，故成歌诀显针奇。

十九、杂病穴法歌

伤寒一日刺风府，阴阳分经次第取（伤寒一日刺太阳风府，二日阳明之荥内庭，三日少阳之俞临泣，四日太阴之井隐白，五日少阴之俞太溪，六日厥阴之经中封。在表刺三阳经穴，在里刺三阴经穴，六日过经未汗，刺期门、三里，古法也，惟阴证灸关元穴为妙）。一切风寒暑湿邪，头疼发热外关起。头面耳目口鼻病，曲池合谷为之主。偏正头痛左右针，列缺太渊不用补。头风目眩项捩强，申脉金门手三里。赤眼迎香出血奇，临泣太冲合谷侣。耳聋临泣与金门，合谷针后听人语。鼻塞鼻痔及鼻渊，合谷太冲随手取。口噤㖞斜流涎多，地仓颊车仍可举。口舌生疮舌下窍，三棱出血非粗卤。舌裂出血寻内关，太冲阴交走上部。舌上生苔合谷当，手三里治舌风舞。牙风面肿颊车神，合谷临泣泻不数。二陵二跷与二交，头项手足互相与。两井两商二三间，手上诸风得其所。手指连肩相引疼，合谷太冲能救苦。手三里治肩连脐，脊肩心后称中渚。冷嗽只宜补合谷，三阴交泻即时住。霍乱中脘可入深，三里内庭泻几许。心痛翻胃刺劳宫，寒者少泽细手指。心痛手战少海求，若要除根阴市睹。太渊列缺穴相连，能祛气痛刺两乳。胁痛只须阳陵泉，腹痛公孙内关尔。痢疾合谷三里宜，甚者必须兼中膂（白痢合谷，赤痢小肠俞，赤白足三里、中膂）。心胸痞满阴陵泉，针到承山饮食美。泄泻肚腹诸般疾，三里内庭功无比。水肿水分与复溜，胀满中脘三里揣。腰痛环跳委中神，若连背痛昆仑武。腰连腿疼腕骨升，三里降下随拜跪。腰连脚痛怎生医，环跳行间与风市。脚膝诸痛羡行间，三里申脉金门侈。脚若转筋眼发花，然谷承山法自古。两足难移先悬钟，条口针后能步履。两足酸麻补太溪，仆参内庭盘跟楚。脚连胁腋痛难当，环跳阳陵泉内杵。冷风湿痹针环跳，阳陵三里烧针尾。七疝大敦与太冲，五淋血海通男妇。大便虚秘补支沟，泻足三里效可拟。热秘气秘先长强，大敦阳陵堪调护。小便不通阴陵泉，三里泻下溺如注。内伤食积针三里，璇玑相应块亦消。

二十、肘后歌

头面之疾针至阴，腿脚有疾风府寻。心胸有病少府泻，脐腹有病曲泉针。肩背诸疾中渚下，腰膝强痛交信凭。胁肋腿疼后溪妙，肌膝肿起泻太冲。阴核发来如升大，百会妙穴真可骇。顶心头痛眼不开，涌泉下针定安泰。鹤膝肿劳难移步，尺泽能舒筋骨疼。更有一穴曲池妙，根寻源流可调停。其患若要便安愈，加以风府可用针。
更有手臂拘挛急，尺泽刺深去不仁。腰背若患挛急风，
曲池一寸五分攻。五痔原因热血作，承山须下病无踪。
哮喘发来寝不得，丰隆刺入三分深。狂言盗汗如见鬼，
惺惺间使便下针。骨寒髓冷火来烧，灵道妙穴分明记。
疟疾寒热真可畏，须知虚实可用意：间使宜透支沟中，
大椎七壮如圣治；连日频频发不休，金门刺深七分是；
疟疾三日得一发，先寒后热无他语，寒多热少取复溜，
热多寒少用间使。或患伤寒热未收，牙关风壅药难投，
项强反张目直视，金针用意列缺求。伤寒四肢厥逆冷，
脉气无时仔细寻，神奇妙穴真有二，复溜半寸顺骨行，
四肢回还脉气浮，须晓阴阳倒换求，寒则须补绝骨是，
热则绝骨泻无忧；脉若浮洪当泻解，沉细之时补便瘳。
百合伤寒最难医，妙法神针用意推，口噤眼合药不下，
合谷一针效甚奇。狐惑伤寒满口疮，须下黄连犀角汤。
虫在脏腑食肌肉，须要神针刺地仓。伤寒腹痛虫寻食，
吐蛔乌梅又难攻，十日九日必定死，中脘回还胃气通。
伤寒痞气结胸中，两目昏黄汗不通，涌泉妙穴三分许，
速使周身汗自通。伤寒痞结胁积痛，宜用期门见深功。
当汗不汗合谷泻，自汗发黄复溜凭。飞虎一穴通痞气，
祛风引气使安宁。刚柔二痉最乖张，口噤眼合面红妆，
热血流入心肺腑，须要金针刺少商。中满如何去得根，
阴包如刺效如神，不论老幼依法用，须教患者便抬身。
打扑伤损破伤风，先于痛处下针攻，后向承山立作效。
甄权留下意无穷：腰腿疼痛十年春，应针不了便惺惺，
大都引气探根本，服药寻方枉费金。脚膝经年痛不休，

内外踝边用意求，穴号昆仑并吕细，应时消散即时瘳。
风痹痿厥如何治，大杼曲泉真是妙。两足两胁满难伸，
飞虎神灸七分到。腰软如何去得根，神妙委中立见效。
熟读此章肘后歌，临诊应病可不忧。

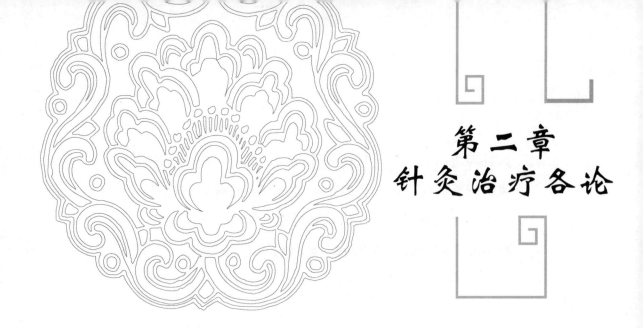

第二章
针灸治疗各论

第一节　伤寒门

一、太阳病

【病因】体气衰弱，风寒从皮毛侵入，毛孔闭塞，风寒郁于内而为病。此为风寒袭入化病之第一步也。

【证象】头项强痛，或头身疼痛，恶寒发热，有汗或无汗，脉浮缓或浮紧，舌苔白，不甚口渴，发热时仍恶寒，渴喜热饮。

【治疗】风府：针入二分至三分半深，留捻三分钟。合谷：针入三分至五分深，留捻三分钟。头维：针入一分深，留捻二分钟（注意：捻时宜缓）。

【助治】豆豉三钱，香葱头五枚，煎汤服，覆被卧，取汗。

【预后】良，或转入少阳，或阳明部分。

淡安按：民十六寓苏城皮市街，同居孔氏，于四月神仙诞日，伤寒头痛，发热恶寒，脉浮舌白。为针风池二穴头痛立愈，又针风门二穴并灸之，逾二时许，遍身汗出而愈，并未服药。

二、阳明病

【病因】风寒之邪，自外袭入，内以体气衰弱，无力抵御，外邪长驱直入，或病在太阳，未及表散而深入也。

【证象】前额眼眶胀紧，或疼痛，发热不恶寒或微恶寒，壮热，烦渴，渴喜冷饮，有汗或无汗，脉洪数，舌淡黄或深黄，口臭气粗，大便秘结或不秘结。

【治疗】三间：针二分深，留捻二分钟。合谷：针三分至五分深，留捻三分钟。曲池：针五分至一寸深，留捻三分钟。内庭：针三分深，留捻三分钟。解溪：针三分至四分深，留捻二分钟。

【助治】生石膏末五钱，薄荷头五分，生甘草五分，知母一钱，煎汤服。

【预后】良；或热邪深入厥阴，则甚危险。

三、少阳病

【病因】风邪袭于人体腠理之间，留着胸膈之中，即居于半表半里之地位。

【证象】头痛在侧，目眩，耳聋或不聋，喜呕多吐，胸胁满，往来寒热，口苦咽干，或少腹痛，或利或不利，脉弦数或细弦，舌薄白或薄黄，舌质红。

【治疗】中渚：针三分至五分深，留捻三分钟。足临泣：针三分深，留捻三分钟。期门：针入三分，留捻二分钟。间使：针入三分至五分，留捻三分钟。窍阴：针入一分，留捻一分钟；再灸麦粒大之艾炷三壮（注意：以艾绒捻极软熟，丸如麦粒，置穴以上火燃焮之待将燃尽再换一枚。一枚即名一壮，三壮即三枚也）。

【助治】柴胡八分，制半夏二钱，黄芩一钱五分，甘草五分，煎汤服。

【预后】良，或失治，深入厥阴经，则发生危险。

淡安按：先父梦琴公治邻居徐氏少阳证呕吐甚剧，汤药不能入。为针期门、中脘而呕吐即平，仍与汤剂而愈。

四、太阴病

【病因】冷气内侵，或饮食生冷，或腹受寒湿之邪，或邪由阳明传入（惟为热化），或与太阳同病。

【证象】腹满而吐，食不下，时腹自痛，自利不渴，手足微温，或兼恶寒，发热骨痛，脉濡迟，或濡细，或细弦，舌苔白，或淡黄。

【治疗】隐白：灸三壮。公孙：针入三分，留捻三分钟。三阴交：灸三壮。中脘：针入五分至一寸，留捻三分钟；灸五壮。章门：灸五壮。

如由阳明传入热化者　少商：针一分深[1]，留捻一分钟。隐白：针入一分，留捻一分钟。三阴交：针入三分，留捻三分钟。大都：针入二分，留捻二分钟。

【助治】无热证者，淡附子片四分，淡干姜八分，炙甘草[2]五分，大白术二钱，大红枣五枚，煎汤服。有热证者，壮热烦渴，舌焦黄，脉洪数者，用大黄三钱，元明粉三钱，生甘草一钱，煎汤服。

【预后】良；热甚而动肝风者危。

淡安治锡城李佩秋君，腹满时痛，自利不渴。为刺中脘、天枢、足三里并灸之，即日而愈。

五、少阴病

【病因】肾虚之体，外邪最易侵袭肾经。阴虚者，每挟火而动；阳虚者，则多挟水而动。挟火动者，则为热化；挟水动者，则为寒化。

【证象】挟火而动者，心烦不寐，肌肤灼燥，小便短数，咽中干，脉虚数，舌光红，少津液。挟水而动者，目瞑倦卧，声低息微，不欲言，身重恶寒，四肢厥逆，腹痛，泄泻或不泄泻，脉细缓，舌淡白而不渴。

【治疗】挟火而动者　涌泉：针入三分，留捻二分钟。照海：针入三分，留捻三分钟。复溜：针入三分，留捻二分钟。至阴：针入一分，留捻一分钟。通谷：针入三分，留捻二分钟。神门：针入二分，留捻一分钟。太溪：针入二至三分，留捻二分钟。

挟水而动者　肾俞：灸五至七壮。肓俞：灸五壮。关元：灸五至十壮。太

---

[1]　少商：针一分深：原作"针少商：一分深"，今据前文行文格式改之。

[2]　炙甘草：原作"灸甘草"，有误，今改之。

溪：灸五壮。复溜：灸三至五壮。

【助治】挟火而动者，生白芍二钱，真阿胶三钱，黄连五分，黄芩八分，煎汤冲入鸡子黄二枚，服之。挟水而动者，白术二钱，白芍二钱，茯苓三钱，附子八分，生姜一钱，煎汤服之。

【预后】热化者，舌红焦干，下利清水，则不良。寒化者，足冷过膝，头汗如珠，则不良。然灸关元至一百壮或能挽回。

六、厥阴病

【病因】厥阴为六经之极里，为阴之尽、阳之生，故邪之入也，有纯阴证，有纯阳证，有阴阳错杂证。大概外邪直入，为纯阴证；热邪由传变而入，为纯阳证；直中之寒邪，与传变之热邪交杂，为阴阳错杂证。

【证象】纯阳证　张目直视，烦躁不眠，热甚不恶寒，口臭气粗，四肢厥冷，心胸灼热，热深厥深，或下利脓血，或喉烂，舌腐，两脉弦数而洪、或郁数而躁，舌红而紫、或舌黄舌绛。

纯阴证　四肢厥冷，爪甲青黑，腹中拘急，下利清谷，呕吐酸苦，脉细弦而迟或沉弦，舌紫而冷。

阴阳错杂证　腹中痛挛，四肢厥冷，吐利交作，心中烦热，渴喜冷饮，饮下即吐，烦渴躁扰，两脉或细弦、或伏、或细数不静，舌或黄、或白，舌质红，似润而齿干。

【治疗】纯阳证　大敦：针入一分，留捻一分钟。中封：针入二至三分，留捻二分钟。期门：针入四分，留捻二三分钟。灵道：针入三分，留捻二分钟。肝俞：针入三分，留捻二分钟。

纯阴证　肝俞：灸五至七壮。行间：灸三壮。关元：灸七至十五壮。中脘：灸五至七壮。期门：灸五壮。

阴阳错杂证　中封：针入三分，留捻二分钟。灵道：针入三分，留捻二分钟。关元：针入五分，留捻一分钟，再灸五壮。间使：针入三四分，留捻二分钟，再灸二壮。肝俞：针入三四分深，留捻二分钟。

【助治】纯阳证　便脓血者，黄柏二钱，黄连一钱，秦皮一钱，白头翁一钱五分，煎汤服。四肢厥冷者，用当归二钱，桂枝五分，白芍二钱，通草一钱，细辛二分，煎汤服之。

纯阴证　附子一钱，甘草二钱，干姜二钱，白芍三钱，煎汤服之。

阴阳错杂证　乌梅八钱，布包煎汤服之。

【预后】纯阳者多不良，阴阳错杂者次之，纯阴者多良。

第二节　温热病门

一、春温

【病因】春令时届温暖，阳气外泄，腠理渐疏，猝遇时感，因而致病，或内有伏气，因感时邪而触发。

【证象】微恶寒发热，头微痛，胸痞，自汗或无汗，或见鼻衄，舌黄，或白，脉浮数。

【治疗】鱼际：针入三分，留捻二分钟。经渠：针入二分，留捻一分钟。尺泽：针入三至五分，留捻二分钟。二间：针入一分，留捻一分钟。

【助治】豆豉三钱，葱白三枚，桑叶三分，薄荷一钱，甘草二分，煎汤服。

【预后】良。

二、暑温

【病因】夏为暑热当令，赤日悬空，火伞高张，劳力奔走，气液消烁，每为热伤，所谓中暑、中暍是也。

【证象】头痛壮热，烦渴引饮，瞀闷喘促，甚有神志不清，汗出如沆，两脉洪数或虚数，舌光绛或薄白苔。

【治疗】经渠：针入二分，留捻二分钟。神门：针入二分，留捻二分钟。涌泉：针入二分，留捻二分钟。委中：针出血。陶道：针入三分，留捻二分钟。支沟：针入二三分，留捻二分钟。

神志不清者，神门、支沟、涌泉针刺之外，复针人中（一分，留捻一分钟）、关元（针入三分，留捻三分钟）。

【助治】人参一钱，生石膏五钱，知母三钱，生甘草一钱，煎汤服。若头痛[1]，加香附、苏叶各一钱。

【预后】良。

三、温毒

【病因】温邪兼挟秽浊之气，触之成病，直干心包内脏。

【证象】壮热面赤，口气糜碎，咽痛目红，气出如火，心中烦热，神昏谵语，舌黄或红，两脉洪数。

【治疗】少商、商阳、中冲、关冲、少冲、少泽、委中：俱针刺出血。支沟：针入三分，留捻三分钟。合谷：针入五分，留捻三分钟。劳宫：针入二分，留捻二分钟。

【助治】至宝丹一粒，开水化服。

【预后】早治者良。

淡安按：民十四年春，同先父梦琴公在沙州诊李某之病，颈项肿胀，口气秽浊，肤灼如火，神昏不语，两脉沉伏，热极垂危。先父为针少商、中冲、少冲、少泽出血，复刺合谷、曲池、委中，其脉立出。余为处大承气汤，得大下而病解。

四、湿温

【病因】暑热与雨湿交蒸，化为湿热，人感受之，蕴留脾胃二经，酝酿

---

[1] 若头痛：原书作"头痛若"，有误，今改之。

而成。

【证象】身痛头重，胸胁痞满，两胫逆冷，面垢自汗，渴不多饮，神志模糊，舌苔厚腻、或黄或白，两脉濡数或濡细。

【治疗】太冲：针入二三分，留捻二分钟。内庭：针入二三分，留捻二分钟。间使：针入二三分，留捻二分钟。太渊：针入二分，留捻一分钟。期门：针入三四分，留捻二分钟。章门：灸五壮。

【助治】苍术一钱，川朴五分，石膏三钱，陈皮五分，煎汤服。

【预后】良。

五、温疟

【病因】先伤于风，邪郁于里，不即发出，必经暑热触发，阴气先竭，乃阳气独张，有热无寒，起伏似疟。

【证象】但热不寒，病以时作，少气头痛，烦冤，手足热而欲呕，舌薄黄或绛，脉弦数。

【治疗】后溪：针入三分，留捻二分钟。间使：针入三分，留捻二分钟。大椎：针入二三分，留捻二分钟。

【助治】青蒿二钱，柴胡五分，半夏二钱，黄芩三钱，煎汤服。

【预后】良。

淡安按：民十八，余寓万望亭，是年秋初，居民多病温疟，悉为针大椎、间使、后溪三穴，无不愈者（不用灸）。

六、冬温

【病因】冬时温暖反常，阳不潜藏，腠理不固，因感而发。

【证象】身热，微恶寒或不恶寒，头痛或不痛，咳嗽，烦热而渴，或咽痛，脉浮数，舌薄白或薄黄。

【治疗】鱼际：针入三分，留捻三分钟。合谷：针入三分，留捻二分钟。

液门：针入三分，留捻二分钟。陷谷：针入二三分，留捻二分钟。复溜：针入二分，留捻二分钟。

【助治】豆豉三钱，桑叶二钱，薄荷一钱，葱白三枚，煎汤服之。

【预后】良。

第三节　暑病门

一、中暑

【病因】夏月炎帝司令，暑热高悬，铄石流金，吾人当之，气耗液伤，而为病矣。

【证象】身热，微恶寒或不恶寒，汗出而喘，烦渴多言，倦怠少气，面垢齿燥，舌薄白或红，脉芤迟或芤细。

【治疗】少泽：针入一分，留捻一分钟。合谷：针入三四分，留捻二分钟。曲池：针入五分，留捻二分钟。内庭：针入二分，留捻二分钟。行间：针入二分，留捻二分钟。

【助治】西洋参一钱，生石膏三钱，知母一钱，生甘草一钱，煎汤服之。

【预后】良。

二、暑厥

【病因】暑秽郁蒸，清窍闭塞，神识模糊，因而为厥。

【证象】手足厥冷，神识昏迷，面垢齿燥，二便不通，脉滑而数，或沉伏细数，舌光红或薄白，头汗出或不出。

【治疗】人中：针入二分，留捻一分钟。关冲：针入一二分，留捻一分钟。少商：针入一二分，留捻一分钟。气海：针三五分，留捻二分钟。百会：针入一二分，留捻一分钟。

【助治】牛黄丸或至宝丹，用开水送服一丸。

【预后】良。

淡安今夏在望亭治愈杨润生之小儿暑厥一症，四肢厥冷而牵引，两目上视，神昏不语，脉数无伦。为刺少商、中冲、尺泽、委中、涌泉、中脘数穴而苏，复与却暑丹三丸而愈。先父梦琴公每喜用之。昔年先父梦琴公曾治巷路里赵某之子暑厥，背反张而不语，仅针大椎、中脘、气海三穴而立苏，亦与却暑丹而愈（却暑丹即《幼幼集成》上之太极丸）。

三、伏暑

【病因】暑热之邪，潜伏于里，因风寒所闭，不即外发，至秋后酝酿已久，而始发出。

【证象】内热烦渴，唇燥齿干，脘闷不舒，头晕或痛，或寒热似疟，或吐利似霍乱，或热结谵语，舌白或黄腻、或光红，脉濡细或弦细。

【治疗】涌泉：针入二分，留捻一分钟。少泽：针入一分，留捻一分钟。合谷：针入四五分，留捻一分钟。曲池：针入五六分，留捻二分钟。绝骨：针入二三分，留捻二分钟。行间：针入二三分，留捻一分钟。大椎：针入二三分，留捻二分钟。

【助治】黄连八分，香薷一钱，豆卷三钱，煎汤服。

【预后】病不传变者多良。

第四节　霍乱门

一、寒霍乱

【病因】恣食生冷之物品，饱受寒凉之风露，阳气为之抑遏，中焦因之不和，正气不守，邪干肠胃，而为病矣。

【证象】肠胃绞痛，或吐或泻，或吐泻交作，四肢厥逆，汗出而冷，面唇色青，爪紫螺瘪，腹痛转筋，两目失神，脉细或伏，舌或白紫或黑，或恶热口渴，但舌都润，而渴不多饮。

【治疗】神阙：灸七壮。委中：针入五分，留捻一分钟。中脘：针入五分至一寸，留捻二分钟。合谷：针入三至五分，留捻二分钟。太冲：针入三分，留捻一分钟。

吐出，加针内关（针入三分，留捻二分钟）、内庭（针入三分，留捻二分钟）、三里（针入三分，留捻二分钟）。

泻者，加灸天枢（灸五壮）、章门（灸五壮）、阴陵（针三分，留捻二分钟）、昆仑（针三分，留捻二分钟）。

转筋，加针承山（针入三四分，留捻二分钟）、绝骨（针入三分，留捻二分钟）、太冲（针入三分，留捻二分钟）。

【助治】藿香一钱半，苏梗二钱，川朴一钱，茯苓三钱，苍术一钱，半夏钱半，煎汤服。

【预后】有良，有不良。

淡安按：先父梦琴公曾讲其壮年时在沙州纯阳堂治一农人，患阴霍乱，六脉已伏，体已僵，气如游丝。家人环视，俱谓不治矣。将疡科用之丁桂散加麝香分许，满置脐中，上用大艾圆灸之。共灸三十余圆，胸腹部渐温，呼气稍壮，更灸之，至四肢温六脉出而止，计烧去艾圆有四两余，脐周之肉，灼至溃腐，后为敷玉红膏而愈。

二、热霍乱

【病因】恣意饮食，复挟暑热，清浊混淆，气机窒塞，肠胃机能失其常度，吐泻交作，而霍乱成矣。

【证象】发热烦渴，气粗喘闷，上吐下泻，螺瘪肢冷，燥渴不安，神识昏迷，头痛腹痛，舌红或黄糙，脉沉数、或伏或代。

【治疗】少商、关冲、少泽、委中：各针刺出血。合谷：针入四五分，留捻二分钟。太冲：针入三分，留捻一分钟。大都：针入二分，留捻一分钟。曲池：针入四五分，留捻一分钟。阴陵：针入三五分，留捻一分钟。中脘：针入五至八分，留捻三分钟。绝骨：针入三分，留捻一分钟。素髎：针入二分，留捻二分钟。承山：针入五分，留捻三分钟。

【助治】诸葛行军散，井河水各半送服二三分，或浓白明矾水尽量饮之，觉涩而止。

【预后】螺纹瘪陷，额汗，肢冷者，多不良。

淡安按：民十八夏，寓望亭，余对于霍乱病悉谢不针，以胃弱一见污物即发恶心也。某日自硕望桥出诊王姓女肝虚悲哭病归，距车站二里许，一男子患霍乱倒卧铁路旁，吐泻污物满地、气息奄奄欲绝，围而观者十数人。一针医为之针中脘、承山等穴。余问："有脉否？"曰："已无。"令人移置净地，观其舌，红中带紫色，爪龈亦有紫色，揩之尚发白。余谓："尚可救治。"因十宣等穴俱已刺过，出三棱针为刺尺泽、委中等处之紫络，出黑血盏许，又刺人中、中脘，病者知痛而苏，十余分钟后，两脉渐出，吐泻亦止。乡人识者，抬送其归家。

三、干霍乱

【病因】暑热秽浊之气交蒸，蒙闭中焦，阴阳之气不通，升降之机失常，而病作矣。

【证象】腹中绞痛，欲吐不得吐，欲泻不得泻，爪甲青紫，烦躁不安，舌黄或白，脉沉伏。

【治疗】人中、少商、关冲、十宣、委中：各针刺出血。合谷：针入五分，留捻一分钟。曲池：针入五分，留捻一分钟。素髎：针入二分，留捻一分钟。太冲：针入三分，留捻一分钟。内庭：针入三分，留捻一分钟。中脘：针入五分至一寸，留捻五分钟。间使：针入三分，留捻三分钟。绝骨：针入五分，留捻三分钟。

【助治】用铜钱蘸菜油，刮手肘弯、足膝弯、背脊与两脊旁筋肉高处，使皮肤现红紫色而止，内服荞麦汤。

【预后】多良。

第五节　中风门

一、中经络

【病因】风为阳邪，每从表入，由皮肤而入经络，刺激神经。《内经》云：中于面，则下阳明；中于项，则下少阳；中于背，则下太阳。故风之中人，三阳经络当其冲。

【证象】形寒发热，身重疼痛，肌肤不仁，筋骨不用，头痛项强，角弓反张，病皆起于猝暴，两脉弦浮，舌苔薄白。

【治疗】合谷：针入三四分，留捻二分钟。曲池：针入五分，留捻二分钟。阳辅：针入三分，留捻二分钟。阳陵：针入五分，留捻三分钟。内庭：针入二三分，留捻二分钟。风府：针入三分，留捻二分钟。肝俞：针入三分，留捻二分钟。

【助治】《圣济》大活络丸，用陈酒送服一丸。

【预后】良。

淡安按：民十四秋，有徐家基人急足邀余父去针其弟，谓猝自田间归，寒战发热，顷刻全身不能动，疼痛甚。余父为针少商、尺泽、委中出血，紫血出，顿解，可转动，又针合谷、曲池、肩髃、阳陵、绝骨、昆仑、环跳、人中，病即轻减，与以西药阿斯匹灵[1]片服之，当日即汗出而愈。

二、中血脉

【病因】风邪入中络脉，血脉为之痹阻而不通，热则筋弛，寒则筋急，因是歪斜不遂之症见矣。

---

〔1〕阿斯匹灵：解热镇痛药，今译"阿司匹林"。

【证象】口眼㖞斜，或半身不遂，或手足拘挛，或左瘫右痪，脉弦或滑，舌白或红。

【治疗】口眼㖞斜　地仓：（斜向左者，针灸右面，他穴皆同。）针入三分，留捻二分钟；或灸三五壮。颊车：针入三五分，留捻二分钟；或灸三五壮。人中：灸三壮。合谷：针入四五分，留捻三分钟。间使：灸二十壮。

半身不遂　百会：灸三壮。合谷：（先针无病一边，后灸有病一边，针他穴亦然。）针入四五分，留捻二分钟，再灸三壮。曲池：针入五分，留捻二分钟，再灸三壮。肩髃：针入三分，留捻二分钟，再灸五壮。手三里：针入三五分，留捻二分钟。昆仑：针入三分，留捻二分钟，再灸三壮。绝骨：针入三分，留捻二分钟，再灸三五壮。阳陵泉：针入三五分，留捻三分钟，再灸五壮至十五壮。足三里：针五至八分，留捻二分钟，再灸五七壮。肝俞：灸五七壮。

左瘫右痪　针灸同上各穴。

手拘挛或麻木　手三里：针三四分，留捻二分钟，再灸三壮。肩髃：针入三分，留捻二分钟，再灸五壮。曲池：针入五分，留捻二分钟，再灸三壮。曲泽：针三分，留捻二分钟。间使：针三分，留捻一分钟，再灸三壮。后溪：针三分，留捻二分钟，再灸五壮。合谷：针五分，留捻二分钟，再灸二壮。

足拘挛或麻木　行间：针入二分，留捻一分钟，灸三壮。丘墟：针入三分，留捻二分钟，再灸三五壮。昆仑：针入三五分，留捻二分钟，灸五壮。阳辅：针入三分，留捻二分钟，灸三五壮。阳陵泉：针入五分，留捻二分钟，灸七壮。足三里：针入五至八分，留捻二分钟，灸五七壮。

【助治】黄芪三钱，桂枝一钱，白术一钱，当归二钱，煎汤服。

【预后】多针灸良。

淡安治锡城北门汤和之君口㖞眼斜症，为之灸地仓、颊车二次而愈。当灸时病者觉肌肉收引，歪者因此遂正。

三、中脏腑

【病因】素多痰湿，体气不充，或有烟酒嗜好，或多恼怒，外邪乘虚直入脏腑经络，即今之所谓"脑充血症"。

【证象】口噤不开，痰涎上壅，喉中雷鸣，不省人事，四肢瘫痪，不知疼痛，言语謇涩，便溺不觉，脉或有或无。

【治疗】口噤不开　颊车：灸三五壮。百会：灸三五壮。人中：灸三五壮。

痰涎上壅　关元：灸十五壮至数十壮。气海：灸十数壮。百会：灸三五壮。

不语不知疼痛　神道：灸百壮至二三百壮。

言语謇涩　照"中经络"条"半身不遂"各穴针灸之。

【助治】真吉林人参三钱，煎汤服，并与黑锡丹一钱，参汤下。

【预后】多不良。

淡安按：中风瘫痪、半身不遂之症，总以艾灸为愈。诚如晏如同志所谓"大艾为良"。盖艾能温通经络，活泼血液，兴奋神经也。然艾灸亦有主要穴，即曲池、肩髃、环跳、阳陵四穴，频频灸之，自能恢复其原状。余治锡邑薛瑞初之太夫人，年逾耳顺，瘫痪已二年余，上述就之四穴频频灸之，连续有百五十壮，而竟全愈，步履如恒。伟哉，艾灸之力，诚非其他药石所能及！

四、类中风

【病因】肾虚多欲之人，阴气不固，虚阳易动，每挟风痰上壅，骤然跌仆，类似中风。

【证象】舌瘖神昏，痰壅气逆，口开目合，发直头摇，脉沉。

【治疗】照按"中脏腑"条施治。

【助治】老山吉林人参三钱，煎汤灌服。

【预后】不良。

第六节　惊风门

一、急惊风

【病因】小儿阴气不充，阳气有余，腠理疏松，易感风邪，或痰食积滞，发生蕴热，或胆怯猝受外物震惊，皆足致此病。

【证象】手足抽掣不定，面红颊赤，或角弓反张，不哭，直视，脉弦数或滑。

【治疗】少商：刺出血。曲池：微刺。人中：微刺。大椎：微刺。涌泉：微刺。中脘：微刺。委中：微刺。

【助治】琥珀抱龙丸，钩藤薄荷汤下，再服保赤散一分五厘，开水下。

【预后】良。

淡安按：民十五春，同先父梦琴公在北淝。治一黄氏之子急惊甚剧，目上视，背反张，四肢牵引，身热不哭，脉浮数。先父为针大椎、人中、中脘、曲池、承山等穴，惊搐遂平。余为处散热定搐之剂而愈。

淡安又按：近今春冬二令，每以天时温燥，小儿易发生温痉，西医称之谓"脑膜炎"，谈虎色变，人心惶惑，其实即急惊风也。余近年遇此等等，俱刺人中、大椎、曲池、中脘、承山等穴，效果甚佳。

二、慢惊风

【病因】小儿禀赋薄弱，每在疟痢热病痘疹之后，元气不复，迁延致此。

【证象】面色淡白，神昏气促，四肢清冷，眼慢易惊，小便清白，大便溏薄，或完谷不化，虚寒潮热，喉中痰声，脉数虚细，舌苔淡白。

【治疗】大椎：灸三壮。天枢：灸五壮。关元：灸五壮。神阙：每日灸三壮。连灸十日。

【助治】白术三钱，白芍一钱，附子五分，炙甘草一钱，生姜五分，红枣五枚。

【预后】失治，至角弓反张则不治。

淡安治一邻家鞋店内之子三岁，患呕吐泄泻已半月余，面青眼泛，鼻出冷气，四肢厥逆，脉细无神，断为不治。给予艾绒一大团，用墨在小儿腹上点关元、天枢二处，嘱其用艾灸而去。翌晨复来，面有神采。其母谓灸后即四肢温暖，呕吐泄泻俱止，欲吮乳矣。惟灸处溃烂，为敷玉红膏，并为书一方以予之调理善后。

三、类惊风

【病因】小儿腠理不密，经络空疏，易受感冒发热，幼儿阴分不足，热易侵入神经，猝有痉厥似惊之症。

【证象】呵欠顿闷，发热而搐，项背强，身反张，或扬手掷足，烦扰不安，脉浮数，舌苔或白或黄。

【治疗】与急惊风同，参观"急惊风"条。

【助治】香葱根三枚，薄荷五分，豆豉三钱，钩藤一钱五分，煎汤服之。

【预后】良。

第七节 痉厥门

一、柔痉

【病因】太阳病发热，重感于湿，或误汗、误下，津烁液涸，风寒湿邪，因而乘之，以致此病。

【证象】发热汗出不恶寒，身体强，脉沉迟。

【治疗】合谷：针入四五分，留捻二分钟。曲池：针入五六分，留捻一二分钟。风府：针入三分，留捻二分钟。风门：针入二三分，留捻一分钟。人中：针入二分，留捻一分钟。复溜：针入三四分，留捻二分钟。

【助治】天花粉三钱，芍药二钱，桂枝一钱，甘草一钱，煎汤服。

【预后】良。

二、刚痉

【病因】太阳主表，为最外一层，即皮毛之部，因伤风而发热，重复思寒而得之。

【证象】发热无汗，口噤不语，气上冲胸，背反张，脚挛急，脉沉弦，舌苔白。

【治疗】与"柔痉"针灸同。加灸百会（三壮）、大椎（五壮）、太冲（二壮）、昆仑（三壮），承山（针入三分，留捻二分钟）。

【助治】麻黄五分，桂枝一钱，葛根一钱，白芍二钱，甘草一钱，煎汤服。

【预后】良者多。

三、痰厥

【病因】素多痰疾，偶因感触，痰阻中宫，因而厥逆。

【证象】喉间痰声，面白神昏，目闭不语，而脉沉滑。

【治疗】中脘：针入五至八分，留捻二三分钟。丰隆：针入五分，留捻三分钟。合谷：针入三五分，留捻二分钟。灵台：灸二三十壮。

【助治】陈胆星一钱，陈皮一钱，煎汤灌服。

【预后】佳良。

淡安按：昔年先父梦琴公治一赵瑞安之甥，常患痰厥病，发时针中脘一穴立愈，嘱其时服半贝丸、指迷茯苓丸，其父不信，发必购脑麝所制之惊药予服，未满十龄，头大逾常人一倍，顽木不灵，后复死。

四、食厥

【病因】多见于小儿，感冒发热，复伤饮食，郁于中焦，阻滞气机，猝为厥逆。

【证象】面黄嗳气，发热口渴，时时痉厥，胃脘高起，脉滑。

【治疗】内庭：微针。中冲：微针。按摩胃脘三百转，轻重得宜。

【助治】枳实导滞丸五钱，煎汤服。

【预后】良。

淡安按：食厥痰厥，已成小儿统病，易感风寒而发生者，其平素亦易患痰滞食伤之病。故外感风寒、内伤痰食，发生痉厥之症相继而起矣。针刺之外，常用按摩，散外邪助舒化，颇具伟效。

五、气厥

【病因】中心悒郁，气量狭窄，寡欢多恼怒，遇有不如意事，神经猝受刺激，而厥逆。

【证象】面色惨白，气促不语，神志虽清，而不能自主，脉迟缓或伏。

【治疗】膻中：针入二三分，留捻二分钟。建里：针入五分，留捻二分钟。气海：针入五分，留捻二分钟。内关：针入三分，留捻二分钟。

【助治】沉香磨服五分。

【预后】佳良。

淡安在望亭治一开茶店张某之妻，与人口角，受对方之辱骂，忿火未泄，气机郁结，猝然色变脉伏，不语，气上冲逆，喘息不已。延余往针，为刺膻中（沿皮而下）、中脘、气海，三针而气平语出。

六、寒厥

【病因】《经》云：秋冬则阴气盛而阳气衰。此人者质壮，以秋冬夺于所用，下气上争不能复，精气溢下，邪气因从之而上也，气因于中，阳气衰不能渗荣其经络，阳气日损，阴气犹在，故手足为之寒也。

【证象】手足逆冷，身寒面赤，指甲冰而青紫，不渴而吐，下利清谷，腹痛或不痛，脉沉迟细，舌苔淡白。

【治疗】神阙、气海、关元：各灸数十壮至百壮。

【助治】干姜、附子、甘草各一钱，煎汤服之。

【预后】多灸者佳良。

七、热厥

【病因】手足肤冷为寒厥；手足热而指冷，则为热厥。热厥者，阳气盛也。

【证象】身热手足热，指甲暖红，烦渴昏冒，溺赤脉数，谵语自汗，舌红而干。

【治疗】行间：针入三分，留捻二分钟。涌泉：针入三分，留捻二分钟。复溜：针入三分，留捻二分钟。曲池：针入三分，留捻二分钟。合谷：针入三分，留捻二分钟。

【助治】柴胡一钱，芍药一钱，枳实一钱，甘草一钱，煎汤服之。

【预后】良者多。

第八节　癫狂门

一、狂病

【病因】七情过度，五志之火内燔，烁津炼液，悉成为痰，蒙闭心包神志，猖狂暴戾，无所不为矣。亦有伤寒证阳明热极而发狂者。

【证象】喜怒无常，歌哭无时，妄行妄詈，自高自尊，少卧不饥，两脉多滑大。伤寒阳明热盛而发狂者，登高而歌，弃衣而走，踰垣上屋等。

【治疗】间使：针入三四分，留捻二分钟。又针十三鬼穴。

伤寒阳明热盛发狂　曲池：针五分，留捻二分钟。大椎：针入二三分，留捻二分钟。绝骨：针入三四分，留捻二分钟。涌泉：针入二三分，留捻二分钟。期门：针入三分，留捻二分钟。

【助治】郁金丸，日服四五钱。

伤寒发狂，与生锦文五钱，元明粉五钱，川朴一钱，枳实三钱，大下之。

【预后】多良。

二、癫症

【病因】亦由情志抑郁，所希不遂，以致郁痰，故塞心包，神不守舍，发生无为意识之言动。

【证象】或笑或歌，或悲或泣，语言颠倒，秽洁不知，精神恍惚，如醉如痴，时轻时剧，经年不愈。

【治疗】依照狂症，间使与十三鬼穴针疗，或灸心俞（三四壮至十壮）。

喜笑无时　人中：针入二分，留捻二分钟。阳溪：针入三分，留捻二分钟。列缺：针入三分，留捻二分钟。大陵：针入三分，留捻二分钟。神门：针入三分，留捻二分钟。

呆而不灵　少商：灸三壮。神门：针三分，留捻三分钟。涌泉：针入三分，留捻二分钟。中脘：针入一寸，留捻三四分钟。心俞：灸五壮。

多悲泣　百会：灸五壮。大陵：灸五壮。人中：针二分，留捻二分钟。

【助治】常服金箔镇心丸。

【预后】多针灸者佳良。

三、痫病

【病因】多起于病后虚怯，心肾阴虚，肝风胆火倏逆，痰涎上壅心包而发。

【证象】发时猝然眩仆，瘈疭抽搐，目上视，口眼㖞斜，口吐涎沫，忽作五畜之鸣，昏不知人，移时即醒，有一日数发或数日一发，两脉缓细，分有五痫。

【治疗】**羊痫**(吐舌目瞪，声如羊鸣)　天井：灸七壮。巨阙：灸五壮。百会：灸三壮。神庭：灸三壮。大椎：灸三五七壮。涌泉：灸三壮。

牛痫（直视腹胀）　鸠尾、大椎、间使、涌泉：各灸三壮。

马痫（张口摇头反张）　仆参、风府、神门、金门、百会、神庭：各灸三至七壮。

猪痫（如尸厥吐沫）　昆仑：针入三分，留捻二分钟。仆参：针入三分，留捻二分钟。涌泉：针入二分钟，留捻一分钟。劳宫：灸五壮。人中：针入二分，留捻一分钟。百会、率谷、腕骨、间使、少商：各灸三五壮。

鸡痫（善惊、反折、手掣自摇）　灵道：灸三壮。金门：针入三分，留捻二分钟。足临泣、内庭：各灸三壮。

五痫吐沫　后溪、神门、少商、间使：各灸五壮。心俞：三壮。

目黑眼上视，昏不识人　囟会、行间、巨阙：各灸三四壮。

状如鸟鸣，心闷不喜闻语　鸠尾：灸五壮。

【助治】指迷茯苓丸常服。

【预后】良。

淡安治一望亭俞家桥农夫俞某之癫痫症，年十九，病已数年，神呆不灵，行走时常倾跌不苏，吐白沫，必逾时始苏而起，入夜则肢挺如尸，言语无伦，经一二时自愈。余为针大陵、神门、间使、后溪、人中、中脘、照海，病遂未发，越数日又针一次。后一月，余迁居锡城时，闻未发过。

第九节　疟疾门

一、热疟

【病因】暑邪内伏，阴气先伤，阳气独发，故但热不寒。

【证象】发时骨节烦疼，但热不寒，肌肉消烁，烦渴或呕，脉数苔黄。

【治疗】太溪：针入三分，留捻二分钟。后溪：针入四五分，留捻二分钟。

间使：针四五分，留捻二分钟。陶道：针入二三分，留捻四分钟。

【助治】不须。

【预后】良。

二、寒疟

【病因】寒邪内伏于太阴脾经，与阴阳之气交争，而寒热作。

【证象】发时寒多热少，始而战栗头痛，继乃作热烦渴，逾数时汗出，或不汗出而解，脉多弦滑。

【治疗】大椎：灸五壮。间使：针入五分，留捻一分钟，再灸三壮。复溜：灸三壮。神道：灸二三壮。

【助治】无须。

【预后】良。

三、间日疟

【病因】暑邪内伏之浅者，则日作；若病伏三阴，则须间日或三四日一作。日数愈多，则疾潜伏愈深，故日发者轻，间日者重，三四日者更重。

【证象】与寒疟、热疟类同。

【治疗】与上同，惟日针灸一次，连治三日，无不愈。

【助治】无须。

【预后】佳良。

四、疟母

【病因】[1] 疟发时，多饮食生冷之品，或疟挟痰湿，结于脾脏而为肿胀，外皮按之，似为积块。

---

〔1〕 病因：原书作"原因"，有误，今改之。

【证象】面黄白无华，寒热日作，或时作时止，饮食减少，胁下痞闷有块，两脉细弦，舌苔淡黄、或黄腻、或光剥。

【治疗】章门：针入四五分，留捻三分钟，再灸十数壮。脾俞：灸十数壮。每三日治一次。

【助治】疟块上贴消痞狗皮膏。

【预后】多良。

附录　疟病并有下列症者针之

头痛　腕骨：针入三分，留捻二分钟。风池：针入四五分，留捻二分钟。

呕吐　中脘：针入五分，留捻二分钟。内关：针入三四分，留捻一分钟。

心烦　神门、内关：各针入三分，留捻二分钟。

胃呆不食　公孙：针入三分，留捻二分钟。内庭：灸三壮。厉兑：灸二壮。中脘：灸三壮。章门：灸五壮。

吐嗽　肺俞：灸五壮。

淡安按：凡疟疾针时，宜于疟发前一小时，针大椎、间使、后溪并灸之，病无不愈。但宜忌食生冷腥腻之物半月，否则有复发之虑。针疟必三四发后乃针之为愈，一发即针每多失效。

第十节　泻痢门

一、寒泻

【病因】寒湿内蕴，饮食引之，脾乃失其健运，水谷因是不分，糟粕甚至不化，清浊混淆，流走[1]肠间而泄泻矣。

【证象】肠鸣腹痛，大便泄泻，小便水少，四肢厥冷，体重无力，脉迟缓，

---

〔1〕　流走：原书作"留走"，有误，今改之。

苔白腻。

【治疗】神阙：灸三壮。三阴交：灸五壮。中脘：针入五分，留捻一分钟，再灸三壮。气海：灸三十壮。天枢：灸五壮。

【助治】不须。或白术二钱，茯苓三钱，煎汤服之。

【预后】良。

淡安按：民十六，苏城临顿路王翁曰芳，年五十余，患泄已四年，日夜五六行，精神困惫，每觉肠鸣腹痛，则急如厕，一泄即止，逾一二时再行。其哲君瑞初余与善，邀余诊之。脉濡细，知为脾气下陷。《内经》所谓"清气在下则生飧泄"。一切健脾止涩之品皆已遍服，近用阿芙蓉膏暂求一时之安忍。因知非药石可奏效，乃云：此症能忍住半小时之痛苦则可治。告以故，允之，即为灸关元、天枢、脾俞、百会四穴，各十余壮，竟一次而愈。

二、热泻

【病因】暑湿热，直逼大肠，清浊不及分散，已暴注下迫而出矣。

【证象】泄泻黄糜，气秽肛门灼热，口渴烦热，小溲短赤，苔黄脉数。

【治疗】太白：针入二分，留捻二分钟。太溪：针入三分，留捻二分钟。曲池：针入五六分，留捻二分钟。足三里：针入五六分，留捻二分钟。阴陵泉：针入三分，留捻二分钟。曲泽：针入三四分，留捻二分钟。

【助治】川连八分，大黄三分，甘草五分，枳实三钱，煎服之。

【预后】良。水入则泄，泄而复饮，则不良。

三、白痢

【病因】内脏虚寒，复进生冷，寒湿郁滞大肠，气机不宣，欲行不畅，而成痢矣。

【证象】腹痛下痢，青白黏腻，舌淡苔白或腻，脉沉郁或细。

【治疗】合谷：灸三五壮。关元：灸二三十壮。脾俞：灸十余壮。天枢：灸五壮。

【助治】不须。

【预后】良。脉浮大急，痰喘四肢厥冷者，不良。

四、赤白痢

【病因】赤白痢，比白痢深进一层。其原因由于暑湿热，酝酿肠中，肠壁腐败，脓血杂下，而为赤白。

【证象】腹痛下痢，里急后重，赤白相杂，腥秽不堪，日下数十行，痛苦万状，脉濡数或滑数，或弦，舌红而苔黄腻。

【治疗】小肠俞：针入三四分，留捻二分钟。中膂俞：针[1]入三四分，留捻二分钟。足三里：针入六七分，留捻二分钟。合谷：针三四分，留捻二分钟。外关：针入三四分，留捻二分钟。腹哀：针入四五分，留捻二分钟。复溜：针入三四分，留捻二分钟。

【助治】香连丸三分，荷叶汤送下，日服三次。

【预后】下痢色如猪肝，如屋漏水者不良。

五、休息痢

【病因】暑毒瘀热，留于肠中曲折之处，药力难至之所，每感饮食失调，即发生下痢，数日自愈，过后再发，如休息然。

【证象】痢下，肠中觉微隐痛，乍发乍止，面黄食少，神倦肢疲。

【治疗】神阙：灸三五壮。天枢：灸五十壮。关元：灸数十壮。小肠俞：灸三壮。

【助治】鸦胆子仁，即苦参子仁，用龙眼肉包服数十丸，约每岁一粒，如年数。

---

[1] 针：原书作"灸"，有误，今改之。

【预后】良。

六、噤口痢

【病因】暑湿热瘀滞混杂，蕴阻中宫，脾之清气不升，胃则失其化力使然。

【证象】胸闷呕逆，痢下不止，心烦发热，饮食不下，舌黄腻，或燥，脉弦数。

【治疗】先照"赤白痢"条针之，再照"休息痢"灸之。

【助治】川连五分，干姜五分，枳实一钱，石菖蒲根一钱，佩兰叶一钱，煎汤服。

【预后】不良者多。

第十一节　咳嗽门

一、风寒咳嗽

【病因】肺主皮毛，风寒之邪，由外袭入，肺气先伤，清肃失司，气逆乃咳，气失舒化，痰渍入肺络而嗽乃作。

【证象】形寒头痛，或头晕，鼻流清涕，咳吐，痰浊白稠而爽，或咳而呕，或咳引胁痛，或咳而喘满，脉象浮滑，舌苔薄白或腻。

【治疗】列缺：针入二三分，留捻一分钟，复灸三壮。天突：针入三四分，留捻二分钟。风府：针入三分，留捻三分钟。合谷：针入三四分，留捻二分钟。肺俞：针入二三分，留捻二分钟，再灸三五壮。

兼呕者，再针太渊（针入二分，留捻一分钟）、大陵（针入三分，留捻二分钟）。

兼引胁痛者，再针行间（针入三分，留捻二分钟）、期门（灸三壮）。

兼喘满者，再针三间（针入二分，留捻二分钟）、商阳（针入一分，留捻半分钟)、大都(灸三壮)。

【助治】紫苏二钱,杏仁三钱,枳壳二钱,桔梗一钱五分,煎服之。

【预后】多良。

二、痰热咳嗽

【病因】肺伏风热,烁津熬液,锻炼成痰,乃为咳嗽。

【证象】咳逆不畅,咯痰脓厚,口干胸闷,舌红苔黄,脉象浮数。

【治疗】经渠:针入三分,留捻二分钟。尺泽:针入三五分,留捻二分钟。鱼际:针入三四分,留捻二分钟。前谷:针入三分,留捻一分钟。解溪:针入三四分,留捻二分钟。陶道:针入三分,留捻三分钟。太冲:针入三分,留捻二分钟。曲泉:针入四五分,留捻二分钟。

【助治】桑叶二钱,桑皮二钱,桔梗一钱,黄芩二钱,地骨皮二钱,甘草五分,煎服。

【预后】多良。

三、虚劳咳嗽

【病因】寒或热伏于肺中,未能清澈外达,痰热内恋,肺阴消烁,失其下润,其火乃炎,肺燥金枯,阴损阳浮,而劳嗽成矣。

【证象】形瘦肉削,内热口渴,干咳无痰,颧红盗汗,气促神疲,脉象细弦数,舌绛或黄苔或燥白苔。

【治疗】大椎、陶道:俱针入三分,留捻二分钟,再灸各三壮。肺俞、膏肓、鬼眼穴:各针入三四分,留捻二分钟,再各灸五七壮。关元:灸五壮。足三里:针入五六分,留捻三分钟,再灸三五壮。

【助治】马兜铃二钱,牛蒡子三钱,甘草一钱,杏仁三钱,糯米一撮,阿胶三钱,蛤壳一两,煎汤服。

【预后】不良者多。

四、痰饮咳嗽

【病因】原于平素积受之阴冷，凭脾胃之阳不足，不化而为痰饮，留着肺底，每感外邪，即行触发。

【证象】形寒吐逆，每居侵晨或初更，则作咳甚剧，咯痰白腻，胸闷或胁痛，甚或不能卧，脉濡滑，或沉濡而细。

【治疗】肺俞、膏肓[1]：各灸十数壮至百壮。

【助治】无须。

【预后】佳。

淡安治一望亭殷埂上钱氏之痰饮咳嗽，病起于产后着寒，咳嗽经年不愈，咯痰稀白，咳甚于夜，终夜不得安枕。为针肺俞、天突、中脘、气海、足三里、丰隆六穴，并灸之，经四次针治，未服药而愈。

第十二节　痰饮门

一、湿痰

【病因】脾阳衰惫，湿停不化，蕴蒸成痰。

【证象】肢体沉重，腹胀脘闷，脉缓面黄，舌淡而腻，痰多易咯，或有湿痰流注，关节肌肉结核，或酸疼。

【治疗】脾俞：灸二十壮。肺俞：灸二十壮。膻中：灸五壮。中脘：灸五壮。乳下一寸五分：灸三壮。

兼骨节痛及结核者，于其结核上及骨节痛处灸之。

【助治】不须。

---

[1]　膏肓：原书作"膏盲"，有误，今改之。

【预后】佳良。

淡安治苏城饮马桥吕某，面黄肿，不咳而痰多，肌肉间不时疼痛，此痛彼止，痛无定处，略痰多则痛减，少则痛甚。西医谓为"筋肉偻麻质斯〔1〕"，服药注射，无甚效果。来寓诊，按脉濡细，苔白滑，曰："湿痰流走筋肉也。"为针脾俞、中脘、关元、丰隆四穴并灸之，以后日灸一次，五日而大效，连灸半月而全愈。

二、燥痰

【病因】肺失清肃之权，津为热烁成痰。

【证象】喉痒而咳，咳则痰少而浓厚，面㿠白，气短促，咳而不爽。

【治疗】依照"咳嗽门　痰热咳嗽"而治之。

【助治】漂淡陈海蜇、莱菔、雪梨、荸荠四物共煎汤，常服之。

【预后】佳良。

三、风痰

【病因】肺失肃降，金乏其权，肝风内动，木火上僭，风火相灼，津乃成痰。

【证象】神机肃然蒙闭，神昏厥逆，四肢抽搐，痰声如锯，胸胁满闷，脉弦面青，两目怒视。

【治疗】大敦：针入一分，留捻一分钟。行间：针入二三分，留捻一分钟。中脘：针五六分，留捻三分钟。膻中：针二分，留捻二分钟。列缺：针入二分，留捻二分钟。关元：灸三壮。百会：灸三壮。大椎：灸三壮。人中：针入二分，留捻二分钟。

【助治】羚羊角五分（磨冲），石决明一两，陈胆星一钱，生白芍四钱，制半夏一钱，钩藤三钱，煎汤服。

---

〔1〕　筋肉偻麻质斯："偻麻质斯"为"rhuematic"（风湿症的）的音译，即风湿性肌肉炎，中医称之为"历节风"。

【预后】良佳者多。

四、热痰

【病因】由于心火炽盛，湿热相蒸，蕴酿成痰，蒙闭清窍。

【证象】烦热口渴，神昏好睡，咯痰脓黄，脉洪面赤，神识不灵。

【治疗】经渠：针入二三分，留捻一分钟。阳溪：针入三分，留捻一分钟。阳谷：针入二分，留捻一分钟。支沟：针三四分，留捻二分钟。间使：针入三四分，留捻二分钟。灵道：针入二三分，留捻二分钟。

【助治】礞石滚痰丸三钱，竹茹、石菖蒲根煎汤送下。

【预后】良者多。

五、寒痰

【病因】命门之火式微，不能蒸化津液，水泛而为痰。

【证象】咳痰稀稠，面有青黑色，手足清冷，小腹拘急，小便少，脉沉细，舌润有青紫色。

【治疗】命门：灸十数壮。肾俞：灸十数壮。膻中：灸三五壮。肺俞：灸十数壮。

【助治】金匮肾气丸常服。

【预后】佳良者多。

六、痰饮

【病因】肥胖之体，痰湿最重，中气则弱，气虚痰盛，水聚成痰，留走肠间，身遂瘦削，故素盛而今瘦〔1〕。

【证象】咳逆稠痰，肠间水声漉漉，头目眩晕，足下觉冷，甚或肌肉浮肿，

---

〔1〕　瘦：原书作"针"，有误，今改之。

脉弦滑，舌红润。

【治疗】天枢：灸十数壮。中脘：灸五壮。命门：灸十数壮。膏肓：灸十数壮。气海：灸十数壮。

【助治】桂枝一钱五分，茯苓三钱，白术三钱，甘草一钱，煎汤服。

【预后】良者多。

七、悬饮

【病因】中宫阳气式微，三焦失疏，水停胁下，留积为饮。

【证象】咳唾白沫，胁下引痛，脉弦不紧，舌白而润。

【治疗】大椎：灸三壮。陶道：灸五壮。至阳：灸七壮。灵台：灸七壮。肝俞：针入三分，留捻二分钟，再灸七壮。

【助治】十枣丸，开水每日送下五分。

【预后】佳良。

八、溢饮

【病因】三焦水道不利，水入膈膜，溢于肌腠，走于四肢，喘急不能安卧。

【证象】肢节肿痛，筋骨烦疼，陡呕，咳嗽喘急，不能卧，脉浮弦。

【治疗】水分：灸五七壮。关元：灸五七壮。神阙：灸三壮。肺俞：灸五七壮。命门：灸五壮。中脘：灸五壮。足三里：灸五壮。

【助治】麻黄一钱，桂枝一钱，细辛五分，五味子五分，干姜一钱，白芍三钱，半夏二钱，甘草一钱，煎汤服。

【预后】良。

九、支饮

【病因】水气不化，支结于肺肠心下之处。

【证象】头眩，呕吐，胀满，欬逆，气短不得卧，脉弦细，舌淡润。

【治疗】依照"溢饮"治疗法。

【助治】半夏二钱，茯苓三钱，生姜三钱，煎服。

【预后】良者多。

十、伏饮

【病因】饮邪留伏筋骨俞穴之间，脾肾阳虚，不能蒸散。

【证象】腰背痛，心下痞，振振恶寒，身瞤剧，脉伏而滑。

【治疗】膻中：灸三壮。中脘：灸五壮。关元：灸三壮。肾俞：灸五壮。脾俞：灸五壮。膏肓：灸三十壮。

【助治】肉桂五分，茯苓三钱，煎汤送下。

【预后】佳良。

淡安按：先父梦琴公治徐家园徐茂生腰背痛，为针人中、后溪、肾俞、环跳、委中等穴数次，愈针愈剧。乃诊其脉沉而滑（针病大都审问病家所苦，辨其何经之病而针治之，不常按脉书，亦有针家不诊之文），曰得之矣。此饮邪伏于太阳俞穴之间也。乃针灸至阳、脾俞、命门、肾俞、关元，一治而减，再治而愈。

第十三节　哮喘门

一、热哮

【病因】痰热内郁，留于肺络，气为痰阻，呼吸有声。《灵枢经》云：中热而哮也。

【证象】身热口咳，喘咳不得卧，声如曳锯，两脉滑数。

【治疗】天突：针入五分，留捻二分钟。膻中：针入二分，留捻二分钟。合谷：针入四五分，留捻一分钟。列缺：针入二分，留捻二分钟。手三里：针入四分，留捻二分钟。足三里：针入五分，留捻二分钟。太冲：针入二三分，留捻二分钟。丰隆：针入四分，留捻三分钟。

【助治】无须。

【预后】佳良。

淡安按：先父梦琴公治章氏之女十一岁，患哮甚，以舌甚红脉数，断为热哮。为针合谷、列缺、足三里、太冲与天突数穴，哮立止，越日复发，复针之，经四次而愈。

二、冷哮

【病因】痰饮积于胸中，留而不去，每遇风寒外束，阳气不得外泄，引动痰饮上逆而发。

【证象】形寒肢冷，咳嗽痰多，喉中有声，脉细弦或细滑，舌润不渴。

【治疗】灵台：灸五七壮。俞府：灸五壮。乳根：灸五壮。膻中：灸三壮。天突：灸三壮。

【助治】无须。

【预后】良。

三、实喘

【病因】吸受外邪，壅塞肺窍，气道为之阻塞，升降因时失常，呼吸喘迫矣。

【证象】胸高气粗，两肩耸动，不能卧，声达户外，有似气喘，两脉滑实。

【治疗】鱼际：针入三分，留捻一分钟。阳溪：针入三分，留捻一分钟。解溪、昆仑：各针入三分，留捻一分钟。合谷：针入五分，留捻二分钟。足三里：针入八分，留捻二分钟。期门：针入四分，留捻二分钟。乳根：针入三分，留捻一分钟。

【助治】麻黄五分，生石膏末三钱，杏仁三钱，甘草一钱，煎汤服。

【预后】良。若是面淡鼻冷，则不治，然速灸关元、气海各数十百壮，或有救。

四、虚喘

【病因】肾元亏损，丹田之气不能摄纳，气浮于上，而作气喘。

【证象】喘时声低息短，吸不归根，若断若续，动则更甚，心悸怔忡，两脉虚细。

【治疗】关元：灸数十壮。肾俞：灸十数壮。足三里：灸十数壮。

【助治】常服都气丸，早晚各三钱。

【预后】良。

第十四节　虚劳门

一、阳虚

【病因】肾中真阳虚衰，脾阳不旺，忧思愁虑而成。

【证象】目眩肢酸，膝下清冷，自汗气喘，纳食则胀，食减无味，怯寒短气，两脉虚大或沉细。

【治疗】命门：灸十数壮。鬼眼穴：灸十数壮。中脘：灸十数壮。关元：灸五十壮。神阙：灸五壮。脾俞：灸十数壮。

【助治】潞党参三钱，上肉桂五分，常煎服。

【预后】良。

淡安治锡城南门朱德兴君饮食如常，精神不振，四肢酸软，遇事畏惧，奇懒异常。询之是否阳痿。曰：不举已数月（朱君年三十三）。乃谓曰："此下元无火也。"为灸命门、关元二穴，彼藏有猛桂，嘱为丸，服之果大愈。

二、阴虚

【病因】君相之火上炎，阴气亏损，精血过耗，骨髓枯竭，肾虚则水亏木旺，肺虚则气促咳血。

【证象】骨蒸潮热，咳嗽痰红，怔忡，盗汗，两脉虚数。

【治疗】依照"第十一节〔1〕　咳嗽门　虚劳咳嗽"条。

【预后】不良者多。

三、虚劳

【病因】精气虚惫之极，五脏气血、阴阳皆损，无以自荣。

【证象】皮毛枯槁，血脉不荣，食少肉削，腹胀肢弱，欬嗽盗汗，怔忡气促，泄泻当种种虚惫之象。

【治疗】依照"第十一节〔1〕　咳嗽门　虚劳嗽"条与本节〔1〕"阳虚"条。

【预后】不良者多。

第十五节　吐衄门

一、吐血

【病因】吐血分肺血与胃血，方书谓脏血、腑血者是，都由外感风热，郁于肺而抑咳伤肺；或胃热盛而逼血妄行，或跌仆损伤〔2〕，有所坠堕，肺胃之络损使然；或怒则气上，络乃激损。要皆不出肺胃之血，每谓肝心脾皆能吐出者，非也。

【证象】肺血，血夹痰中而咳出。胃血，吐出呕出，盈盆盈碗，不夹痰中。面皆㿠白，脉多虚芤。

【治疗】**咳血**　百劳：针入三分，留捻二分钟，再灸五七壮。肺俞：针入三分，留捻一分钟，再灸五七壮。中脘：针入三分，留捻一分钟，再灸五壮。

---

〔1〕　节：原书作"章"，有误，今改之。

〔2〕　跌仆损伤：原书作"跌扑损伤"，有误，今改之。

足三里：灸五七壮。列缺：针入二分，留捻二分钟，再灸三壮。风门：灸五壮。肝俞：针入三分，留捻二分钟，再灸五壮。

吐血 鱼际：针入三分，留捻二分钟。尺泽：针入五分，留捻一分钟，再灸三壮。支沟：针入四分，留捻一分钟。隐白：针入一分，留捻一分钟。太溪：针入五分，留捻二分钟。神门：针入三分，留捻一分钟。肺俞、肝俞、脾俞：各针入三四分，留捻一分钟，再各灸十数壮。

【助治】**咳血** 麦冬、贝母、海石，和六味丸，煎汤常服。

吐血 十灰丸。

【预后】能善自保养，戒除色欲者良。

二、衄血

【病因】阳络伤，则血外溢，血外溢则衄血。良由风热壅盛而发，或烟酒恼怒刺激而出。

【证象】鼻中流血，谓之鼻衄，亦名红汗，亦有眼、耳、牙齿、皮肤中出者。

【治疗】**鼻衄血** 合谷：针入五分，留捻二分钟[1]。禾髎：针入二分，留捻二分钟。大椎、哑门：各灸三五壮。

眼衄血 睛明：针入三分，留捻一分钟。上星：针入二分，留捻二分钟。太阳：针入三五分，留捻二分钟。厉兑：刺出血。

耳衄血 足窍阴：刺出血。侠溪：针入二三分，留捻二分钟。翳风：针入三二分，留捻二分钟。

牙衄血 合谷：针入三四分，留捻二分钟。内庭：针入三分，留捻二分钟。手三里：针入三分，留捻二分钟。照海：针入二分，留捻二分钟。

皮肤出血 膈俞：针入三分，留捻二分钟，再灸五至十数壮。血海：针入

---

〔1〕 分钟：原书作"壮"，有误，今改之。

五分，留捻二分钟，再灸三五壮。

【助治】韭汁、藕汁、荷叶汁、生地汁、侧柏汁，童便和饮之。

【预后】良。

第十六节　呕吐门

一、热吐

【病因】胃有蕴热，气不下降，而致呕逆；或怒激肝气，肝阳上亢；或肝胆风热上炎，皆致呕吐。

【证象】口渴作热，食入则吐，或苦或酸，头目昏眩，舌黄脉数。

【治疗】内庭：针入三分，留捻二分钟。太冲：针入三分，留捻二分钟。合谷：针入三分，留捻二分钟。曲泽：针入三五分，留捻二分钟。通里：针入二三分，留捻二分钟。阳陵：针入三五分，留捻一分钟。太溪：针入三分，留捻二分钟。通谷：针入二三分，留捻二分钟。

【助治】川连、吴萸、干姜、半夏各五分，煎汤服。

【预后】见呕吐不止，烦躁不安，四肢厥冷，脉细数，无伦者不治。

二、寒吐

【病因】脾胃之阳不振，寒湿浊邪，留滞中宫，乃上逆作呕吐。

【证象】呕吐稀涎，面青肢冷，胃脘不舒，口鼻气冷，不渴，舌润，苔白，脉缓细。

【治疗】中脘：灸五七壮。内关：灸三五壮。气海：灸五壮。胃俞：灸五七壮。间使：灸三壮。三阴交：灸三壮。膻中：灸三壮。

【助治】吴萸、干姜、甘草各五分，煎汤服之。

【预后】良。

三、干呕

【病因】清浊之气升降失常，阻拒于胸膈之间所致。

【证象】干呕不止，有声无物，但觉胸膈不舒。

【治疗】太渊：针入二分，留捻二分钟。大陵：针入二分，留捻二分钟。间使：灸十数壮。胆俞：针入二三分，留捻一分钟。隐白：灸二壮。章门：灸五壮。尺泽：针入三四分，留捻一分钟，再灸五壮。乳下一寸半：灸五壮。

【助治】小半夏汤。

【预后】概良。

第十七节　噎膈门

一、寒膈

【病因】中宫阳气式微，寒气凝聚，脾气不能升，胃气不能降，而寒膈成矣。

【证象】脘腹胀满，呕吐清水，四肢厥冷，食不得入，面色㿠白，两脉迟细。

【治疗】膻中：灸三五壮。膈俞：灸五七壮。中脘：灸五壮，先针入三分，留捻二分钟再灸之。足三里：针入五六分，留捻一分钟，再灸五壮。公孙：针入三分，留捻二分钟，再灸五壮。血海：灸二壮。

【助治】川椒五分，附子五分，川连三分，白术一钱，煎汤服。

【预后】多良。

淡安治锡城李佩秋君之夫人胃脘胀痛，食不得入，水饮尚可容纳少许，病经年余，体瘦面黑，脉细舌芒，脐旁动气筑筑，水饮不能下者七日余，势极危殆。为刺脾俞、中脘、足三里三穴并灸之，经十余次之灸治，病竟全愈。

二、热膈

【病因】胃津枯耗，食道液燥，胃火上冲，而食不得下。

【证象】胃脘热甚，口苦舌燥，烦渴不安，面赤脉数，食入则吐。

【治疗】内庭：针入三分，留捻二分钟。阳辅：针入三分，留捻二分钟。然谷：针入三分，留捻二分钟。阳溪：针入三分，留捻二分钟。太白：针入二分，留捻一分钟。大陵：针入三分，留捻二分钟。膈俞：针入三分，留捻二分钟。大肠俞：针入三分，留捻二分钟。

【助治】酒浸生锦纹三钱，元明粉三钱，生甘草五分，生姜一钱，大枣三枚，煎汤服。

【预后】多良。

三、气膈

【病因】心中抑郁，忧结不解，则气郁于中，运化不行，肝气上逆，膈气不通。

【证象】噫气频频，中脘满痛，痛引背脊，胸闷气逆，食不得下，大便不利。

【治疗】中脘：针入五分至八分，留捻一分钟。膻中：针入二分，留捻一分钟，再灸三壮。气海：针入三分，留捻二分钟，再灸三壮。列缺：针入二分，留捻一分钟。内关：针入三分，留捻二分钟。胃俞：针入三分，留捻二分钟，再灸三五壮。三焦俞：针入三四分，留捻一分钟，再灸五壮。

【助治】半夏二钱，茯苓三钱，紫苏梗二钱，川朴一钱，煎汤服。

【预后】能达观者良。

四、痰膈

【病因】顽痰留着食管之间，阻塞窍道，饮食下咽，每为所阻，隔而不得下。

【证象】咳嗽气喘，喉间痰声，胸膈胀闷不舒，饮食不能下咽，两脉滑实。

【治疗】膈俞：灸三十壮。天突：针入三分，留捻二分钟，再灸五壮。肺俞：灸五壮。丰隆：针入五分，留捻三分钟，再灸五壮。大都：灸三壮。下脘：灸五壮。

【助治】生姜汁一匙，莱菔汁三匙，月石粉五分，共调和炖温服下。

【预后】多良。

五、食膈

【病因】过饥之后，猝然暴食，壅满胃之上口，闭塞脾胃之机而成膈，犯者多属老年。

【证象】胸中痛，不得安，食难下咽，而痛甚，甚或气塞不通，危殆不堪。

【治疗】依照"气膈"条。

【助治】木香、槟榔、人参、当归、藿香、甘草、枳实、大黄、厚朴为细末，蜜调润下。

【预后】不良者多。

六、虚膈

【病因】由于脾胃津枯血燥，胃腑干燥，而不能化纳。

【证象】肌肤干燥，饮食不下，便如羊屎，两脉虚涩，体倦神疲。

【治疗】膈俞：灸三十壮。合谷、太冲：各针入三四分，留捻三分钟。

【助治】常服人乳。

【预后】多不良。

第十八节　臌胀门

一、水臌

【病因】脾肾之阳不振，脾不运输，肾不分利，水郁于内，化而为毒，溢于皮肤，散于胸腹，而肿胀如牛矣。

【证象】每于四肢头面肿起，渐延胸腹，皮肤黄而有光，胀大绷急，按之窅而缓起，脉浮，心悸气促。

【治疗】三阴交：针入一寸（因肿针入宜多），留捻二三分钟。阴陵：针入一寸，留捻二分钟。绝骨：针入八分，留捻二分钟。水分：灸数十壮。阴交：灸数十壮。照海：灸五壮。人中：针入二分，用粗针泄水。

【助治】禹功丸三钱，开水送服。

【预后】腹现青筋，面色灰败，鼻出气冷者不良。

淡安按：水肿之症，昔贤悉谓"土不制水"，西医则谓"肾不分泌"，因肾为泌尿之器。水肿症，俱为小便短少，致水气泛滥，洋溢皮肤。余遇水肿症，先灸肾俞，小溲即多。观此西医谓"肾不分泌"，较"土不制水"为确切。

二、气臌

【病因】七情郁结而不畅，气道壅膈而不运，升降失常，留滞中焦，腹部为之䐜胀。

【证象】腹大皮色不变，按之窅而即起，喘促烦闷，脉弦郁。

【治疗】膻中、气海、脾俞、胃俞：各灸数十壮。

【助治】香附、木香、砂仁、沉香为丸服。

【预后】能怡悦静养者良。

三、实胀

【病因】寒湿生冷，多感多受，脾阳不振，失其干运，湿浊阻滞，因而胀膜。《经》曰："浊气在上，则生䐜胀"者是也。

【证象】腹胀坚硬，大便秘结，行动呆滞，呼吸短促，脉沉滑或沉细。

【治疗】依照"气臌"诸穴治疗，再多灸膈俞。

【助治】常服枳实消痞丸。

【预后】不良者多。

四、虚胀

【病因】饮食起居，不善摄养，或病后饮食不慎，中气受戕，因而胀满。

【证象】腹部胀满，大便溏薄，小便清白，脉细少气，面淡唇白。

【治疗】关元、下脘、中脘、神阙、脾俞、胃俞、大肠俞：各灸三五壮。

【助治】常服枳术丸。

【预后】能于饮食调节者多良。

第十九节　癥瘕门

一、癥病

【病因】癥者，真也，系血瘀痰食，藉经络运行之迂滞而凝结成之。血瘀多结于少腹，食则多结于脘间，痰则多结于胁下。

【证象】面黄肌瘦，饮食减少，神疲体倦，胸脘腹间有块，硬腹，舌光脉涩。

【治疗】**少腹有块**　关元：灸三十壮。间使：灸三十壮。太冲：灸三壮。太溪：灸五壮。三阴交：针入三分，留捻二分钟，复灸五壮。膈俞：灸三十壮。

脐上胁下有块　神阙：灸五壮。下脘：灸三壮。上脘：灸十壮。章门：灸三十壮。脾俞：灸十壮。胃俞：灸十壮。

胁下两旁有块　章门：灸三十壮。期门：灸五壮。行间：针入三分，留捻二分钟。肺俞：灸三十壮。昆仑、太溪：各针入三分，留捻二分钟，复各灸三壮。

统治　块之中央：针入，达之中心，留捻二分钟。块之上下左右四边：亦针入达中心，留捻二分钟，各于针孔上灸三壮。

【助治】少腹下血癥，服化癥回生丹；胁下左右痰块，服控涎丹；脘腹食块，服化滞丸（巴豆、三棱、莪术、青皮、黄连、半夏、木香、丁香、陈皮）。

【预后】大便溏薄，四肢浮肿，饮食减少，不任攻或补者，不良。

二、瘕病

【病因】肝脾之气失和，肝气横逆，脾失输化，水饮痰液，凝聚成瘕，随气之顺逆运滞，而时形时散。

【证象】发时胸胁脐腹或胀或痛，或嗳气，或呕吐，腹中有块攻冲，游移无定，脉沉细或弦郁，舌苔薄白。

【治疗】气海：灸数十百壮。肝俞、脾俞：各灸数十壮。

【助治】半夏、厚朴、吴萸、当归、川芎、枳壳、陈皮、附子、桂枝、茯苓、甘草、槟榔，煎汤服。

【预后】能和气怡悦，饮食调摄者佳。

澹安按：先父梦琴公凡治痞块，俱于块之正中一针，其首尾右各一针，五针刺于内，以艾绒圆置于针柄上燃之，使块内得热而散，约灸四五圆，然后出针，盖以消痞狗皮膏，无不愈者。

第二十节　五积门

一、心积

【病因】心积名曰伏梁，心经气血不舒，凝聚使然也。

【证象】脐上有块，形如屋梁，由脐至心下，伏而不动，心烦心痛，困苦异常，脉沉弦，舌绛。

【治疗】上脘：针入五分至一寸，留捻一分钟，再灸十数壮。大陵：针入三分，留捻二分钟。足三里：针入五七分，留捻二分钟。心俞：灸三壮。

【助治】伏梁丸内服。

【预后】能心旷神怡，保其冲和之气者可治。

二、肝积

【病因】肝积名曰肥气，肝经气逆，与瘀血积合而成。

【证象】左胁下有块如覆杯，寒热如疟，或欬呛胁下胀痛。

【治疗】章门：灸数十壮。中脘：灸数十壮。肝俞：灸三壮。行间：针三分，留捻二分钟，再灸二壮。

【助治】肥气丸服之。

【预后】良者多。

三、脾积

【病因】脾积名曰痞气，由于脾胃衰弱，气少运行，寒邪痰饮，积聚不化所致。

【证象】脘中胀痛，如覆大盘，面黄肌瘦，饮食不为肌肤，脉都沉搏或沉细。

【治疗】痞根穴：灸数十壮，多灸左边（凡属积聚皆宜灸此）。脾俞：灸十数壮。中脘：灸十数壮。内庭、足三里、隐白、商丘：各灸三五壮。行间：灸七壮。

【助治】五积丸服之。

【预后】良。

淡安曾治望亭姚宗浜徐阿满之子，脾积年余，下脘胀痛有一块，如掌大，面黄肌瘦，时发寒热。于块之上下左右中央各刺一针，行龙虎交战手法毕，即于针柄上用艾燃灸之，有百二十壮。未觉热，翌日痛更盛，乃用雷火针熨之，立时痛止。至晚复痛更剧，汗出淋漓，未几大下，悉为青黑黏腻之物，下脘立舒，块消无形。后处方善后而愈。

四、肺积

【病因】肺积名曰息贲，由于肺气不利，痰浊不化，结聚而成。

【证象】微寒微热，咳呛气促，右胁下覆大如杯，胸痛引背，脉细弦。

【治疗】巨阙：针入二三分，留捻二分钟，再灸数十壮。期门：针入三四分，留捻二分钟，再灸十数壮。经渠：灸三壮。肺俞：灸五壮。

【助治】息贲汤服之。

【预后】良。

五、肾积

【病因】肾积名曰奔豚，由肾气虚，寒邪结聚；或以房劳不节，复感寒凉，亦易作斯疾矣，然兹候亦疝气之由也。

【证象】形如豚，时上时下，痛引满腹，肢寒心悸，寒热不时，甚则痛攻心下。

【治疗】中极：灸三十壮。章门：灸十壮。肾俞：灸五壮。涌泉：灸五壮。三阴交：灸五壮。

【助治】奔豚汤服之。

【预后】良。

第二十一节　三消门

一、上消

【病因】《内经》云："心移热于肺，传为膈消，膈消即上消，乃心肺之蕴热也。"

【证象】心胸烦热，大渴引饮，饮不解渴，小便清长，脉细数，舌绛赤。

【治疗】人中：针入二分，留捻一分钟。承浆：针入二分，留捻二分钟。神门：针入三分，留捻二分钟。然谷：针入三分，留捻二分钟。内关：针入三分，留捻二分钟。三焦俞：针入三四分，留捻二分钟。

【助治】天花粉三钱，知母三钱，麦冬三钱，西洋参一钱，五味子五分，粉葛根一钱，煎汤服。

【预后】佳良。

二、中消

【病因】《经》云："邪在脾胃，阳气有余，阴气不足，则热中善饥"。病乃阳明阴虚火旺也。

【证象】多食善饥，不为肌肤，小便多而味甜，关脉滑数，舌红苔黄。

【治疗】中脘：针入五分，留捻二分钟。三焦俞：针入三分，留捻二分钟。胃俞：针入三四分，留捻二分钟。太渊：针入二三分，留捻二分钟。列缺：针入二分，留捻二分钟。

【助治】酒浸生锦纹、元明粉各三钱，生甘草五分，煎汤服之。

【预后】良多。

三、下消

【病因】下消名肾消，为肝肾阴虚，虚则火旺而津液为之消烁也。

【证象】烦渴引食，小便多而浑浊，腿膝枯细，面色黧黑，脉细数，舌绛。

【治疗】然谷：针入三四分，留捻二分钟。肾俞：针入三分，留捻一分钟。腰俞：针入二分，留捻一分钟。肺俞：针入二三分，留捻二分钟。中膂俞：灸三壮。

【助治】六味丸服之。

【预后】不良者多。

第二十二节　黄疸门

一、阳黄

【病因】脾胃湿热郁蒸，热胜于湿，发为阳黄。

【证象】一身尽黄，色明如橘黄，烦渴头汗，消谷善饥，大便秘而白色，小便赤，脉滑数，舌黄厚。

【治疗】中脘：针入五至八分，留捻一二分钟。足三里：针入八分，留捻二分钟。公孙：针入三分，留捻二分钟。委中：针入五分，留捻二分钟。腕骨：针入二分，留捻二分钟。至阳：针入二三分，留捻二分钟。胆俞：针入三四分，留捻二分钟。

【助治】茵陈三钱，生锦纹三钱，枳实三钱，栀子三钱，煎服之。

【预后】良。

二、阴黄

【病因】寒湿在里，蕴于脾胃，寒胜于湿，越于皮肤，则为阴黄。

【证象】身目皆黄，黄色晦黯，有如烟熏，形寒胸痞，腹满，四肢酸重，渴不欲饮，舌淡而白，脉濡而细，大便白色。

【治疗】脾俞：灸十壮。心俞：灸三壮。气海：灸十五壮。合谷：灸三壮。至阳：灸五壮。中脘：针入一寸，留捻二分钟，复灸五壮。

【助治】茵陈三钱，附子五分，干姜二钱五分，桂枝二钱，白芍三钱，甘草一钱，煎汤服。

【预后】良。

淡安按：先父梦琴公治一丁家河头丁善生阴黄病，形寒腰酸，食少懒惰，为于背上用墨点至阳、脾俞二穴，嘱其妻用艾隔姜片日灸七壮，不半月而愈。

三、酒疸

【病因】饥时饮酒，或醉后当风而卧，入水浸浴，酒湿之热，为风水所遏，不得宣发，蒸郁为黄。

【证象】心下懊憹而热，不能食，时欲吐，胫肿溺黄，面发赤色，小便不利，心中热，足下热，脉弦实。

【治疗】依照"阳黄"条。

【助治】葛花解醒汤合茵陈蒿汤内服。

【预后】良。

四、女劳疸

【病因】醉饱入房，或小腹蓄血，或脾中湿浊下趋，脾肾之色外现，因而发黄。

【证象】额上黑，皮肤黄，微汗出，手足中热，薄暮发热，膀胱急，小便自利，大便黑，为女劳疸之的证。

【治疗】公孙：灸三壮。然谷：灸五壮。关元：灸三十壮。肾俞：灸五壮。至阳：灸三壮。中极：灸七壮。

【助治】硝石矾石散服之。

【预后】多半良。

五、黑疸

依照"女劳疸"治。

六、食疸

【病因】由胃热大饥，过食停滞，致伤脾胃所致。

【证象】食毕即头眩，心中怫郁，腹满不安，遍身发黄。

【治疗】胃俞：灸五壮。内庭：针三分。至阳：灸七壮。三里：针一寸。腕骨：针二分。阴谷：针四分。

【助治】茵陈三钱，大黄、栀子各一钱，水煎服。

【预后】良。

第二十三节　汗病门

一、实汗

【病因】体多痰湿，腠理不密，每因胃热蒸腾而成。

【证象】汗出蒸蒸，拭干即有，舌红苔黄，脉则弦滑。

【治疗】少商：针入一分，留捻一分钟。列缺：针入二分，留捻一分钟。曲池：针入五分，留捻二分钟。涌泉：针入二三分，留捻一分钟。然谷：针入三四分，留捻二分钟。冲阳：针入三分，留捻一分钟。大敦：针入一分，留捻一分钟。昆仑：针入二三分，留捻二分钟。

【助治】玉屏风散服之。

【预后】良。

二、虚汗

【病因】阳气内虚，阴中无阳，汗随气泄，盖阳虚阴盛而表不固，腠理疏而汗自出也。

【证象】汗自出而恶寒，身冷，脉虚微，舌淡红。

【治疗】合谷：针入四分，留捻一分钟。复溜：灸三壮。足三里：灸五壮。阴都：灸五壮。曲泉：灸三壮。照海：灸三壮。鱼际：灸三壮。

【助治】人参一钱，黄芪三钱，白术三钱，甘草五分，五味子五分，牡蛎三钱，煎服。

【预后】多良。

淡安按：十二回港陈德隆曾谓余曰：昔年患春温病后，自汗不止，药石无灵。遇一摇圈铃行医者过使治之彼，令我两手露被外，掌向上，彼用灯芯醮油燃着，猝烫两手腕后寸许，我顿惊，急缩手，觉汗已止矣，自此遂愈。举作以烫处示余，犹隐约辨出有一小白斑，适阴郄穴处也。

三、盗汗

【病因】卫气虚脱，不能鼓其气于外，以固肌表，而约束津液。每当目瞑之时，卫气行于阴而腠理疏，故出汗；寤则气复散于表而汗止。

【证象】合目入睡则汗泄，醒则汗收，气虚神疲，脉细，舌红而光。

【治疗】阴郄：针三四分，留捻二分钟。肺俞：灸三壮。脐上四寸旁开二寸：灸三壮。中极：灸三壮。

【助治】六味丸三钱，用麦冬三钱，五味子五分，煎汤送下，日三服。

【预后】兼咳嗽颧红、发热者，不良。

四、黄汗

【病因】脾家湿热蕴蒸，由皮肤泄出，多得之汗出入水中浴，水从汗孔入，经蒸郁而为黄汗。

【证象】身肿而冷，状如周痹，胸中窒，不能食，反聚痛，暮躁不得眠，汗出而渴，位如风水，汗沾衣，色正黄，如柏汁，脉自沉。

【治疗】合谷：针入四分，留捻二分钟。曲池：针入五分，留捻二分钟。足三里：针入五分，留捻二分钟。阴陵：针入三分，留捻一分钟。脾俞：针入三分，留捻一分钟。三焦俞：针入三分，留捻二分钟。中脘：针入五分半，留捻二分钟。人中：针入二分，留捻一分钟。

【助治】黄芪三钱，桂枝一钱，芍药二钱，苦酒四两，和水煎服。

【预后】良。

第二十四节　寤寐门

一、不眠症

【病因】思虑过度而伤心阴，神不守舍，乃为惊惕、畏恐、多思、终夜不寐。

【证象】转辗不寐，心烦焦急，善惊恍惚。

【治疗】太渊：针入二三分，留捻一分钟。公孙：针入四五分，留捻二分钟。隐白：针入一分，留捻一分钟。肺俞：针入三分，留捻一分钟。阴陵泉：针入三四分，留捻二分钟。三阴交：针入三分，留捻二分钟。

【助治】天王补心丹常服。

【预后】良。

二、多寐症

【病因】大劳大病之后，脾阳虚惫，精神不振，湿热内恋，神志不清，昏迷好睡；亦有以饮食不节，脾阳不振，终日欲睡不清。

【证象】四肢无力，呵欠频频，精神委顿，反复昏睡，脉则虚缓。

【治疗】肝俞：灸三壮。膈俞：灸五壮。百会：灸三壮。二间、三间：各灸一壮。太溪、照海：各灸五壮。厉兑：灸三壮。

【助治】香砂六君子丸服之。

【预后】良。

第二十五节　脚气门

一、湿脚气

【病因】寒湿之气袭入足胫、经络、皮肉，或湿热下注两足而得之。

【证象】两足渐肿，软弱无力，不便行走，心悸气促，甚至足跗至膝，浮肿特大，破之流水，酸重难动，两脉濡数。

【治疗】足三里：灸十壮。三阴交：灸十数壮。绝骨：灸十壮。阴市：灸五壮。阳辅、阳陵：各灸十壮。注意足肿，按之热甚，则以上各穴，改灸为针。

【助治】米皮糠炒至焦香，用赤砂糖日调服之。

【预后】良。

淡安治湿脚气刺足三里、阳辅、三阴交三穴，令食米皮糠无不愈者，可谓湿脚气之特效疗法。

二、干脚气

【病因】暑热伤足三阴，阴液为热所灼，则枯细痿弱，而为干脚气。

【证象】两脚痿弱无力，日渐枯细，舌红，脉细数，或弦细。

【治疗】涌泉：针入三分，留捻二分钟。至阴：针入一分，留捻一分钟。太溪、昆仑：各针入三四分，留捻二分钟。阴陵、阳陵、三阴交、绝骨：各针入三四分，留捻一分钟。

【助治】虎潜丸日服之。

【预后】佳良。

第二十六节　痿痹门

一、痿症

【病因】《经》曰："因于湿，首如裹，湿热不攘，大筋软短，小筋弛长"。软短为拘，弛长为痿。良以大热邪，烁伤精血，而皮毛筋骨为之痿软无力。

【证象】腿膝腰脚不利，不能伸屈，或软弱而不履行，或冷麻而失其知觉。

【治疗】阳陵：灸十数壮。绝骨：灸三壮。大杼：灸五壮。（参观"手足各病门"）

【助治】虎潜丸常服。

【预后】多半良。

淡安按：曾闻家伯父谈其师罗哲初先生治一南京某氏子，全身痿疯，颈项四肢皆软瘫。为针大包一穴，与大剂黄芪、白术、甘草三味煎服而愈。录此以供治痿症之参考。

二、痹症

【病因】《经》云："风寒湿三气杂至，合而为痹"。风气胜者为行痹，寒气胜者为痛痹，湿气胜者为着痹，都由各经络受风寒湿各邪之袭击，而发生疼痛、拘急等等。

【证象】筋骨二部分疼痛，或拘挛，或游行走痛无定处。

【治疗】依照"痿症"治疗各穴，改灸为针，或针且灸之。（参观"手足胸背各病门"）

【助治】圣济大活络丸服之。

【预后】佳良者多。

第二十七节 疝气门

一、冲疝

【病因】寒湿之邪，久郁于内，化而为热，客寒触之，遂成斯疾。

【证象】气从少腹上冲心而痛，不得前后，为冲疝。

【治疗】太冲：灸五壮。独阴：灸三壮。内太冲：灸五壮。甲根：针入一分，留捻一分钟，再灸三壮。

【助治】天台乌药散，用铁锈水调服五分。

【预后】多良。

淡安按：望亭尚家桥俞长志，年近五十，患少腹痛，自觉有气攻少腹，惨痛欲死，冷汗淋漓，六日未食，奄然待毙。延余诊之。曰："此冲疝也。"在脐上用三角灸法。及灸关元与太冲，其痛立止，处金铃子散方，以善其后。

二、癫疝

【病因】太阳寒湿之邪，下结膀胱，因而阴囊肿大。《经》云：三阳为病，发寒热，令为癫疝。

【证象】阴囊肿大，脉急，或痛，或麻木。

【治疗】曲泉：针入三五分，留捻二分钟。中封：针入三分，留捻二分钟，再灸三壮。太冲：灸三壮。商丘：针入二分，留捻一分钟，再灸三壮。

【助治】桂苓丸，用苍术、川朴、乌药、川柏，煎汤送服。

【预后】良。

淡安治望亭虎径谷徐阿生之戚，阴囊肿大而痛，不可按，寒热，脉弦。为针曲泉、中封、大敦三穴，即痛止，翌日肿消而愈。

三、厥疝

【病因】肝有郁热，寒邪外束，肝气乃不条达，因而横逆。

【证象】少腹疼痛，上下左右攻冲无定，甚则四肢厥逆。

【治疗】照海、太冲、独阴：各灸五壮。石门：灸七壮。又脐下六寸两旁各一寸：灸七壮。

【助治】无须。

【预后】良。

四、狐疝

【病因】肝所生病为狐疝，由于寒客厥阴、沉结下焦所致。

【证象】睾丸偏大，胯痛胀紧，卧则入腹，立则下坠。

【治疗】大敦：针入一分，留捻一分钟，再灸三壮。脐下六寸两旁各一寸：灸三壮。

【助治】蜘蛛散服之。

【预后】良。

五、瘕疝

【病因】脾传之肾为瘕疝。由于脾经湿气，注于冲任交会之所。

【证象】腹有瘕痞，痛而且热，时下白浊，女子不月，男子囊肿。

【治疗】阴陵：针入三四分，留捻二分钟。太溪：针入三分，留捻二分钟。丘墟：针入三分，留捻一分钟。照海：针入三分，留捻二分钟。阴市：针入五分，留捻二分钟。

【助治】龙胆草五分，柴胡五分，车前子三钱，鲜生地三钱，栀子二钱，丹皮三钱，橘核二钱，吴萸五分，丹参三钱，茯苓三钱，煎汤服。

【预后】多良。

六、㿉疝

【病因】厥阴之脉循阴器，肝不条达，则血凝气滞，结于阴囊，而为㿉疝。

【证象】睾丸偏胀，坚硬如石，痛引脐中。

【治疗】通谷：灸数十壮。束骨：针入三分，留捻一分钟，再灸三壮。大肠俞：针入三分，留捻一分钟，再灸五壮。

【助治】橘核丸每日服之。

【预后】多良。

七、㿗疝

【病因】湿邪下注，不慎所欲，致邪袭膀胱。《经》云"肾脉滑甚为㿗癃"，又云"厥阴之阴盛，脉胀不通，为㿗癃疝"者是也。

【证象】少腹胀痛，小便闭塞，或有白淫。

【治疗】关元：针八分，留捻二分钟，再灸五壮（不灸亦可）。三阴交：针三分，即透。中封：灸三壮。照海：针三分，留捻二分钟。太冲：针入三分，留捻一分钟。

【助治】瞿麦三钱，木通钱半，黄芩一钱，山栀钱半，连翘一钱，枳壳一钱，甘草一钱，川楝一钱，归尾一钱，桃仁一钱，山楂一钱，灯芯三寸，煎汤服。

【预后】多良。

第二十八节　遗精门

一、梦遗

【病因】心为君火，肾为相火，欲念妄动，则君火摇于上，相火炽于下，水不能济，而精随以泄。

【证象】夜梦遗精，脉数舌红。

【治疗】心俞：针入三分，留捻二分钟。白环俞：针入三四分，留捻二分钟。肾俞：针入三四分，留捻二分钟。中极：灸三壮。关元：灸五壮。三阴交：灸五七壮。

【助治】三才封髓丹常服。

【预后】能清心寡欲者良。

二、滑精

【病因】色欲过度，心肾气虚，不能摄精，每因欲念一动，即不禁而滑出。

【证象】每在睡中，无梦自遗，或动念即遗，不拘昼夜，欲念顿生，即行滑下。

【治疗】精宫：灸数十壮。肾俞：灸五壮。关元：灸五壮。

【助治】金锁固精丸常服。

【预后】佳良。

第二十九节　淋浊门

一、五淋

【病因】淋分石淋、劳淋、血淋、气淋、热淋，都由肾水虚而不能制火，以致小肠膀胱间郁热不化，遂使下焦阴阳乖错，清浊相干，膏血沙石，悉从膀胱水道化出，淋沥不断，或闭塞其间，造成各种淋之名称。

【证象】石淋：小便难，而小便中夹有沙石冲出。劳淋：溺涩腹胀，小便淋沥困难，过劳即发。血淋：溺痛，带有血液。气淋：少腹满痛，溺有余沥。热淋：茎中痛热，小便赤涩。

【治疗】气海：针入五分，留捻二分钟。关元：针入五分，留捻二分钟。

大敦：针入一分，留捻一分钟。行间：灸十壮。太溪：针入三四分，留捻二分钟。三阴交：针入四五分，留捻一分钟，再灸三五壮。阴陵泉：针入三五分，留捻二分钟。阴谷：针入三分，留捻二分钟。

【助治】石淋，用黄蜀葵子煎汤服。劳淋，用肾气丸。血淋，用瞿麦、山栀、甘草煎服。气淋，用瞿麦、冬葵子、冬瓜子、黄芩、木通、茅根、竹叶、滑石，煎汤服。热淋，用丹皮、生地、木通、甘草、竹叶，煎汤服。

【预后】良。

淡安治锡城许康君劳淋证，小腹胀满，小溲浑浊，淋沥而热，困难奇痛，经二年余未少瘥。西医欲为剖割，畏危险未敢允。适余甫迁锡城，来针。为针阴陵、涌泉却肾经湿热，针合谷、尺泽以开肺气，膀胱俞、中极以鼓下元气化，针后约三小时，小溲通畅而愈，快甚。后以要事行急路四十里，病复发，仍针前穴再补肾俞而愈。

二、白浊

【病因】白浊有赤浊、白浊、湿热浊之分，然都由入房太甚或交媾不洁，败精瘀腐蕴酿而成。

【证象】初起茎中热痛，滞下，小便疼痛，火灼如割，赤白之浊，如眵如脓，随溲冲出，小便时，茎口自流脓液，经过相当日数，则茎中不灼痛，小便则频数，浊液自滴。

【治疗】三阴交、关元：针之。

【助治】生白果肉汁，开水服冲一二枚。

【预后】良。

第三十节　癃闭门

一、小便癃

【病因】多属于湿热郁阻膀胱；或败精瘀血，阻塞溺道；或由肺气不降，肾脏失强，皆足使小便闭塞。

【证象】茎中疼痛，溲不得出，小腹里急，脘腹痞满，胸闷气短，脉或滑或细。

【治疗】气海：针入三分，留捻一分钟。关元：针入四分，留捻二分钟。阴谷、阴陵：各针入三四分，留捻二分钟。三阴交：针入三四分，留捻二分钟。曲泉：针入三分，留捻一分钟。中极：针入三分，留捻一分钟，再灸三壮。

【助治】通关丸服三钱。

【预后】良。

二、大便闭

【病因】食积与邪热阻滞肠中；或血虚液枯，失其传送之源。

【证象】大便闭结，腹胀或痛，神疲肢倦，或烦扰不安，脉滑或芤，舌厚燥或舌尖光红、根部糙裂。

【治疗】承山：针入四分，留捻一分钟。照海：针入二三分，留捻二分钟。支沟：针入三四分，留捻一分钟。太溪：针入四分，留捻一分钟。太冲：针入二分，留捻二分钟。太白：针入二分，留捻一分钟。章门：灸五壮。大肠俞：灸五壮。

【助治】润肠丸，生大黄三钱，元明粉三钱，甘草一钱，煎汤服。

【预后】良。

第三十一节　便血门

一、大便血

【病因】《经》云："阴络伤，则血内溢，血内溢，则后血"。此症大多由血中蕴热，饮食不节，而损伤血络所致。

【证象】先便后血，名曰远血；或先血后便，名曰近血。面色黄淡，肢倦神疲，脉虚芤。

【治疗】承山：针入五分，留捻二分钟。复溜：针入三四分，留捻二分钟。太冲、太白：各针入二三分，留捻二分钟。大肠俞：灸五壮。尾闾骨尽处（即长强穴）：灸数十百壮。膈俞：灸十数壮。

【助治】远血黄土汤，近血脏连丸。

【预后】良。

二、小便血

【病因】尿血因血室有热，血得热而妄行；或肝脾两虚，血室之血失于统摄所致。

【证象】小便溲血，脉虚无力，神疲肢倦。

【治疗】大陵：针入三分，留捻二分钟，再灸三壮。关元：针入五分，留捻一分钟，再灸五壮。

【助治】归脾丸服之。

【预后】良。

第三十二节　痔漏门

痔漏

【病因】久居湿热之地，好食辛热炙脍之品，阴虚火旺，大便干燥，便通时，每与肠壁摩擦，日久月延，遂发生红粒小瘰而成痔，因痔溃破而成漏。

【证象】肛门有肉珠突出，有如鸡冠，或如鼠奶，种种形状，痛痒难忍，大便时，更痛苦不堪，鲜血淋沥，甚至不能坐立。

【治疗】承山：针入五分，留捻二分钟。昆仑：针入三分，留捻一分钟。脊中：针入三分，留捻一分钟，再灸三壮。飞扬：针入三四分，留捻三分钟。

太冲：针入三分，留捻一分钟。复溜：针入三四分，留捻一分钟。侠溪：针入二分，留捻一分钟。气海：针入三四分，留捻一分钟。长强：针入三四分，留捻一分钟，再灸五七壮。与脐心相对脊上：灸十数壮，并再各开一寸，灸三五壮。

【助治】常服龟肉。

【预后】良。

第三十三节　头部病门

头痛　眩晕　头肿胀

【病因】头部都属三阳经络。头痛有正头痛与偏头痛之分，皆属于风寒袭入，兼夹痰热。邪袭太阳，头痛在正中与项部，或两太阳部；邪袭少阳，多患偏头痛；袭阳明或阳明之热上攻，则痛在额部。眩晕则多属肝肾阴虚，虚阳挟痰湿上僭。痛则多属实邪，眩晕则为虚邪。头肿则皆属风热挟肝胆之火上升，其病猝，其症实，宜大泻之。

【证象】头痛，或正或偏，或如鸡啄，或若爆裂。眩晕，则头重不举，目眩，耳鸣，头旋。肿胀，则面颐颈项、目胞皆肿大，如火热灼，气粗，或肿，面有光泽。实邪之脉，洪而滑；夹湿痰之脉，濡而数；虚邪之脉，细数、或虚缓。舌色，实证则红而有苔，或黄或白；虚则舌淡苔薄，或光绛中剥。

【治疗】**脑顶痛**　上星：针入二分，留捻一分钟，再灸二壮。风池：针入二分，留捻二分钟。脑空：灸三壮。百会：针入一分，留捻一分钟，再灸三壮。天柱：针入二分，留捻二分钟，再灸三壮。少海：针入三四分，留捻二分钟。

正头痛　上星、神庭：各针入二分，留捻一分钟，再灸一二壮。前顶：针入二分，留捻一分钟。百会：针入一分，留捻一分钟，再灸二壮。合谷、丰隆：各针入四五分，留捻二分钟。昆仑、侠溪：各针入三四分，留捻二分钟。

额角眉棱痛 攒竹：针入四五分，留捻二分钟。合谷：针入四分，留捻二分钟。神庭：针入一二分，留捻一分钟。头维：针入二分，留捻二分钟。解溪：针入三四分，留捻二分钟。

头项强痛 风池：针入四五分，留捻一分钟。哑门：针入三分，留捻二分钟。肩井：针入四分，留捻一分钟。少海：针入四分，留捻一分钟。后溪：针入四五分，留捻二分钟。合谷：针入三四分，留捻一分钟。大椎、陶道：各针入二三分，留捻二分钟。

头项强急脊反折 风府：针入三分，留捻二分钟。承浆：针入二三分，留捻二分钟。

偏头痛 头维：针入二分，留捻一分钟。丝竹空、攒竹：各针入四分，留捻二分钟。风池：针入四分，留捻二分钟。前顶：刺入一分。上星：刺入一分。侠溪、液门：各针入三四分，留捻二分钟。

痰厥头痛 丰隆、曲池：各针五分，留捻二分钟。风池：针入四分，留捻五分钟。

酒醉后头痛 印堂：针入二分，留捻一分钟，刺出血。攒竹：针四五分，留捻一分钟，刺出血。手三里、足三里：各针入五六分，留捻二分钟。风门：针入三分，留捻一分钟。膻中：针入二分，留捻一分钟。中脘：针五六分，留捻二分钟。

头眩晕而呕 内庭：针入三分，留捻一分钟。丰隆：针入五分，留捻二分钟。中脘：针入五六分，留捻一分钟。风池：针入三四分，留捻一分钟，再灸三壮。上星：灸三壮。解溪：针三分，留捻二分钟。神庭：灸三壮。百会：灸二壮。

头眩晕 申脉：针入二分，留捻一分钟，再灸三壮。风池：灸五壮。上星、前顶：各灸三五壮。足三里：针入五六分，留捻一分钟，再灸三五壮。后顶、脑空：各灸三五壮。百会：灸三五壮。

脑昏目赤　攒竹：针入四分，留捻二分钟。丰隆：针入五六分，留捻二分钟。风府：针入三分，留捻一分钟，再灸三壮。

面痒而肿　迎香：针入三分，留捻二分钟。合谷：针入四五分，留捻二分钟。侠溪：针入三分，留捻二分钟。

头目浮肿，火热面赤，大头瘟、虾蟆瘟之类　急以三棱针贯刺头额部太阳之血络出血，不惜；及足膝弯与手肘弯之血络，多出恶血。少商、商阳、中冲、少冲、少泽：皆刺出血。合谷：针入四分，留捻一分钟。曲池：针入五六分，留捻二分钟。尺泽：针入三四分，留捻一分钟。

头目浮肿有光　目窗：针入二分，留捻二分钟。陷谷：针入三分，留捻二分钟。

头颔肿　阳谷：针入二分，留捻一分钟。腕骨：针入二分，留捻二分钟。商阳：针入一分，留捻一分钟。丘墟：针入三分，留捻二分钟。侠溪：针入三分，留捻一分钟。手三里：针入四分，留捻一分钟。

头面浮肿有水光　水分：灸五壮。厉兑：针入一分，留捻一分钟，再灸二壮。人中：针入二分，留捻一分钟。

颊肿　颊车：针入三分，留捻二分钟。

【助治】头痛，宜用疏风泄肝。眩晕，宜调补。头面肿，宜疏风或泄火。

【预后】无定。

第三十四节　目疾门

目赤　目痛　目翳

【病因】目疾名称有数十种之多，然不外赤、痛、翳三者，其发生之原因，固属六淫之邪、五志之火皆能病目，然简赅之，则不外风热与肝胆之火，或肝肾阴虚三端，治病贵得其要也。

【证象】目赤羞明，疼痛，多眵，多泪，障翳外生，都属风热、肝胆实火。目赤不痛，或至夜疼痛，不甚羞明，无眵无泪，障翳内生，都属肝肾不足、虚火上升。

【治疗】**目赤肿翳羞明隐涩**　上星、目窗：各针入三分，留捻半分钟。攒竹、丝竹空：各针入四五分，留捻一分钟，须出血。睛明：针入四分，留捻二分钟。瞳子髎：针入三分，留捻二分钟。合谷：针入四五分，留捻二分钟。太阳：针入三分，留捻二分钟。其周围血络刺出血。再以草茎刺鼻孔中出血，有特效。

眼暴赤肿痛　神庭、上星、绝骨、前顶、百会：俱微刺出血。光明：针入三四分，留捻二分钟。地五会：针入三四分，留捻二分钟。

眼肿痛睛如裂出　八关、十指尖：各针刺出血。

眼赤暴痛而不肿　合谷：针入五分，留捻二分钟。手三里：针入四分，留捻一分钟。太阳：针入三分，留捻一分钟，刺出血。睛明：针入三分，留捻一分钟。

目赤不甚痛　目窗：针入一二分，留捻一分钟。大陵：针入三分，留捻一分钟。合谷：针入四分，留捻一分钟。液门：针入四分，留捻一分钟。上星：针入二分，留捻一分钟。攒竹：针入四分，留捻一分钟。丝竹空：针入三分，留捻二分钟。

目赤有翳　太渊：针入二分，留捻一分钟。临泣：针入二分，留捻一分钟。侠溪：针入三分，留捻二分钟。攒竹：针入四分，留捻一分钟，出血。风池：针入四分，留捻二分钟。合谷：针入四分，留捻一分钟。睛明：针入二分，留捻一分钟。中渚：针入四分，留捻一分钟。

目痛不甚红　二间、三间、前谷、上星：各针入二分，留捻一分钟。大陵、阳溪：各针入三分，留捻一分钟。

目中生翳　肝俞：针入三分，留捻一分钟，再灸三壮。命门：灸三壮。三里：灸五壮。光明：灸五七壮。睛明：针入四分，留捻一分钟。四白：针入三分，留捻一分钟。太阳：刺出血，并针入三分，留捻一分钟。商阳、厉兑：各刺出血。

胬肉攀睛[1]　睛明：针入四分，留捻二分钟。风池：针入四分，留捻一分钟。太阳：针入三分，留捻一分钟，刺出血。期门：针入三分，留捻一分钟。

目眩昏花　头维：针入二分。三里：灸五壮。承泣：针入三分，留捻一分钟。攒竹：针四分。目窗：针二分。百会：刺出血。风府、风池：各针入三分。肝俞、胃俞：各灸五壮。

青盲　巨髎：灸三壮。肝俞：灸七壮。商阳：刺出血。命门：灸三壮。

暴盲不见物　攒竹、前顶、神庭、上星：刺出血。鼻中以草茎刺出血（注意草茎之尖端须拭净）。

卷毛倒睫[2]　丝竹空：针入三分，留捻一分钟，再灸一壮。

烂睑风眼[3]　大骨空：灸九壮[4]。小骨空：灸七壮。眼眶：以三棱针刺出血。尺泽、太阳：皆刺出血。

迎风流泪　头维：针入二分，留捻一分钟。睛明：针入三四分，留捻半分钟。临泣：针入三分。风池：针入四五分，各留捻一分钟。大小骨空：各灸七九壮。

冷泪自流　肝俞：灸七壮。百会：灸三壮。风池：灸五七壮。后溪：灸五壮。大小骨空：各灸五七壮。头维：灸三壮。

目眦急痛　三间：针入二三分，留捻二分钟。

眼烊　光明：针入四分，留捻一分钟。地五会：针入三分，留捻一分钟。

雀目　肝俞：灸七壮。手大指甲后内廉第一节横纹头赤白肉际：灸三壮。并取神庭、上星、前顶、百会：刺出血。睛明：针四分。

目睛戴上视　第二椎骨、第五椎骨：各灸七壮，一齐下火。

---

　〔1〕　胬肉攀睛：原书作"努肉攀睛"，有误，今改正之。
　〔2〕　卷毛倒睫：原书作"拳毛倒睫"，有误，今改之。
　〔3〕　烂睑风眼：原书作"烂弦风眼"，有误，今改之。
　〔4〕　灸九壮：原书作"炙九壮"，有误，今改之。

目眶四周黑色　尺泽：针入三分，留捻三分钟。

【助治】明目石斛夜光丸，服三钱，淡盐汤下，宜多服，统治眼目。

【预后】多良。

第三十五节　耳疾门

耳鸣　耳聋　聤耳

【病因】肾开窍于耳，少阳之脉络于耳，耳疾之病，不外耳鸣、耳聋、聤耳数种。其病因亦不外肝肾阴虚，耳鸣不已；少阳经气闭塞，发生暴聋；或为外物所伤，而生耳聋；或少阳之火挟湿上逆，发生耳痛、聤耳等之。

【证象】耳内常如蝉声，是为耳鸣，乃属肝肾阴虚不足之症。耳聋猝然不闻外界声音，苟非为外物所伤，即为肝胆经气郁结。耳肿、耳痛、流脓、流水，则属三焦肝胆湿火上炎，或属外伤。脉象和平者多属外伤，弦数则属肝胆三焦实火，虚细则多属肾虚之症为多。

【治疗】**耳内虚鸣**　肾俞：灸五七壮。足三里：针入五分，留捻二分钟，再灸三五壮。合谷：针入四分，留捻二分钟。

耳内实鸣　液门：针入三四分，留捻一分钟。耳门：针入三分，留捻一分钟。足临泣：针入三分，留捻一分钟。阳谷：针入三分，留捻二分钟。后溪：针入三四分，留捻一分钟。阳溪：针入三分，留捻一分钟。合谷：针入四分，留捻一分钟。大陵：针入四分，留捻一分钟。太溪：针入三分，留捻二分钟。金门：针入二分，留捻二分钟。

耳聋实证　中渚：针入三分，留捻一分钟。外关：针入四分，留捻一分钟。禾髎[1]：针入二分，留捻二分钟。听会：针入二分，留捻二分钟。听宫：

---

〔1〕　禾髎：原书作"和髎"，有误，今改正之。

针入二三分，留捻二分钟。合谷：针入四分，留捻二分钟。商阳、中冲：各针入一分，留捻半分钟。金门：针入二分，留捻一分钟。临泣（首）：针入一二分，留捻一分钟。

重听无所闻 耳门：针入二分，留捻二分钟。听会：针入二分，留捻二分钟。听宫：针入二分，留捻二分钟。风池：针入四五分，留捻一分钟，再灸三壮。翳风：针入三分，留捻一分钟。侠溪：针入二三分，留捻二分钟。

耳暴聋 天牖：针入三分，留捻二分钟。四渎：针入八分，留捻二分钟。又以苍术长七分，一头切平，一头削尖，将尖头插耳中，于平头上灸七壮，重者二七壮，觉内热而止。

耳鸣不能听远 心俞：灸五壮，逐日积灸至三十壮。

耳红肿痛 听会：针入二分，留捻一分钟。合谷：针入四分，留捻一分钟。颊车：针入三分，留捻二分钟。

聤耳生疮出脓水 合谷：针入三四分，留捻一分钟。翳风：针入三分，留捻一分钟。耳门：针入三分，留捻一分钟。

【助治】风热宜辛凉疏散，实火宜苦咸法降，灵火宜滋阴降火。

【预后】多良。

第三十六节　鼻疾门

鼻塞　鼻痔　鼻流清涕　脑漏　赤鼻

【病因】肺开窍于鼻，肺气通于鼻。又鼻窍上通于脑，鼻部之病，都与肺气、脑部有关。鼻塞都由肺气因寒而窒塞；鼻痔则都属于肺经风湿热凝郁而成；流秽浊之涕，则为肺经因寒或热之所对；赤鼻则为肺之燥热使然也。

【证象】鼻塞则呼吸困难；鼻痔则鼻中有息肉，每阻塞夫窍，而呼吸不利；时流清涕，则为肺经之气受寒；浊涕有腥臭气，乃肺之浊热，称为脑漏。肺气燥热，或多湿热，再因好饮酒，每发生赤鼻。因寒者脉迟缓，因热者多浮数，皆可按而得也。

【治疗】**鼻塞不闻香臭** 迎香：针入三分，留捻二分钟。上星：针入二分，留捻二分钟。合谷：针入四分，留捻二分钟。风府：灸三壮。百劳：灸五壮。前谷：灸三壮。

鼻痔 依照"鼻塞"治。

鼻流清涕 上星：针入二分，留捻一分钟，再灸一壮。人中：针入二分，留捻一分钟。风府：针入三分，留捻一分钟，再灸三壮。百会：针入一分，留捻半分钟，再灸三壮。风池：针入四五分，留捻二分钟。大椎：针入二分，留捻一分钟，再灸三壮。

鼻流臭秽浊涕 依照"流清涕"各穴治疗，但针不灸，加刺迎香、合谷二穴。

赤鼻 人中、迎香、上星：各针入二分，留捻一分钟。复乱刺鼻之红部，出血不惜。

【助治】不外寒者温之，紫菀、干姜、细辛、桂枝、甘草之类；热者清之，知母、石膏、黄芩、辛夷、栀子之类。

【预后】多良。

第三十七节 牙齿门

牙痛

【病因】齿为骨之余而属肾，其部位则隶于阳明，齿痛之因，除蛀齿、虫痛外，多半为阳明之热，与风寒袭击所致，不则少阴虚阳上亢矣。

【证象】牙龈红肿疼痛，舌黄者，阳明之热也。痛而不肿不渴，舌无苔者，阴虚阳亢也。恶风寒而牙痛者，风热也。齿有蛀孔者，虫痛也。

【治疗】**齿肿痛**　吕细：灸三壮。合谷：针入四分，留捻三分钟。颊车：针入三分，留捻二分钟。内庭：针入三分，留捻二分钟。

上爿牙痛　吕细：灸三壮。太渊：针入二分，留捻一分钟。人中：针入二分，留捻一分钟。

下爿牙痛　合谷：针入四五分，留捻三分钟。列缺：针入二分，留捻一分钟。承浆：针入二三分，留捻二分钟。颊车：针入三分，留捻二分钟。

蛀齿痛　合谷：针入四分钟，留捻二分钟。齿孔中填入樟脑少许。

牙疳疮　承浆：灸七壮。

【助治】无须。

【预后】良。

第三十八节　口舌门

【病因】舌为心苗，脾胃开窍于口，口舌之病，都属心脾二经之热为多。

【证象】口唇干爆而裂，或口唇碎腐，或口气粗浊，舌则糜烂，或肿胀，重舌木舌。

【治疗】**唇肿**　内关：针入三分，留捻二分钟。神门：针入三分，留捻二分钟。合谷：针入四分，留捻二分钟。足三里：针入五六分，留捻二分钟。内庭：针入三分，留捻一分钟。三阴交：针入三分，留捻一分钟。

口干燥　尺泽：针入四分，留捻一分钟。曲泽：针入三分，留捻一分钟。大陵：针入三分，留捻二分钟。二间：针入二分，留捻半分钟。少商、商阳：各刺出血。复溜：针入三分。

唇动如虫行　人中：针入二分，留捻二分钟。

唇干咽不下　三间：针入二分，留捻一分钟。少商：刺出血。

口中干而有黏液　手下廉：针入四分，留捻二分钟。太溪：针入三分，留捻二分钟。

口渴　人中：针入二分，留捻半分钟，再灸二壮。颊车：针入三分，留捻一分钟，再灸二三壮。地仓：灸三壮。太冲：针入四分，留捻二分钟。（参观"中风门　口眼㖞斜"条）

口噤不开　颊车：灸五壮。合谷：针入四分，留捻二分钟，再灸三壮。上关：灸三壮。

舌干　廉泉：刺出血。

舌风舞（蛇舌）　手三里：针入四分，留捻四分钟。

舌强　哑门：针入三分，留捻二分钟。少商：刺出血。鱼际：针入三分，留捻一分钟。中冲：刺出血。阴谷：针入三分，留捻一分钟。然谷：针入三分，留捻二分钟。

舌出血　内关：针入三分，留捻二分钟。太冲：针入二分，留捻二分钟。三阴交：针入三分，留捻二分钟。

舌疮　承浆：针入二分，留捻三分钟。人中：针入二分，留捻二分钟。合谷：针入四分，留捻二分钟。金津、玉液：各刺出血。委中：针入四五分，留捻二分钟。后溪：针入三四分，留捻二分钟。

舌肿难言　廉泉：针入三分，留捻二分钟。金津、玉液：各刺出血。天突：针入三分，留捻一分钟。风府：针入二三分，留捻二分钟。然谷：针入一分，留捻二分钟。并于舌尖、舌旁各刺出血。

舌卷　液门：针入四分，留捻二分钟。二间：针入二分，留捻二分钟。

舌纵不能流入　阴谷：针入四分，留捻二分钟。风府：针入三分，留捻二分钟。

舌急不能伸出　哑门：针入三分，留捻一分钟。

唇噤不能开合　合谷：针入三四分，留捻二分钟。承浆：灸三壮。

【助治】导赤散、泻黄散、清胃散，随症给之，有不须助治者。

【预后】概良。

第三十九节　咽喉门

喉风　乳蛾

【病因】咽喉之病，前人分为七十二症，综其要，不外虚实二种：虚者系虚火上炎；实者都由痰火及风热抑遏而已。

【证象】喉风，咽喉肿红刺痛，痰多不能咽物，甚则咽喉肿塞，汤水不能进一匙。乳蛾则生于蒂丁（小舌头）之旁，形如乳头，红肿疼痛，妨碍饮食，或一边或两边有肿硬者，有碎腐者。发生猝暴者，多属实火；缓慢者，多为虚火。实者之初起，每有形寒发热，脉则浮滑；虚则无形寒发热、头痛见象。

【治疗】**喉闭**　少商：刺出血。合谷：针入四分，留捻二分钟。尺泽：针入四分，留捻二分钟。风府：针入三分，留捻二分钟。关冲、窍阴：各刺出血。照海：针入三分，留捻二分钟。

喉痹　颊车：针入三分，留捻一分钟。少商：针入一分，留捻一分钟。经渠：针入三分，留捻一分钟。合谷：针入四分，留捻一分钟。尺泽：针入四分，留捻二分钟。神门：针入三分，留捻一分钟。大陵：针入三分，留捻二分钟。足三里：针入五六分，留捻二分钟。丰隆：针入四分，留捻一分钟。涌泉、关冲、少冲、隐白：各刺之。

喉中如梗　间使：针入三四分，留捻二分钟。三间：针二分，留捻一分钟。

咽肿　中渚：针入三分，留捻一分钟。太溪：针入三分，留捻二分钟。少商：刺出血。

咽外肿　液门：针入四分，留捻一分钟。

喉痛　风府：针入三分，留捻二分钟。液门：针入三四分，留捻二分钟。鱼际：针入三分，留捻一分钟。

单乳蛾　玉液、金津：各刺一针。少商：针入一分，留捻一分钟。

双乳蛾 少商：针入一分，留捻一分钟。合谷：针入四分，留捻二分钟。廉泉：针入三分，留捻二分钟。

【助治】表实者宜荆防败毒散；里实者雄黄解毒丸，或清咽利膈汤；阴虚者，用养阴清肺汤等。按证施治。

【预后】早治者可全十之九。

第四十节 手足病门

手足不能屈伸、行立 疼痛 酸麻

【病因】手足肘膝酸麻疼痛，不能屈伸、行动等，都由风寒袭入经络；或血液干枯，不荣四肢；或跌仆损伤、挫闪所致。

【证象】脾主四末，四末即四肢也；肾主关节。手足湿疮肿痛，皆属脾胃；痛痒疮疡，皆属心火。寒多则筋挛骨痛，热多则筋缓骨消。手足之病，多取脾胃肾三经而治之，他如：①手阳明之脉病：肩前臑痛，大指、次指痛不用。②手太阳之脉病：肩似拔，臑似折。③手少阳之脉病：肩臑肘臂外皆痛，小指、次指不用。④手厥阴之脉病：手心热，肘臂挛急腋肿。⑤手太阴之脉病：臑臂内前廉痛，厥掌中热。⑥手少阴之脉病：臑臂内后廉痛，厥掌中热痛。各随其经而针灸之。

【治疗】**手酸痛** 曲池：针入五六分，留捻半分钟，再灸三壮。合谷：针入五分，留捻二分钟。肩髃：针入四分，留捻一分钟，再灸三壮。

指挛痛 少商：针入一分，留捻一分钟。

臂肿痛连腕疼 液门：针入四分，留捻一分钟。中渚：针入三分，留捻二分钟。阳谷：针入三分，留捻二分钟。

臂顽麻 少海：针入三分，留捻二分钟，再灸三壮。手三里：针入三四分，留捻一分钟，再灸三壮。天井、外关、经渠、支沟、阳溪、腕骨、上廉：

各灸三五壮。

肘拘挛痛　太渊：针入三分，留捻一分钟。曲池、尺泽：各针入四五分，留捻二分钟。

手筋急难伸　尺泽：针入四分，留捻一分钟，再灸三壮。

手战动摇　曲泽：针入三四分，留捻二分钟，再灸三壮。少海：针入三分，留捻一分钟。阴市：针入三分，留捻二分钟。

手腕无力　腕骨：针入三分，留捻二分钟，再灸三壮。列缺：灸三壮。

臂连背痛　手三里：针入四五分，留捻二分钟。

手连肩疼　合谷：针入四分，留捻二分钟。太冲：针入三分，留捻一分钟。

肩端红肿　肩髃：针入四分，留捻二分钟。

手掌手背生疮　劳宫：针入三分，留捻一分钟，再灸三五壮。

臂内廉痛　太渊：针入二三分，留捻一二分钟。

臂寒冷　尺泽：针入三分，留捻一分钟，再灸五壮。神门：针入二分，留捻半分钟，再灸三壮。

肘挛　尺泽：针入五六分，留捻二分钟。肩髃：针入四分，留捻一分钟，再灸三壮。小海：针入四五分，留捻二分钟。间使：针入五分，留捻一分钟。大陵：针入三分，留捻一分钟。后溪：针入三分，留捻二分钟。

肘臂手指强直不能屈　曲池：针入一寸，留捻三分钟。手三里：针入五分，留捻二分钟。外关：针入五分，留捻二分钟。中渚：针入四分，留捻一分钟。以上四穴，并各灸三五壮。

手臂冷痛　肩井：灸三壮。曲池：灸七壮。下廉：灸五壮。

手指拘挛筋紧　曲池：针入六分，留捻一分钟，再灸三壮。阳谷：针入三分，留捻二分钟，再灸三壮。合谷：针入五分，留捻二分钟，再灸三壮。

手臂红肿　曲池：针入一寸，留捻二分钟。通里：针入三分，留捻二分钟。中渚：针入四分，留捻一分钟。合谷：针入四分，留捻一分钟。手三里：针入四分，留捻二分钟。液门：针入四分，留捻二分钟。

五指皆疼　外关：针入五分，留捻三分钟。

腰连脚痛　环跳：针入一寸二分，留捻三分钟。行间：针入三分，留捻一分钟。风市：针入四五分，留捻二分钟。委中：针入一寸，留捻一分钟。昆仑：针入三四分，留捻一分钟。申脉：针入二分，留捻一分钟。

腰连腿疼　腕骨：针入三分，留捻二分钟。足三里：针入六七分，留捻一分钟。

脚膝痛　足三里：针入六七分，留捻二分钟。绝骨：针入三分，留捻二分钟。阳陵、阴陵：各针入三四分，留捻二分钟，再各灸三壮。三阴交：针入三分，留捻一分钟，再灸三壮。申脉：针入三分，留捻二分钟。

脚膝麻木　依照"脚膝痛"条治，再灸太冲三分，留捻二分钟。

膝痛　阳陵泉：针入四分，留捻一分钟，再灸三五壮。

脚连胁痛　环跳：针入一寸，留捻二分钟。阳陵泉：针入四分，留捻一分钟。

膝红肿　膝眼：针入四分，留捻二分钟。膝关：针入五分，留捻一分钟。行间：针入三分，留捻一分钟。

腿膝无力　风市、阴市：各灸五七壮。绝骨：针入三分，留捻一分钟，再灸三壮。条口：灸五壮。

腿疼　后溪：针入四分，留捻三分钟。环跳：针入一寸五分，留捻二分钟。

腿股红肿　环跳：针入二寸，留捻二分钟。居髎：针入三分，留捻一分钟。委中：刺血络。

脚膝肿　至阴：针入一分，再灸三壮。承山：针入五分，留捻二分钟。昆仑：针三分，留捻二分钟。委中：针入一寸，留捻二分钟。足下廉：针入三分，留捻一分钟。

脚跟痛　内庭：针入三分，留捻一分钟。仆参：针入二分，留捻一分钟。

脚气酸痛　肩井：针入四五分，留捻一分钟。足三里：针入一寸，留捻半分钟，再灸五壮。阳陵泉：针入三分，留捻一分钟，再灸五壮。

足酸麻　太溪：针入三分，留捻一分钟，再灸三壮。昆仑：针入三分，留捻二分钟，再灸五壮。

脚气肿　足三里：灸五七壮。三阴交：灸五壮。绝骨：针入三分，留捻一分钟，再灸三壮。

草鞋风　昆仑：针入三分，留捻二分钟。申脉、太溪：针入三分，留捻一分钟。

鹤膝风　阳陵、阴陵：各针入三四分，留捻二分钟。

足不能步　绝骨：针入三分，留捻二分钟。条口：针入四分，留捻二分钟。太冲：针入三分，留捻一分钟。足三里：针入六七分，留捻二分钟，再灸三壮。中封：针入三分，留捻二分钟。曲泉：针入三分，留捻一分钟。阳辅：针入三分，留捻一分钟。三阴交：针入三分，灸五壮。

脚肚挛急（转筋）　金门：针入二三分，留捻一分钟。丘墟：针入三分，留捻一分钟。然谷：针入三分，留捻一分钟。承山：针入三分，留捻一分钟，再灸五七壮。

腿冷如冰　阴市：针入三分，留捻一分钟，再灸五七壮。

股膝内痛　委中：针入一寸，留捻二分钟。三里：针入三分，留捻二分钟。三阴交：针入三分，留捻一分钟，再灸三五壮。

足寒热　三里、委中：各针入一寸，留捻一分钟。阳陵：针入五分，留捻一分钟。复溜：针入三分，留捻二分钟。然谷、行间、中封：各针入三四分，留捻一分钟。大都、隐白：针入一分，留捻半分钟。

足寒如冰　肾俞：灸五七壮。

脚心疼　昆仑：针三分，灸二壮。涌泉：灸五壮。

诸节皆痛　阳辅：针入三分，灸七壮。

足挛　肾俞：灸五壮。阳陵：针三分，灸五壮。阳辅：针三分，灸五壮。绝骨：针三分，灸三壮。

【**助治**】四肢之病，属诸寒湿痰者十之七，剂多用温通；属肾虚者十之一，药剂主用厚味以补之；其他则属诸挫闪，伤经络之气，无须助治。

【预后】概良。

第四十一节　胸腹门

胸胁痛　痹　胀满　腹疼　膜胀

【病因】胸胁为肝胆经之所部，腹为太阴经所部，肝胆二经之气不条达，则胸胁痛胀随之；太阴之气郁滞，或寒痰交阻，则腹痛、腹胀随之矣。

【证象与治疗】**中脘胀满**　足三里：针入八分，留捻二分钟。中脘：针入一寸，留捻二分钟，再灸五壮。

心胸痞满　阴陵、承山：各针入四分，留捻二分钟。

胸中苦闷　建里：针入六七分，留捻二分钟。内关：针入四五分，留捻二分钟。肩井：针入四分，留捻二分钟。

胸满噎塞　中府：针入三分，留捻二分钟。意舍：针入三四分，留捻二分钟。

胸胁支满　章门：针入四分，留捻二分钟。腕骨：针入三分，留捻一分钟。支沟：针入四分，留捻二分钟。申脉：针入三分，留捻二分钟。

气胀攻心　内庭：针入三分，留捻二分钟。临泣：针入三分，留捻二分钟。

胁肋痛　气户：针入三分，留捻二分钟。华盖：针入二分，留捻二分钟。阳陵泉：针入五分，留捻二分钟。支沟：针入三分，留捻一分钟。

两乳刺痛　太渊：针入三分，留捻二分钟。

心下酸㑊　听宫：针入二分，留捻二分钟。脾俞：针入三四分，留捻二分钟。

胸痹　太渊：针入三分，留捻二分钟。

胸痛　肩井、天井：针入三分，留捻二分钟。支沟：针入四分，留捻二分钟。间使：针入四分，留捻二分钟。三里：针入八分，留捻二分钟。丘墟：针入三分，留捻二分钟。

腹胀 阴陵：针入三分，留捻二分钟。中极：灸数十壮。

腹痛 太溪：针入三分，留捻二分钟。气海：灸三壮。天枢：灸七壮至数十壮。大肠俞：灸三十壮。中脘：针入一寸，灸五壮。

其他 参观"噎膈""臌胀""五积""泻痢"等门。

【助治】酌用疏肝行气之药微助治之。

【预后】概良。

第四十二节　腰背门

背痛　背强　腰酸痛

【病因】背为太阳经之部分，其强其痛，都为太阳经气着寒或气滞。腰则肾主之，腰部酸痛，苟非跌仆挫闪所致，则皆当以肾虚治之。

【脉象与治疗】**肩背疼** 手三里：针入五分，留捻二分钟。肩髃：针入五分，留捻二分钟。

背连胛疼 昆仑：针入四分，留捻二分钟。绝骨：针入四分，留捻二分钟。肩井：针入四五分，留捻三分钟。

背疼 膏肓俞：针入三分，留捻一分钟，再灸五七壮。

背强 哑门：针入三分，留捻一分钟。人中：针入二分，留捻一分钟。

背内牵痛，不得屈伸 合谷：针入四分，留捻二分钟。复溜：针入四分，留捻二分钟。昆仑：针入三分，留捻二分钟。

背觉拘急不舒 经渠：针入三分，留捻一分钟，再灸。

背痛 经渠：针入三分，留捻一分钟。丘墟：针入三分，留捻一分钟。鱼际：针入三分，留捻一分钟。昆仑：针入三分，留捻一分钟。

脊膂强痛　委中：针入一分，留捻三分钟。人中：针二分，留捻一分钟。

腰痛　环跳：针入一寸五分，留捻二分钟。委中：针入一分，留捻三分钟。

肾弱腰疼　肾俞：灸五壮至十数壮。

腰疼不能立　大都：针入二分，灸三壮。肾俞：针入四分，灸五壮。委中：针入一寸，留捻二分钟。复溜：针入三分，留捻一分钟。

腰连脚痛　环跳：针入一寸五分，留捻二分钟。风市：针五分，留捻一分钟。行间：针入二分，留捻二分钟。

腰酸疼耳鸣　肾俞：灸三十壮。

【助治】无须，或服补肾之剂。

【预后】良。

淡安在望亭针一后宅某氏子（其姓名已忘），由三人扶挟至诊室，腰痛伛不能仰，鞠躬而行，卧则腹下垫絮，转侧皆不能，背部按之作剧痛。与葛生怀清共针之。先泻人中，次针环跳、委中、昆仑三处，同时用泻法，同时出针，病者即时起立而行，见者无不惊奇。

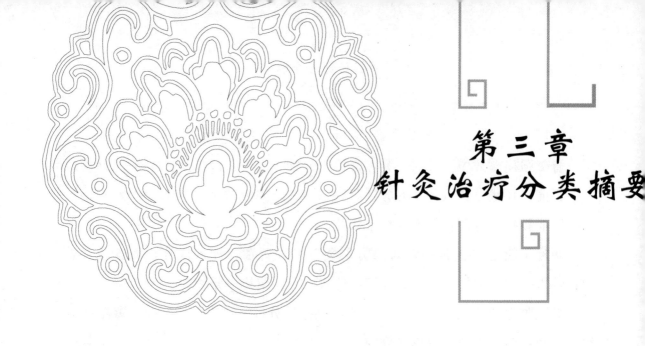

第三章
针灸治疗分类摘要

第一节　内景篇

一、精门（五条）

梦遗泄精心俞、白环俞、膏肓俞、肾俞、中极、关元、三阴交，或针或灸，无梦泄精肾俞、关元、中极，灸之，精溢失精中极、大赫、然谷、太冲，针之，精浊自流中极、关元、三阴交、肾俞，灸之，虚劳失精大赫、中封，灸之。

二、气门（九条）

一切气疾必取气海，或针或灸之。气逆尺泽、商丘、太白、三阴交，针之，噫气上逆太渊、神门，针之，短气大陵、尺泽，针之（属气实者）；大椎、肺俞、神阙、肝俞、鱼际，灸之（属气虚者），少气间使、神门、大陵、少冲、足三里、下廉、行间、然谷、至阴、肝俞、气海，或针或灸之，上气太冲，灸之，欠气通里、内庭，针之，气急食不消太仓，灸之，冷气脐下痛关元，灸百壮。

三、神门（六条）

精神萎靡关元、膏肓，灸之，善恐心惕惕然谷、内关、阴陵泉、侠溪、行间，针灸之，心澹澹大动大陵、三里，针之，健忘列缺、心俞、神门、中脘、三里、少海、百会，或针或灸，失志痴骏神门、中冲、鬼眼、鸠尾、百会、后溪、大钟，灸之，妄言妄笑神门、内关、鸠尾、丰隆，针之。

四、血门（九条）

衄血、吐血、下血隐白、大陵、神门、太溪，针之，衄血不止囟会、上星、大椎、哑门，俱灸之；或以三棱针于气冲出血之，再针合谷、内庭、三里、照海，吐血针风府、大椎、膻中、上脘、中脘、气海、关元、三里，或灸大陵，呕血上脘、大陵、曲泽、神门、鱼际，针之，大便血关脉苋，大便出血数斗者，膈俞伤者，灸膈俞，咳血列缺、三里、肺俞、百劳、乳根、风门、肺俞，针之，虚劳吐血中脘、肺俞、三里，灸之，口鼻出血不止上星，灸之，下血不止脐心对过脊骨上，灸七壮。

五、梦门（五条）

惊悸不眠阴交，针之，烦不得卧浮郄，针之，沉困睡多无名指第三节尖，屈指取之，灸一壮，胆寒不得睡窍阴，针灸之，多梦善惊神门、心俞、内庭，针之。

六、声音门（四条）

卒然无音天突，针之，厥气走喉不能言照海，针之，喉痹卒瘖丰隆，针之，暴瘖合谷，针之；天鼎、间使，亦针之。

七、言语门（四条）

瘖不能言合谷、涌泉、阳交、通谷、大椎、支沟，针之，舌强难言通里，针之，舌缓不能言哑门，针之，舌下肿难言廉泉，刺之。

八、津液门（六条）

多汗先泻合谷，次补复溜，少汗先补合谷，次泻复溜，盗汗阴都、五里、间使、中极、气海，针之，盗汗不止阴郄，泻之，虚损盗汗百劳、肝俞，灸之，伤寒气不出合谷、复溜，俱针泻之。

九、痰饮门（四条）

痰饮诸凡痰饮必取丰隆、中脘，胸中痰饮不食巨阙、足三里，灸之，溢饮中脘，灸之，痰饮久患不愈膏肓穴，灸之，愈多愈妙。（参观"咳嗽门"）

十、胞宫门（六条）

月经不调中极、三阴交、肾俞，针之，月经断绝中极、三阴交、肾俞、合谷、四满、三里，针灸之，崩漏不止血海、阴谷、三阴交、行间、太冲、中极，针灸之，赤白带下中极、肾俞、三阴交、章门、行间，针灸之，白带中极、气海、委中，针之，白带曲骨、承灵、中极（参观"妇人门"），针灸之。

十一、虫门（一条）

痨瘵膏肓、鬼眼、四花穴，灸之。（参观"痨瘵门"）

十二、小便门（十一条）

癃闭照海、大敦、委阳、大钟、行间、委中、阴陵、石门，针之，小便淋闭关元、三阴交、阴谷、阴陵、气海、太溪，针之，石淋关元、气海、大敦，针之，气淋气海、关元，针之，血淋阴陵、关元、气冲，针之，小便滑数中极，灸；肾俞、阴陵、气海、阴谷、三阴交，针之，遗尿不禁阴陵、阳陵、大敦、曲骨，针灸之，茎中痛行间，灸之；中极、太溪、三阴交、复溜，针之，白浊肾俞，灸之；章门、曲泉、关元、三阴交，针之，妇人阴中痛阴陵泉，针灸之，妇人转脬不得尿曲骨、关元，针灸之。（参观"前阴门"）

十三、大便门（十五条）

渴饮泄泻大椎，灸三五壮，泄泻久年不愈百会，灸五七壮，久泄痢天枢、气海，灸之，泄痢不止神阙，灸七壮；关元，灸三十壮，溏泄脐中、三阴交，灸之，以多为妙，飧泄阴陵、然谷、巨虚、上廉、太冲，壮灸之，泄泻如水，肢冷脉绝，腹痛短气气海，灸百壮，下痢血脓腹痛丹田、复溜、小肠俞、天枢、腹哀，针之，冷痢关元，灸五十壮，里急后重合谷、外关，针之，痢不止合谷、三里、阴陵泉、中脘、关元、天枢、神阙、中极，针灸之，一切下痢凡诸下痢，皆可灸大都五壮，商丘、阴陵各三壮，大便闭塞照海、支沟、太白，针之，大便不通二间、承山、太白、大钟、三里、涌泉、昆仑、照海、章门、气海，针之，妇人产后二便不通气海、足三里、关元、三阴交、阴谷，针之。

第二节　外景篇

一、头部门（十六条）

眩晕神庭、上星、囟会、前顶、后顶、脑空、风池、阳谷、大都、至阴、金门、申脉、足三里，随宜针灸之，眩晕怕寒，春夏常著棉帽百会、上星、风池、丰隆，针灸之，偏正头痛丝竹空、风池、合谷、中脘、解溪、足三里，针之，正头痛百会、上星、神庭、太阳、合谷，针之，肾厥头痛关元，灸百壮，厥逆头痛，齿亦痛曲鬓，灸七壮，痰厥头痛丰隆，针之，头风头痛百会，针；囟会、前顶、上星、百会，灸之，头风上星、前顶、百会、阳谷、合谷、关冲、昆仑，针灸之，头痛项强脊反折承浆，先泻后补；风府，针之，头风面目赤通里、解溪，针之，头风眩晕合谷、丰隆、解溪、风池，头项强痛风府，针灸之，头项俱痛百会、后顶、合谷，针之，眉棱骨痛攒竹、合谷、神庭、头维、解溪，针之，脑痛脑冷脑旋囟会，针之。

二、面部门（四条）

面肿水分，灸之，面痒肿迎香、合谷，针之，颊肿颊车、合谷，针之，面目臃肿肘内血络及陷谷，多刺出血。

三、目门（二十条）

眼睛痛风府、风池、通里、合谷、申脉、照海、大敦、窍阴、至阴，针之，目赤肿翳，羞明隐涩上星、百会、攒竹、丝竹空、睛明、瞳子髎、太阳、合谷，针之；内迎香（即鼻孔，以草茎刺出血），刺出血，目暴赤肿痛睛明、合谷、太阳（出血）；上星、光明、地五会，诸障翳睛明、四白、太阳、百会、商阳、厉兑、光明，各出血；合谷、三里、光明、肝俞，各灸之，胬肉攀睛睛明、风池、期门、太阳，针出血，烂睑风，大、小骨空，各灸七壮；以口吹火灭，于弦眶刺出血，迎风冷泪临泣、合谷，针之；大、小骨空，各灸七壮，口吹火灭，青盲巨髎，灸之；肝俞、命门、商阳，针之，目昏暗三里，灸之；承泣、肝俞、瞳子髎，针之，雀目神庭、上星、前顶、百会、睛明，出血；或灸肝俞、照海，暴盲不见物攒竹、太阳、前顶、上星、内迎香，俱针出血，睛肿痛，睛欲出八关（即十指间歧缝处），各刺出血，眼戴上第二椎骨、第五椎骨上，各灸七壮，一齐着火，眼痒疼光明、五会，针之，眼毛倒睫丝竹空，针之，白翳临泣、肝俞，灸之；或肝俞，灸七壮；第九椎节上，灸七壮；合谷、外关、睛明，针之，目赤肤翳太渊、侠溪、攒竹、风池，针之，赤翳攒竹、后溪、液门，针之，目眦急痛三间，针之，目眶上下黑尺泽，针三分。

四、耳门（五条）

耳鸣百会、听宫、耳门、络却、液门、中渚、阳谷、商阳、肾俞、前谷、完骨、临泣、偏历、合谷、大陵、太溪、金门，针灸之，耳聋中渚、外关、禾髎、听会、听宫、合谷、商阳、中冲，针之，聤耳流脓水耳门、翳风、合谷，针之，暴聋天牖、四渎，针之，重听耳门、风池、侠溪、翳风、听会、听宫，针之。（**附 灸暴聋法**：用苍术长七分者，一头切平，一头削尖，塞耳内，于平头处灸七壮，耳内觉甚热，即效。）

五、鼻门（七条）

鼻流清涕上星，灸二七壮，又针人中、风府；不愈再灸百会、风池、风门、大椎，鼻塞不闻香臭迎香、上星、合谷，针之；不愈灸人中、百劳、风府、前谷，鼻流臭秽上星、曲差、合谷、迎香、人中，针灸之，鼻涕多囟会、前顶、迎香，灸之，鼻中息肉风池、风府、禾髎、迎香、人中，针灸之，久病流涕不禁百会，灸之，鼻衄。（参观"内景篇 血门"）

六、口门（七条）

口干尺泽、曲泽、大陵、三间、少商、商阳，针之，消渴水沟、承浆、金津、玉液、曲池、劳宫、太冲、行间、商丘、然谷、隐白，针灸之，唇干有涎下廉，针之，唇干咽不下三间、少商，针之，唇动如虫行水沟，针灸之，唇肿迎香，针之，口噤不开颊车，针之；支沟、外关、列缺、厉兑，灸针之。

七、舌门（六条）

舌肿难言廉泉、金津、玉液，各以三棱针出血；天突、少商、然谷、风府，针之，舌卷液门、二间，针之，舌纵涎下阴谷，针灸之，舌急哑门，针之；少商、鱼际、中冲、阴谷、然谷，针之，舌缓风府，针之；太渊、内庭、合谷、冲阳、三阴交，针之，舌肿如猪胞舌下两旁针出血，以蒲黄末满掺舌上。

八、齿门（三条）

齿痛合谷，针之，上齿痛人中、太渊、吕细、足三里、内庭，针之，下齿痛承浆、合谷、颊车，针之。

九、咽喉门（十二条）

喉闭少商、合谷、尺泽，针之；关冲、窍阴，亦针之，咽痹内有恶血者，砭出恶血自愈，缠喉风少商、合谷、风府、上星，针之，喉痹神门、尺泽、大陵、前谷，针之；丰隆、涌泉、关冲、少商、隐白，针之，喉咽闭塞照海、曲池、合谷，针之。乳蛾少商、合谷、玉液、金津，针出血，喉痛风府，针之，累年喉痹男左女右。大指甲第一节，灸二三壮，咽食不下膻中，灸之，咽外肿液门，针之，喉中如梗间使、三间，针之，咽肿中渚、太溪，针之。

十、颈项门（五条）

项强承浆、风府，针之，颈项强痛通天、百会、风池、完骨、哑门、大抒，针之，颈项痛后溪，针之，颈肿合谷、曲池，针之，项强反折合谷、承浆、风府，针之。

十一、背部门（十条）

脊膂强痛人中，针之，肩背疼手三里，针之；肩髃、天井、曲池、阳谷，针之，背痛连髀五枢、昆仑、悬钟、肩井、胛缝，针之，脊强浑身痛哑门，针灸之，背疼膏肓、肩井，针之，背肩酸疼风门、肩井、中渚、支沟、后溪、腕骨、委中，针之，背强直人中、风府、肺俞，针灸之，背拘急经渠，针之，背肩相引二间、商阳、委中、昆仑，针灸之，胁与脊引痛肝俞，针灸之。

十二、胸部门（二十一条）

九种心痛间使、灵道、公孙、太冲、足三里、阴陵，针灸之，卒心痛然谷、上脘、气海、涌泉、间使、支沟、足三里、大敦、独阴，针灸之，胃脘痛足三里，针灸之，膺酸痛魂门，针灸之，心中痛内关，针灸之，心痛引背京骨、昆仑，针之；不已，再针然谷、委阳，心痹痛巨阙、上脘、中脘，针灸之，厥心痛京骨、昆仑，针灸之；不已，再针灸然谷、大都、太白、太溪、行间、太冲、鱼际，虫心痛上脘、中脘、阴都，灸之，血心痛期门，针灸之，伤寒结胸支沟、间使、行间、阿是穴，针之（附 结胸灸法：用巴豆十粒，去皮研细，黄连末一钱，以津唾和成饼，填脐中，以艾灸其上，俟腹中有声，其病去矣，不拘壮数。灸了，以手帕浸温汤拭之，以免生疮）。胸痞满涌泉、太溪、中冲、大陵、隐白、太白、少冲、神门，针灸之，缺盆痛太渊、商阳、足临泣，针灸之，胸满经渠、阳溪、后溪、三间、间使、阳陵、三里、曲泉、足临泣，针灸之，胸痹太渊，针灸之，胸胁痛天井、支沟、间使、大陵、三里、太白、丘墟、阳辅，胸中澹澹间使，针灸之，胸满支肿内关，针之；膈俞，灸之，肿胁满引腹下廉、丘墟、侠溪、肾俞，针灸之，胸中寒膻中，灸之，心胸痛曲泽、内关、大陵，针灸之（一切心腹胸胁，腰背苦痛，川椒为细末，醋和作饼贴痛处，用艾烧之知痛而止）。

十三、胁部门（八条）

胁痛悬钟、窍阴、外关、三里、支沟、章门、中封、阳陵、行间、期门、阴陵，针灸之，胁引胸痛不可忍期门、章门、行间、丘墟、涌泉、支沟、胆俞，针灸之，胁胸胀痛公孙、三里、太冲、三阴交，针灸之，腰胁痛环跳、至阴、太白、阳辅，针灸之，胁肋痛支沟、外关、曲池，针之，两胁痛窍阴、大敦、行间，针灸之，胁满章门、阳谷、腕骨、支沟、膈俞、申脉，针灸之，胁与脊引肝俞，针灸之。

十四、乳门（五条）

妒乳太渊，针之，乳痈膺窗、乳根、巨虚、下廉、复溜、太冲，针之，乳痈痛足三里，针之，无乳膻中，灸之；少泽，针之，引肿痛足临泣，针之。

十五、腹部门（八条）

腹痛内关、支沟、照海、巨阙、足三里，针之，脐腹痛阴陵、太冲、足三里、支沟、中脘、关元、天枢、公孙、三阴交、阴谷，针灸之，腹中切痛公孙，针灸之，脐中痛溏泄神阙，灸之，积痛气海、中脘、隐白，针灸之，肠鸣泄泻水分、天枢、神阙，灸之，小腹痛阴市、承山、下廉、复溜、中封、大敦、关元、肾俞等穴，针灸之，小腹急痛不可忍灸足第二趾中节下横纹当中，灸五壮。凡小肠气、外肾吊疝气、卒心痛，皆宜之。

十六、腰部门（八条）

腰痛肾俞，灸之，腰屈不能伸委中，针之出血，腰痛不得俯仰人中、环跳、委中，针之，肾虚脑痛肾俞，灸之；肩井、委中，针之，挫闪脑痛环跳、委中、昆仑、尺泽、阳陵、下髎，针之，腰强痛命门、昆仑、志室、行间、复溜，针之，腰如坐水中阳辅，灸之，腰疼难动委中、行间、风市，针之。

十七、手部门（二十五条）

五指拘挛二间、前谷，针灸之，五指痛阳池、外关、合谷，针灸之，两手拘挛偏枯大陵，灸之，肘挛筋急尺泽，针刺之，手臂痛不能举动曲池、尺泽、肩髃、手三里、少海、太渊、阳溪、阳谷、阳池、前谷、合谷、液门、外关、腕骨，针之，臂寒尺泽、神门，灸之，臂内廉痛太渊，针之，臂腕侧痛阳谷，针之，手腕动摇曲泽，针灸之，手腕无力列缺，针灸之，肘臂手指不能屈曲池、三里、外关、中渚，针灸之，手臂冷痛肩井、曲池、下廉，灸之，手臂麻木不仁天井、曲池、外关、经渠、支沟、阳溪、腕骨、上廉、合谷，针灸之，手指拘急曲池、阳谷、合谷，针灸之，手热劳宫、曲池、曲泽、内关、列缺、经渠、太渊、中冲、少冲，针之，手臂红肿曲池、通里、中渚、合谷、手三里、液门，针之，掌中热列缺、经渠、太渊、劳宫，针之，肩臂不可举动曲池、肩髃、巨骨、清冷渊、关冲，针灸之，腋肘肿尺泽、小海、间使、大陵，针之，腋下肿阳辅、丘墟、临泣，针之，肩膊烦疼肩髃、肩井、曲池，针之，臂酸挛肘髎、尺泽、前谷、后溪，针灸之，两胛肩痛肩井、支沟，针灸之，腕痛阳溪、曲池、腕骨，针灸之，肘臂腕痛前谷、液门、中渚，针之。

十八、足部门（三十六条）

腿膝挛痛风市、阳陵、曲泉、昆仑，针灸之，髀胫急痛风市、中渎、阳关、悬钟，针灸之，足痿不收复溜，针灸之，膝痛足厥环跳、悬钟、居髎、委中，针之，髀痛胫酸阳陵泉、绝骨、中封、临泣、足三里、阳辅，针之，膝内廉痛膝关、太冲、中封，针之，膝外廉痛侠溪、阳关、阳陵，针之，足腕痛昆仑、太溪、申脉、丘墟、商丘、照海、太冲、解溪，针灸之，足趾尽痛涌泉、然谷，针灸之，膝中痛犊鼻，针之，膝肿足三里以火针刺之，再针行间，脚弱瘦削三里、绝骨，针灸之，两腿如冰阴市，灸之，腰脚痛环跳、风市、阴市、委中、承山、昆仑、申脉，针灸之，股膝内痛委中、三里、三阴交，针之，腿膝酸疼环跳、肩井、三里、阳陵、丘墟，针之，脚膝痛委中、三里、曲泉、阳陵、风市、昆仑、解溪，针之，脚胻麻木环跳、风市，针之，足麻痹环跳、阳陵、阳辅、太溪、至阴，针灸之，髀枢痛环跳、阳陵、丘墟，针之，足寒热三里、委中、阳陵、复溜、然谷、行间、中封、大都、隐白，针之，足寒如冰肾俞，灸之，胻酸承山、金门，灸之，足胻寒复溜、申脉、厉兑，针灸之，足挛肾俞、阳陵、阳辅、绝骨，针灸之，脚肿承山、昆仑、然谷、委中、下廉、风市，灸针之，兔肿承山、昆仑，针灸之，足缓阳陵、绝骨、太冲、丘墟，针灸之，脚弱委中、三里、承山，针灸之，两膝红肿痛膝关、委中、三里、阴市，针之，穿跟草鞋风昆仑、丘墟、照海、商丘，针之，足不能行三里、曲泉、委中、阳辅、三阴交、复溜、冲阳、然谷、申脉、行间、脾俞，针灸之，脚腕酸委中、昆仑，针灸之，足心痛昆仑，针灸之，脚转筋承山，针灸之，脚气风府、伏兔、犊鼻、三里、上廉、下廉、绝骨，依次灸之。

十九、皮门（三条）

癞风左右手中指节宛宛中，灸三五壮，疬疡同上，遍身如虫行肘尖，七壮；曲池、神门、合谷、三阴交，针之。

二十、肉门（一条）

赘疣左右手中指节宛宛中，灸三五壮；支正，亦灸之；于其上亦灸三五壮。

二十一、脉门（二条）

伤寒六脉俱无复溜、合谷、中极、支沟、巨阙、气冲，各灸七壮；又气海多灸之，干呕不止，四肢厥冷脉绝间使，灸三十壮。

二十二、筋门（六条）

筋挛骨痛魂门，针灸之，膝曲筋急不能舒曲泉，针灸之，筋急不能行内踝筋急，灸内踝三十壮；外踝筋急，灸外踝三十壮，膝筋挛急不开委阳，灸二七壮，筋痿由于肝热补行间，泻太冲，筋挛阴缩痛中封，灸五十壮。

二十三、骨门（三条）

脊膂膝痛人中，针之，筋挛骨痛魂门，针灸之，骨软无力大抒[1]，灸之。

二十四、前阴门（二十四条）

寒疝腹痛阴市、太溪、肝俞，灸之，疝瘕痛照海，灸三五壮；阴陵、太溪、丘墟，针灸之，卒疝丘墟、大敦、阴市、照海，针灸之，癫疝曲泉、中封、太冲、商丘，针灸之，痃癖小腹下痛太溪、三里、阴陵、曲泉、脾俞、三阴交，针灸之，肠癖癫疝小肠痛通谷，灸五十壮；束骨、大肠俞，针灸之，偏坠木肾归来、大敦、三阴交，灸之，阴疝太冲、大敦，灸之，阴入腹大敦、关元，灸之，小便数肾俞、关元，灸之，阴肿曲泉、太溪、大敦、肾俞、三阴交，针灸之，阴茎痛阴陵、曲泉、行间、太冲、阴谷、肾俞、中极、三阴交、大敦、太溪等，针灸之，遗精肾俞，灸之，转胞不溺或淋漓关元，针灸之，白浊肾俞、关元、三阴交，针灸之，寒热气淋阴陵泉，针之，小便黄赤三阴交、太溪、肾俞、气海、膀胱俞、关元，针之，小便赤如血大陵、关元，针之，阴缩痛中封，灸之，膀胱气委中、委阳，针灸之，小肠气上冲欲死风府、气海、独阴，灸之各七壮，木肾大如升，不痛大敦、三阴交，针灸之，木肾红肿痛然谷、阑门，针之，诸疝关元，灸三七壮；大敦，灸七壮。（**附 灸疝法**：以草秆量患人口两角长，折如三角形，以一角当脐心，两角在脐之下旁角处是穴。左灸右，右灸左，四十壮。）

二十五、后阴门（十六条）

痔疼承山、长强，针灸之，痔痛承筋、飞扬、委中、承扶、攒竹、会阴、商丘等，针灸之，脱肛大肠俞、百会、长强、肩井、合谷、气冲，针灸之，痔漏以附子末，津唾和作饼子如钱大，安漏上以艾火灸令微热，干则易新饼，日灸数枚，至内肉平始已，暴

---

〔1〕 大抒：原书作"太杼"，有误，今改之。

泄隐白，针灸之，洞泄肾俞、天枢，灸之，溏泄太冲、三阴交，针之；神阙，灸之，泄不止神阙，灸之，痢疾曲泉、太溪、太冲、太白、脾俞、小肠俞，针之，便血承山、复溜、太冲、太白，针灸之，大便不禁大肠俞、关元，灸之，大便下重承山、解溪、太白、带脉，针灸之，肠风尾闾尽骨处，灸百壮，肛脱不收百会、尾闾，灸七壮；脐中，灸随年数，血痔承山、复溜，灸之，久痔二白、承山、长强，灸之。（**附　灸痔法：**除上法治疗外，于对脐瘠中灸七壮，各开一寸再灸七壮。）

第三节　杂病篇

一、风门（十四条）

中风痰盛，声如曳锯气海、关元，灸二三百壮，或能救之，卒中风，㖞斜，涎塞不省听会、颊车、地仓、百会、肩髃、曲池、风市、三里、绝骨、耳前、发际、大椎、风池等，灸之，中风目戴上视丝竹空，灸之；第二椎骨、第五椎骨上，各灸七壮。一齐下火，口眼㖞斜听会、颊车、地仓，灸之。向右㖞者，于左㖞陷中灸之，反者反之，半身不遂百会、囟会、风池、肩髃、曲池、合谷、环跳、三里、风市、绝骨，灸之，口噤不开人中、合谷、颊车、百会，针之；或灸翳风，失音不语哑门、人中、天突、涌泉、神门、支沟、风府等，针之，脊反折哑门、风府，针之，风痫惊痫风池、百会、尺泽、少冲，针灸之。

中风　宜灸各经之井穴。

中风中腑之预兆　手足或麻或疼，良久乃已，此将中腑之候。宜灸百会、曲鬓、肩髃、曲池、风市、三里、绝骨。

中风中脏之预兆　凡觉心中愦乱，神思不怡，或手足麻痹，此将中脏之候。宜灸百会、风池、大椎、肩井、曲池、间使、三里。

骨痹太溪、委中，针灸之，筋痹太冲、阳陵，针灸之，脉痹大陵、少海，针灸之，肉痹太白、三里，针灸之，皮痹太渊、合谷，针灸之。

二、寒门（二十六条）

伤寒头痛寒热[1]一日针风府，二日针内庭，三日针足临泣，四日针隐白，五日针太溪，六日针中封。在表刺三阳经穴，在里刺三阴穴。六日过经未汗，刺期门。注意：一日、二日等，非一定指日数言。其在太阳经，则刺风府；在阳明经，则刺内庭；在少阳经，则刺临泣。惟将满一周，尚未得汗，则刺期门。治伤寒，不外汗、吐、下三大法，今述写于下。

汗法　针合谷，入二三分，行九九数，稍定再行之，俟汗出而止，始出针。

吐法　针内关，入二三分，先行九数六次，再行六数三次，再行子午捣臼法三次，治病人呼气几次，提气上行而吐之。

泻法　针三阴交，入三分，行六数，使病人秘口鼻气、鼓腹使气行下而泻之。

伤寒大热不止曲池、绝骨、陷谷，针之；又二间、内庭、前谷、通谷、液门、侠溪，针之，伤寒头痛合谷、攒竹，针之，伤寒汗不出合谷，针之；又风池、鱼际、经渠、二间，针之，伤寒汗多内庭、合谷、复溜，针之，伤寒头痛太阳证完骨、京骨，针之，伤寒头痛阳明证合谷、冲阳，针之，伤寒头痛少阳证阳池、丘墟、风府、风池，针之，伤寒结胸先使人于心蔽骨下正痛处左畔揉之，以毫针刺左畔，再针左支沟、左间使、左行间。右亦依上法刺之。缓缓呼吸，渐渐停针，立愈，伤寒胸痛期门、大陵，针之，伤寒胁痛支沟、阳陵，针之，伤寒身热陷谷、吕细、三里、复溜、侠溪、公孙、太白、委中、涌泉，针之，伤寒寒热风池、少海、鱼际、少冲、合谷、复溜、临泣、太白，针之，伤寒余热不尽曲池、三里、合谷、内庭、太冲，针之，伤寒大便秘照海、章门，针之，伤寒小便不通阴谷、阴陵泉，针之，伤寒发狂百劳、间使、合谷、复溜，针之，伤寒不省人事中渚、三里，针之，伤寒阴毒危极脐中，灸二三百壮；气海、关元，亦灸二三百壮，伤寒阴证，玉茎缩入令人捉住，于茎口谷三针，伤寒六脉俱无复溜、合谷、中极、支沟、巨阙、气冲，灸之，伤寒手足厥冷大都，针灸之，伤寒热退后再热风门、合谷、行间，针之，伤寒悲恐太冲、内庭、少冲、通里，针之，伤寒

---

〔1〕伤寒头痛寒热：原书作小字排，有误，今改正之。

项强目瞑风门、委中、太冲、内庭、三里、阴交，针之，角弓反张先针天突，次针膻中、太冲、肝俞、委中、昆仑、大椎、百会。

三、湿门（一条）

湿病用艾灸，惟湿痹及湿热脚气、痿证，宜施针，通经络之气为佳。

四、火门（十四条）

骨蒸劳热膏肓、三里，灸之，骨蒸劳热，形象未脱者四花穴，灸之，体热劳嗽魄户，灸之，两手大热，如在火中涌泉，灸三五壮，骨蒸热，板齿干燥大椎，灸之，身热如火，足冷如冰阳辅，灸之，心烦神门、阳溪、鱼际、腕骨、少商、解溪、公孙、太白、至阴，针之，烦渴心热曲泽，针之，心烦怔忡鱼际，针之，虚烦口干肺俞，针灸之，烦闷不卧太渊、公孙、隐白、肺俞、阴陵、三阴交，针灸之，胃热不良下廉，针灸之，嗜卧不言膈俞，针灸之，胃热绝骨，针灸之。

五、内伤门（九条）

胃弱不思饮食三里、三阴交，针灸之，三焦邪热不嗜食关元，灸之，全不思食，然谷，针出血，饥不能食，饮食不下章门、期门，针灸之，饮食不多，心腹膨胀，面色痿黄中脘，灸之，食多身瘦先取脾俞，后取章门、太仓，针灸之，饮食不下，膈塞不通，邪在胃脘上脘、下脘，针灸之，胃病饮食不下三里，针灸之，呕吐宿汁，吞酸嘈杂章门、神阙，针灸之。

六、虚劳门（五条）

五劳羸瘦足三里，针灸之，体热劳嗽魄户，针灸之，虚劳骨蒸盗汗阴郄，针灸之，真气不足气海，灸之，虚劳百证膏肓、四花、腰俞，皆宜灸之；然宜于阳虚证。

七、咳喘门（十六条）

咳嗽有痰天突、肺俞、丰隆，针灸之，咳嗽上气，多吐冷痰肺俞，灸五十壮，咳嗽声破喉嘶天突，针灸之，久患喘嗽，夜不得卧膏肓，灸之，久嗽膏肓、肺俞，灸之，伤寒咳甚天突，灸二七壮，喘急肺俞、天突、足三里，灸之，哮喘肺俞、天突、膻中、璇玑、腧府、乳根、气海，针灸之，咳喘不得卧云门、太渊，针之，喘满痰实太溪、丰隆，针之，气逆发哕膻中、中脘、肺俞、三里、行间，针灸之，吃逆中脘、膻中、期门、关元，灸之；直骨穴，灸之，欬逆不止乳根二穴，灸；或气海，灸；或灸大椎，如年壮（肺胀痰嗽不得卧，但可一边眠者，左侧灸右足三阴，右侧灸左足三阴），咳嗽列缺、经渠、尺泽、三里、昆仑、肺俞等，针灸之，咳引两胁痛肝俞，针之，咳引腰尻痛鱼际，针之。（**附　灸哮喘断根法：**以细索套颈，量鸠尾骨尖，其两端旋后，脊骨上索尽处是穴，灸七壮或三七壮。）

八、呕吐门（九条）

善呕有苦水三里、阳陵泉，针之，吐食不化上脘、中脘、下脘，针灸之，反胃膏肓，灸百壮；膻中、三里，灸七壮。又：灸肩井五七壮，朝食暮吐心俞、膈俞、膻中、巨阙、中脘，灸之，五噎五膈天突、膻中、心俞、上脘、中脘、下脘、脾俞、胃俞、通关、中魁、大陵、三里，针灸之，呕吐不纳曲泽、通里、劳宫、阳陵、太溪、照海、太冲、大都、隐白、通谷、胃俞、肺俞等穴，针之、灸之，呕逆大陵，针灸之，呕哕太渊，针之，干呕无度不止，肢厥脉绝尺泽、大陵，灸三壮；乳下一寸，三十壮；间使，三壮。

九、胀满门（七条）

腹中膨胀内庭，针灸之，单膨胀水分，针一寸五分，复灸五十壮；三阴交，灸；复溜、中封、公孙、太白，针之，胀满中脘、三里，灸针之，心腹胀满绝骨、内庭，针灸之，胃腹膨胀气鸣合谷、三里、期门，针之，腹坚大三里、阴陵、丘墟[1]、解溪、期门、冲阳、水分、神阙、膀胱俞，针灸之，小腹胀满中封、然谷、内庭、大敦，针

---

〔1〕　丘墟：原书作"丘虚"，有误，今改之。

之。（参观"腹部门"）

十、浮肿门（五条）

浑身卒肿，面浮洪大曲池、合谷、三里、内庭、行间、三阴交，针之；内踝下白肉际，灸三壮，四肢面目浮肿照海、人中、合谷、三里、绝骨、曲池、中脘、腕骨、脾俞、胃俞、三阴交，针之，浮肿膨胀脾俞、胃俞、大肠俞、膀胱俞、水分、中脘、三里、小肠俞，针灸之，水肿气胀满复溜、神阙，针之，四肢及面胸腹皆浮肿水分、气海，灸百壮。

十一、积聚门（九条）

心积伏梁上脘、三里，针灸之，肺积息贲巨阙、期门，针灸之，肾积奔豚中极、章门，针灸之；又气海，灸百壮；期门，灸三壮；独阴，灸五壮；章门，灸百壮，气块冷气气海，灸之，心下如冰中脘、百会，针灸之，痰积成块肺俞，灸百壮；期门，灸三壮，小腹积聚肾俞，灸以年壮；肺俞、大肠俞、肝俞、太冲，各灸七壮，腹中积聚，气行上下中极，灸百壮；悬枢，灸三壮（在第十三椎下）。痞块。于块之头中尾各针一针，而灸二三七壮（再于痞根穴——在十二椎下两旁各开三寸半——多灸之）。

十二、黄疸门（四条）

黄疸至阳、百劳、三里、中脘，针灸之，食疸三里、神门、间使、列缺，针之，酒疸公孙、胆俞、至阳、委中、腕骨、中脘、神门、小肠俞，针之，女劳疸公孙、关元、至阳、肾俞、然谷，各灸三壮。（三十六种黄疸灸法：先灸脾俞、心俞各三壮，次灸合谷三壮，次灸气海百壮，中脘针之。）

十三、疟疾门（十四条）

久疟不愈大椎，针之复灸之，温疟中脘、大椎，针之，痰疟寒热后溪、合谷，针之，寒疟三间，针之，疟热多寒少间使、三里，针之灸之，疟寒多热少复溜、大椎，灸之，久疟不食公孙、内庭、厉兑，针灸之，足太阳疟[1]先寒后热，汗出不已，刺金门，足少阳疟[1]寒热心惕汗多，刺侠溪，足阳明疟[1]寒久乃热，汗出喜见火，光刺冲阳，足太阴疟[1]寒出善呕，呕已乃衰，刺公孙，足少阴疟[1]呕吐甚，欲闭户而居，刺大钟，足厥阴疟[1]少腹满，小便不利，须刺太冲，疟母章门，针而灸之。

十四、温疫门（二条）

虾蟆瘟少商、合谷、尺泽、委中、太阳等穴，针刺出血，大头瘟少商、商阳、合谷、曲池、尺泽、委中、厉兑，针刺出血。

十五、霍乱门（七条）

干霍乱委中，针刺出血；十指井穴，针刺出血，霍乱吐泻不止垂死天枢、气海、中脘，灸数十百壮，霍乱吐泻转筋中脘、阴陵、承山、阳辅、太白、大都、中封、昆仑，针之，霍乱干呕间使，灸七壮，不愈再灸之，霍乱闷乱脐中，灸七壮；建里，针而灸之；三焦俞、合谷、太冲、关冲、中脘等穴，针之，霍乱暴泄大都、昆仑、期门、阴陵、中脘，针之，霍乱已死，尚有暖气者脐中，以盐填满，灸二七壮；气海，百壮；大敦，七壮。

十六、癫痫门（二十一条）

心邪癫狂攒竹、尺泽、间使、阳溪，针灸之，癫狂曲池，灸七壮；少海、间使、阳溪、阳谷、大陵、合谷、鱼际、腕骨、神门、液门、肺俞、行间、京骨，各灸之；冲阳，灸百壮，癫痫百会、神门，各灸七壮；鬼眼，三壮；阳溪、间使，三十壮；神门、心俞，百壮；肺俞，百壮；申脉、尺泽、太冲、曲池，各七壮，狂言太渊、阳溪、下廉、昆仑，针灸之，狂言不乐大陵，灸针之，多言百会，针灸之，喜笑水沟、列缺、阳溪、大陵，针之，善哭百会、水沟，针之，卒狂间使、合谷、后溪，针之，狂走风府、阳

---

[1] 原书作小字排，有误，今改之。

谷，针之，发狂少海、间使、神门、合谷、后溪、复溜、丝竹空，针之，呆痴神门、少商、涌泉、心俞，针灸之，发狂，登高而歌，弃衣而走神门、后溪、冲阳，针之，羊痫天井、巨阙、百会、神庭、涌泉、大椎，各灸之；又于第九椎下灸三壮，牛痫鸠尾、大椎，各灸三壮，马痫仆参、风府、脐中、金门、百会、神庭，各灸之，犬痫劳宫、申脉，灸三壮，鸡痫灵道，灸三壮；金门，针之；足临泣、内庭，各灸三壮，猪痫昆仑、仆参、涌泉、劳宫、水沟、百会、率谷、腕骨、内踝尖，各灸三壮，五痫吐沫后溪、神门、心俞、鬼眼，灸百壮；间使，灸三壮，目戴上视不识囟会、巨阙、行间，灸之。

附　邪祟针灸十三鬼穴

一鬼宫"人中穴"，二鬼信"少商穴入三分"，三鬼垒"隐白穴入二分"，四鬼心"大陵穴入半寸"，五鬼路"申脉穴火针三分"，六鬼枕"风府穴入二分"，七鬼床"颊车穴入五分"，八鬼市"承浆穴入三分"，九鬼窟"劳宫穴入二分"，十鬼堂"上星穴入二分"，十一鬼藏"会阴穴入三分"，十二鬼腿"曲池穴火针五分"，十三鬼封"舌下中缝刺出血"。

凡男女或歌、或笑、或哭、或吟、或多言、或久默、或朝夕嗔怒、或昼夜妄行，如狂如癫，似若附有精灵妖孽者，依上穴次第针之，再针间使、后溪。

十七、妇人门（十六条）

月经不调气海、中极、带脉、肾俞、三阴交，针灸之，月经过时不止隐白，针之，下经如冰，来无定时关元，灸之，漏下不止太冲、三阴交，针灸之，血崩气海、大敦、阴谷、太冲、然谷、三阴交、中极，针之，无嗣关元，灸三十壮；或灸阴交、石关、关元、中极、商丘、涌泉、筑宾，滑胎关元左右各开二寸，灸五十壮；或中极旁各开三寸，灸之，难产催生，及下死胎太冲补，合谷补，三阴交泻之，横生手先出足小趾尖，灸三壮，胞衣不下三阴交、中极、照海、内关、昆仑，针之，产后血晕三里、三阴交、支沟、神门、关元，针之，赤白带下曲骨，灸七壮；太冲、关元、复溜、天枢，灸百壮，干血痨曲池、支沟、三里、三阴交，针灸之，产后痨百劳、肾俞、风门、中极、气海、三阴交，针灸之，无乳膻中，灸之；少泽，补之，产后血块痛曲泉、复溜、三里、气海、关元，针之。

十八、小儿门（十七条）

脐风撮口口噤然谷，针三分，灸三壮，惊痫鬼眼穴，灸之（即二手足大拇指相并缚之于爪甲下灸之——少商、隐白灸也），余参观"癫痫门"，惊风腕骨，针之，脱肛百会，灸七壮；长强，灸三壮，惊风危急难救两乳头下黑肉上，三壮，泻痢神阙，灸之，冷痢脐下二寸，灸之，吐乳膻中下一寸六分（名中庭），灸五壮，吐沫尸厥巨阙，七壮；中脘，五十壮，灸之，角弓反张百会，灸七壮；天突，灸三壮，夜啼百会，灸三壮，脐肿对脐脊骨上，灸三壮或七壮，口蚀龈臭秽劳宫，灸一壮，肾胀偏坠关元，灸三壮；大敦，灸七壮，遍身生疮曲池、合谷、三里、绝骨、膝眼，针之，遗尿气海，百壮；大敦，三壮，赢瘦食不化胃俞、长谷（脐旁二寸），灸七壮。

十九、疡肿门（十二条）

痈疽毒肿[1]初起于肿处上灸三七壮；已溃或化毒危急，灸骑竹马穴，疔肿在面部[1]于合谷、足三里、神门针灸之，疔肿在手部[1]于曲池七壮，疔肿在背部[1]肩井、三里、委中、临泣、行间、通里、少海、太冲，针灸之，并灸骑竹马穴，痈疽发背[1]初起不痛者，以蒜片着疮顶处以艾灸之，不痛者灸之痛，痛者灸至不痛而止。（附　骨疽：于间使后壹寸，灸如年壮。）疮疥肺俞、神门、大陵、曲池，针之，马刀侠瘿绝骨、神门，灸之，热风瘾疹曲池、曲泽、合谷、列缺、肺俞、鱼际、神门、内关，针之，皮风痒疮曲池，灸二百壮；神门、合谷，灸三七壮，瘰疬百劳，灸三七壮至百壮；肘尖，百壮。瘰疬之第一种以针贯核正中，用雄黄末拌艾灸之。

《中国针灸治疗学》终

---

〔1〕　原书排小字，有误，今改之。

附录

新旧医学名词对照表

本书名词	现代名词或解释
二画	
二头股筋	股二头肌
二头股筋腱	股二头肌腱
二头膊筋	肱二头肌
三画	
三头膊筋	肱三头肌，位于肱二头肌桡侧
三头膊筋腱	肱三头肌腱
三角筋	三角肌
三棱腹筋	腹内外斜肌腱膜、腹直肌腱膜
下骨腹动脉	旋髂浅、深动脉
下眼窝动脉	面横动脉的分支
下眼窝神经	眶下神经，系三叉神经第二支与面神经的吻合支
下眼窠动脉	眶下动脉
下眼窠神经	眶下神经
下腹动脉	腹壁下动脉，为肋间动脉分支
下腹动脉之耻骨支	股动脉
下腹神经	股神经分支，髂腹股沟神经
下臀动脉	臀大动脉，肛门动脉分支
下臀神经	臀下皮神经，尾骶神经后皮支
大指	拇指
大趾	拇趾
大方棱筋	菱形肌
大后头神经	枕大神经分支
大股筋	半膜肌
大胸筋	胸大肌

本书名词	现代名词或解释
大趾长伸筋	趾长伸肌
大蔷薇神经	足背皮神经分支
大臀筋	臀大肌
上膊	上臂
上唇冠状动脉	上唇动脉分支
上胸动脉	胸外侧动脉之一
上喉头神经	锁骨上神经分支
上锯筋	上锯肌
上腹动脉	腹壁上动脉
上腿皮神经	腓肠皮神经
上膊尺骨神经	尺神经，为上臂肌皮神经
上膊动脉	肱动脉
上颚动脉	颞动脉的耳前分支
上颚骨齿槽突起之黏膜部	上唇系带
上膝关节动脉	股动脉肌支
上臀动脉	臀上动脉
上臀神经	腰骶神经皮支
小肠动脉	腹壁下动脉分支
小胸筋	胸小肌
小趾背神经	足背皮神经
口轮匝筋	口轮匝肌
口冠状动脉	上下唇动脉分支

四画

巨骨	锁骨
比目鱼筋	比目鱼肌
中膊皮中神经	前臂内侧皮神经,为桡神经分支
中臀筋	臀中肌
内尺骨筋	尺侧腕曲肌
内外肋间筋	肋间内外肌

本书名词	现代名词或解释
内阴部神经	会阴神经
内足跖神经	足底内侧神经支
内乳动脉	乳房内动脉，为颈前浅动脉
内逆腹筋	腹横肌
内斜腹筋	腹内斜肌
内颈动脉	颈内动脉
内膊皮下神经	前臂背侧皮神经
长门动脉	胸腹壁动脉
长内转股筋	（股）内收长肌
长外转拇筋	桡侧腕伸肌腱
长伸拇筋	拇趾展肌
长屈拇筋	长屈拇肌
长背筋	最长肌
长总趾伸筋	趾长伸肌
长总趾伸筋腱	趾长伸肌腱
长总趾屈筋	趾长屈肌
长总趾屈筋腱	趾长屈肌腱
长总趾屈腱	趾长屈肌腱
长胸动脉	胸外侧动脉
长胸神经	胸长神经，为肋间神经分支
反回胫骨动脉	胫后动脉
分歧口角动脉	面动脉分支
方形腰筋	腰方肌
心脉	前臂正中动脉
尺骨动脉	尺动脉
尺骨神经	尺神经，前臂背侧皮神经
尺骨副静脉	尺侧上下副动脉

本书名词	现代名词或解释

五画

正中神经	臂内侧皮神经
本节	第一指（趾）节
外大股筋	股直肌肌腹
外小趾背神经	足背皮神经
外尺骨筋腱	尺侧腕伸肌腱
外关节动脉	膝上外侧动脉
外转小指筋	小指展肌
外转拇筋	拇趾外展肌
外斜腹筋	腹外斜肌
外痔动脉	会阴动脉分支
外颈动脉	颈外动脉
外颈静脉	颈外静脉
外腓肠皮下神经	小腿外侧皮神经，胫神经
外鼻神经	筛前神经鼻外支
外膊皮下神经	前臂背侧皮神经
外髁动脉	外髁前动脉分支
半月状骨	颧骨
半膜状筋	半膜肌
头静脉	副静脉

六画

耳壳	耳廓
耳下腺	颌下腺
耳后神经	枕小神经的分支
回反胫骨动脉	胫前动脉
回反桡骨动脉	桡侧副动脉
回转上转动脉	旋后动脉的分支
回转上膊动脉	旋肱后动脉
回前方筋	尺侧腕伸肌

本书名词	现代名词或解释
后下锯筋	后下锯肌
后下膊之皮下神经	前臂外侧皮神经
后下膊皮下神经	前臂外侧皮神经
后上锯筋	后上锯肌
后头动脉	枕动脉
后头骨	枕骨
后头神经	枕神经分支
后头筋	枕肌
后胫骨动脉	胫后动脉
后膊皮下神经	前臂背侧皮神经
肋间筋	肋间肌
闭锁神经	闭孔神经

七画

肠骨	髂骨
肠骨下腹神经	髂腹下神经
肠腰筋	骶棘肌
尾闾骨	尾骨
尾闾骨神经	尾神经及肛门神经

八画

拇指内转筋	拇指内转肌
拇指对向筋	拇指对向肌
直腹筋	腹直肌
咀嚼筋	咀嚼肌
股上膝关节动脉	股动脉
股动脉关节筋支	旋股外侧动脉分支
股神经	股皮神经
浅伸屈指筋	指浅伸屈肌
浅腓骨神经	腓浅神经

本书名词	现代名词或解释
肩胛下神经	胸神经后支
肩胛动脉	旋肩胛动脉
肩胛背侧之动脉	第一肋间动脉背侧支
肩胛背神经	胸神经后支
肩胛骨动脉	肩胛上动脉
肩胛骨神经	肩胛上神经
肩胛骨棘下筋	冈下肌
肩胛神经	肩胛上神经
肩胛横举筋	肩胛提肌

九画

指背神经	尺骨神经之分支
指掌动脉	指掌侧总动脉或指掌侧固有动脉
荐骨神经	骶尾神经分支
荐骨脊柱筋	骶后韧带
背长筋	最长肌
骨间背动脉	趾（指）背动脉网
重要静脉	贵要静脉
胫骨动脉	胫前动脉
胫骨神经	胫神经
前膊	前臂
前大锯筋	前大锯肌
前内髁动脉	足背动脉分支
前头神经	额神经分支
前头筋	额肌
前胫骨动脉	胫前动脉
前胫骨筋	胫骨前肌
前胸神经	肋间神经皮支
前胸廓神经	胸前神经分支

本书名词	现代名词或解释
前腓骨动脉	胫前动脉，为腓动脉分支
前额动脉	额动脉
总指伸筋	指总伸肌
眉头筋	眉皱肌

十画

桡骨动脉	桡动脉
桡骨神经	桡神经
桡骨静脉	桡静脉
胸动脉	胸外侧动脉分支
胸背动脉	肋间或肋下动脉背侧支
胸骨把柄	胸骨剑柄
胸锁乳头筋	胸锁乳突肌
胸锁乳咀筋	胸锁乳突肌
胸锁乳嘴筋	胸锁乳突肌
胸廓神经	锁骨上神经/胸前神经分支

十一画

颅顶骨	顶骨
眼轮匝筋	眼轮匝肌
趾背神经	足背皮神经
深腓骨神经	腓深神经
颈动脉	颈横动脉

十二画

跖骨动脉	足背动脉网
锁骨下窝	锁骨下凹
锁骨上窝	锁骨上凹
锁骨神经	锁骨上神经
短伸拇筋	桡侧腕伸肌

本书名词	现代名词或解释
短总趾伸筋	小趾外展肌
短总趾伸筋腱	小趾外展肌腱
腓肠神经	胫神经分支
腓肠筋	腓肠肌
腓骨动脉	腓动脉
腓骨神经	腓总神经
阔背筋	阔背肌
阔颈筋	颈阔肌

十四画

僧帽筋	斜方肌
鼻中隔动脉	上唇动脉分支

十五画

横骨	锁骨
横肩胛动脉	颈横动脉分支
横颈动脉	颈横动脉
膝腘动脉	膝上外侧动脉
膝关节动脉	膝下外侧动脉
颜面神经	面神经
颜面神经之颞颥支	耳大神经，额神经外侧支
颜面静脉	面静脉

十六画

颞颥动脉	额动脉
颞颥神经	耳颞神经，为面神经分支
颞颥筋	颞肌
髀枢	股骨头
髀骨	股骨

二十三画

颧骨眼窠动脉	颧眶动脉

中药剂量新旧对照换算表

十六进位旧制单位	法定计量单位（克）
1厘	0.03125
5厘	0.15625
1分	0.3125
5分	1.5625
1钱	3.125
1.5钱	4.6875
2钱	6.25
2.5钱	7.8125
3钱	9.375
3.5钱	10.9375
4钱	12.5
4.5钱	14.0625
5钱	15.625
6钱	18.75
7钱	21.875
8钱	25
9钱	28.125
1两	31.25